Nem só de Ciência se Faz a Cura

O que os pacientes me ensinaram

PROTÁSIO L. DA LUZ

Nem só de Ciência se Faz a Cura

O que os pacientes me ensinaram

Manole

3ª
Edição
ampliada

©2019 Editora Manole Ltda. por meio de contrato de coedição com o autor.

Minha Editora é um selo editorial Manole Conteúdo.

EDITORA GESTORA: Sônia Midori Fujiyoshi
EDITORA: Cristiana Gonzaga S. Corrêa
COORDENAÇÃO E PRODUÇÃO EDITORIAL: Visão Editorial
PROJETO GRÁFICO E DIAGRAMAÇÃO: Visão Editorial
REVISÃO DE TEXTO: Graziella Gallo
CAPA: Sopros Design

CIP-BRASIL. CATALOGAÇÃO NA PUBLICAÇÃO
SINDICATO NACIONAL DOS EDITORES DE LIVROS, RJ

L994n
3. ed.

Luz, Protásio L. da
  Nem só de ciência se faz a cura : o que os pacientes me ensinaram / Protásio L. da Luz. - 3. ed., ampl. - Barueri [SP] : Manole, 2019.
  304 p. ; 24 cm.
  Inclui bibliografia
  ISBN 978-85-7868-378-8
  1. Médico e paciente. 2. Comunicação interpessoal. I. Título.

19-56758　　　　　　　CDD: 610.696
　　　　　　　　　　　CDU: 614.253

Vanessa Mafra Xavier Salgado - Bibliotecária - CRB-7/6644

Todos os direitos reservados.
Nenhuma parte deste livro poderá ser reproduzida, por qualquer processo, sem a permissão expressa dos editores.
É proibida a reprodução por xerox.
A Editora Manole é filiada à ABDR – Associação Brasileira de Direitos Reprográficos.

3ª edição – 2019

EDITORA MANOLE LTDA.
Avenida Ceci, 672 – Tamboré
06460-120 – Barueri – SP – Brasil
Tel.: (11) 4196-6000
www.manole.com.br | http://atendimento.manole.com.br
Impresso no Brasil | *Printed in Brazil*

São de responsabilidade do autor as informações contidas nesta obra.

À Rosália Maria, minha esposa; aos meus filhos, Salvador e Raphael, às noras, Daniela e Juliana, e à querida neta, Izadora.
Aos meus pais, Suely e Salvador (*in memoriam*), e aos meus irmãos, Ernani, Mariza, Irineu, Antonio Flávio e Marly.
À memória dos professores Lysandro dos Santos Lima, Luiz V. Décourt, H. J. C. Swan, William Ganz e Max H. Weil, que inspiraram não só a mim, mas a gerações de médicos e pesquisadores.

PROTÁSIO L. DA LUZ

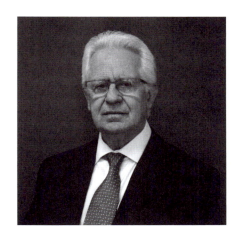

Protásio Lemos da Luz nasceu em Vacaria, RS, em 24 de fevereiro de 1940. Formou-se em Medicina em 1965 pela Universidade Federal do Paraná (UFPR). Fez pós-graduação em Medicina Intensiva e Cardiologia durante cinco anos na University of Southern California e Cedars-Sinai Medical Center, University of California, Los Angeles, EUA. É Professor Titular Sênior da Faculdade de Medicina da Universidade de São Paulo (FMUSP) e Pesquisador Sênior do Instituto do Coração (Incor) da FMUSP. Membro Titular da Academia Brasileira de Ciências e da Academia de Ciências do Estado de São Paulo. *Fellow* do American College of Cardiology e Membro do Conselho Editorial de diversas revistas científicas.

Foi eleito pelos colegas um dos mais influentes cardiologistas do século XX no Brasil.

É Comendador da Ordem Nacional do Mérito Científico. Fundador e Presidente da Associação Brasileira de Cardiologia Translacional (ABCT – atual). Presidiu a Sociedade de Cardiologia do Estado de São Paulo e a Sociedade Brasileira de Investigação Clínica. É membro honorário de várias outras sociedades médicas.

Em 2015, recebeu o Prêmio Fundação Conrado Wessel de Medicina, um dos mais prestigiados prêmios da área científica. Recebeu vários prêmios da Sociedade Brasileira de Cardiologia.

É autor de mais de 400 publicações científicas nacionais e internacionais, incluindo 258 *peer-reviewed*, bem como capítulos de livros. Recebeu o Prêmio Jabuti 2004 com o livro *Endotélio e doenças cardiovasculares*, cujos coeditores são Antonio Carlos Chagas e Francisco Laurindo. Autor do livro *As novas faces da medicina*. É editor, junto com Peter Libby, Antonio Carlos Chagas e Francisco R. Laurindo do livro *Endothelium and cardiovascular diseases – vascular biology and clinical syndromes*.

Trabalha em pós-graduação médica há longo tempo, tendo contribuído para a formação de vários pesquisadores. É cardiologista/pesquisador, associando atividades clínicas e universitárias em ensino, pesquisa e assistência. Sua área de pesquisa é aterosclerose *lato sensu*, especificamente endotélio, doença coronária e prevenção.

AGRADECIMENTOS

Agradeço à Direção do Instituto do Coração (Incor) e à Faculdade de Medicina da Universidade de São Paulo, pelo ambiente estimulante de trabalho acadêmico, sob a égide da integridade e respeito. Tal ambiente é essencial para o avanço do conhecimento.

Agradeço especialmente aos professores Luiz V. Décourt, Adib Jatene (*in memoriam*) e Fúlvio Pileggi, meus mentores, pelo apoio e pela amizade constantes.

Agradeço a todos os colegas acadêmicos, educadores e pesquisadores com quem convivo no Incor, por constituírem uma comunidade amante da discussão de ideias, colaborações e críticas construtivas. Aqui, destaco o professor Eduardo Moacyr Krieger, exemplo de cientista e acadêmico.

Aos colegas da Unidade de Aterosclerose do Incor, cujos companheirismo e colaboração tanto prezo. Agradeço especialmente a todos os alunos de pós-graduação que se formaram em nossa equipe de pesquisa, de quem tenho muito orgulho.

A Benemar Guimarães, Nelson Martins, Maria de Fátima Praça de Oliveira, Bellkiss Romano, Mayra Luciana Gagliani e Marco Antonio Gutierrez, pelas críticas construtivas e sugestões.

Aos colegas Antonio Carlos Palandri Chagas e Francisco Rafael Martins Laurindo, com quem compartilho ideais há muitos anos.

Ao colega e amigo Sérgio Almeida de Oliveira, cujas competência, integridade e cavalheirismo são fontes de inspiração para mim.

Ao meu irmão Irineu, que, além de companheiro na vida, foi também revisor criterioso do texto.

Registro também o meu agradecimento ao sr. Alberto Dabus pelo essencial apoio.

Às secretárias Silvia Mendoza Furtado e Celeste Beggo de Menezes, pela inestimável contribuição.

À dra. Michelle Pereira, minha assistente de pesquisa, pelo empenho e grande competência no preparo desta terceira edição.

SUMÁRIO

PROTÁSIO L. DA LUZ *VII*

AGRADECIMENTOS *IX*

SUMÁRIO *XI*

APRESENTAÇÃO *XV*

MANIFESTAÇÃO ESPONTÂNEA SOBRE O LIVRO DO PROFESSOR PROTÁSIO LEMOS DA LUZ *XVII*

INTRODUÇÃO *XIX*

PARTE I • EXPERIÊNCIAS DE CONSULTÓRIO

1. AFINAL, DE QUE TRATAMOS: DOENÇAS OU PESSOAS? *3*
2. A ARTE DE CONVERSAR E DE OUVIR *9*
3. OS MÉDICOS DEVERIAM FICAR DOENTES DE VEZ EM QUANDO *15*
4. PROCURE, MAS NÃO ACHE *OU* COMO LIDAR COM O DOENTE SADIO *19*
5. AS DIFICULDADES DO PROGNÓSTICO *23*
6. OS EFEITOS ADVERSOS *29*
7. DINHEIRO E MEDICINA *33*

8. MEDICINA E PSICOLOGIA *37*

9. NOVAS TECNOLOGIAS, NOVOS MEDICAMENTOS E MEDICINA MODERNA *43*

10. QUANDO SE ATINGE A MATURIDADE? *OU* QUANDO SE APRENDE QUE O MAIS NOVO NÃO É NECESSARIAMENTE O MELHOR *51*

11. "TROUXE ESTES EXAMES SÓ PARA O SENHOR VER. NÃO SEI SE INTERESSAM..." *53*

12. ALEGRIAS E FRUSTRAÇÕES *57*

13. PALAVRAS, POSTURA E INSTINTO *61*

14. A QUESTÃO DO ENVELHECIMENTO *67*

15. MORTE: O MÉDICO DIANTE DO INEVITÁVEL *77*

16. MUDANÇAS DE ESTILO DE VIDA *81*

17. DETERMINANTES DO SUCESSO E INSUCESSO PROFISSIONAIS *93*

18. MÃES, SEUS DIAGNÓSTICOS E RECEITAS *103*

PARTE II • CIÊNCIA E UNIVERSIDADE

19. DISCURSO DE FORMATURA *109*

20. FORMAÇÃO MÉDICA E PESQUISA: BASES DA REALIZAÇÃO PROFISSIONAL EM MEDICINA *117*

21. PESQUISA CLÍNICA E INDÚSTRIA FARMACÊUTICA *141*

22. ÉTICA EM CLÍNICA *149*

23. WILLIAM OSLER, MÉDICO *157*

24. GENÉTICA E BIOLOGIA MOLECULAR: MÉDICOS DIANTE DA GRANDE REVOLUÇÃO *169*

25. A NECESSIDADE MAIS URGENTE: ADQUIRIR NOSSA PRÓPRIA EXPERIÊNCIA *177*

26. CONDIÇÕES PARA O SUCESSO DAS INSTITUIÇÕES MÉDICAS *183*

27. DISCURSO NA UNIVERSIDADE DE PASSO FUNDO *195*

28. SAUDAÇÃO AO PROFESSOR LUIZ VENERE DÉCOURT *201*

29. DISCURSO DE POSSE NA ACADEMIA BRASILEIRA DE CIÊNCIAS *203*

30. DISCURSO DE POSSE — DOUTOR *HONORIS CAUSA* NA BAHIA *209*

31. DISCURSO DE POSSE — DOUTOR *HONORIS CAUSA* NA UNIVERSIDADE FEDERAL DO PARANÁ *217*

32. DISCURSO NA ASSEMBLEIA LEGISLATIVA DO PARANÁ — CIDADÃO HONORÁRIO *225*

33. SAUDAÇÃO AOS APRIMORANDOS DE PSICOLOGIA DO INCOR — 2006 *231*

34. SOCIEDADE BRASILEIRA DE CARDIOLOGIA — UMA BELA JORNADA *235*

35. DISCURSO NA FUNDAÇÃO CONRAD WESSEL — PRÊMIO DE MEDICINA, 2014 *241*

36. MEDICINA TRANSLACIONAL — UMA NOVA FRONTEIRA *243*

37. SUGESTÕES AOS NOVOS MÉDICOS *257*

38. UMA VISÃO DO FUTURO *263*

REFERÊNCIAS BIBLIOGRÁFICAS *271*
COMENTÁRIOS *283*

APRESENTAÇÃO

Dos requisitos destacados pela filosofia oriental para assegurar a felicidade – ter filho, plantar árvore e escrever livro –, acredito que o Protásio já cumpriu todos eles plenamente. Filhos, tem. Plantar árvore, seguramente deve ter feito na sua infância nos campos da Vacaria. E livros? De Medicina, sei de vários, mas este, creio, é o primeiro em que incursiona por paragens mais amplas, trazendo a experiência acumulada de uma rica vivência na prática clínica, combinada com atividades acadêmicas e científicas praticadas no Incor. Não é comum se encontrar, numa mesma pessoa, o equilíbrio entre competências distribuídas na criação e no uso do conhecimento em Medicina. Ter a vivência de consultório simultaneamente com as atividades de laboratório. Mas é isso que o Protásio faz e vem fazendo bem, daí a autoridade demonstrada ao abordar os temas de *Nem só de ciência se faz a cura*.

Desde logo, é preciso que se faça uma distinção entre ter vivido muito, ter repetido muitas vezes a mesma coisa e ter experiência crítica, isto é, ter analisado e aprendido com o que se faz diariamente. Essa qualidade foi demonstrada pelo autor na primeira parte do livro, quando apresenta, em linguagem leve e agradável, a vivência do consultório. Protásio fala sobre a relação médico-paciente, em que destaca o binômio compreensão e confiança, e a importância da abordagem humanística do paciente, para a qual a cultura do médico é essencial a fim de entender a diversidade de personalidades e valores que influenciam o modo como a doença se expressa. Tratamos doenças ou pessoas, ele questiona. O capítulo sobre mudança de estilo de vida é ilustrativo da necessidade de se conhecer o paciente como um todo. Dignas de destaque, também, são as considerações sobre a maturidade que deve ser alcançada pelo médico, a ponto de ser capaz de discernir o que é considerado novo daquilo que é melhor para o paciente, não só na abordagem diagnóstica, mas, principalmente, nas recomendações terapêuticas. Não poderia faltar o capítulo sobre a ética entre colegas. Também, os fatores que determinam o sucesso e insucesso na profissão, que se aplicam não só aos médicos, mas às diferentes profissões, especialmente ao destacar a importância do trabalho e da persistência como ingredientes fundamentais de êxito. Claro que a sabedoria acumulada pelas mães, no diagnóstico e nas receitas mais apropriadas para os seus filhos, não poderia faltar em um livro dessa natureza.

Na segunda parte, destacam-se as qualidades acadêmicas e científicas do Professor de Medicina ao abordar temas ligados à formação médica e do pesquisador, à pesquisa clínica e à indústria farmacêutica, aos avanços da biologia molecular e ao que deve ser esperado da farmacogenética. Novas tecnologias e novos medicamentos são temas dos mais atuais, e a visão do futuro é inteiramente válida e não tem nada de ficção científica, como acentua o autor. É bem provável que estejamos bastante próximos de presenciar o que ali é antevisto. Finalmente, quero destacar a qualidade da oração que o autor proferiu em nome dos novos acadêmicos eleitos para a Academia Brasileira de Ciências no ano 2000. Na ocasião, tomaram posse os quatro primeiros médicos-cientistas eleitos para a Academia, e o nosso Protásio era um deles.

Considero o livro uma obra cheia de ensinamentos que podem ser absorvidos de forma agradável pelos leitores de diferentes formações. O autor conta a sua experiência em prosa elegante, entremeada de um humor fino que, usado de forma parcimoniosa, auxiliou a destacar as ideias. Para mim, a leitura deste livro foi muito instrutiva e particularmente agradável. E, mais do que tudo, foi uma grande deferência receber o convite para apresentá-lo.

São Paulo, outono de 2001
EDUARDO MOACYR KRIEGER
Ex-presidente da Academia Brasileira de Ciências

MANIFESTAÇÃO ESPONTÂNEA SOBRE O LIVRO DO PROFESSOR PROTÁSIO LEMOS DA LUZ

As palavras que aqui trago não foram solicitadas pelo autor, pelo editor, pela amizade ou por companheiros de trabalho. São espontâneas e ocorreram naturalmente após a leitura desta obra. Nasceram, portanto, da exigência de um comentário pessoal.

O livro abrange duas situações que se associam e que se fecundam mutuamente. São expostas, avaliadas e discutidas por meio de uma experiência rica em conhecimentos, em observações, em raciocínio e em visão crítica.

Na primeira, encontro, com felicidade, diferentes posturas, sempre baseadas no sacro binômio médico-doente, sem o qual não há medicina clínica. Os fatos são narrados de modo amplo, com vivacidade, sutilezas e em apresentação de ocorrências nem sempre avaliadas em textos similares. São, portanto, verdadeiras lições de como exercer a nossa arte, em sua obrigatória diversidade perante a heterogeneidade pessoal, etária, sexual, social, psicológica e a ocorrência dos enfermos.

A segunda parte nos fornece a visão esclarecida de quem vive a vida universitária e os títulos dos capítulos expressam seu conteúdo. Desejo destacar, entretanto, os de números 20, 23 e 24. A invocação a Osler deveria ser feita por todos os médicos em todos os países. Sua vizinhança de meu nome me enobrece e me exalta.

Todo o texto é enriquecido por "fino humor", como reconheceu o apresentador Professor Krieger. E ele exterioriza a personalidade de quem já experimentou em profundidade a esperança, a instabilidade, a sensibilidade, a insegurança, a indecisão e até as tolices dos homens.

    Recomendo a obra para leituras repetidas e para consultas. É opinião imparcial, não amparada pela amizade de dezenas de anos.

PROFESSOR LUIZ V. DÉCOURT
Professor Emérito da Faculdade de
Medicina da Universidade de São Paulo
(in memoriam)

INTRODUÇÃO

Hoje, o exercício da medicina difere muito das práticas passadas. Os enormes avanços tecnológicos melhoraram drasticamente os meios diagnósticos e os tratamentos. Conceitos fundamentais foram revistos; alguns inteiramente eliminados, substituídos. No entanto, o tema central da medicina permanece inalterado: a pessoa humana. Pode-se dizer que novas técnicas têm a capacidade de mudar os meios com que trabalhamos, mas não mudam a alma humana. Alguns problemas persistem, outros novos aparecem. É preciso novos posicionamentos. Tendo exercido medicina acadêmica e prática por muitos anos, gostaria de dividir com os estudantes e colegas minha visão dessa ciência/arte da qual tenho me ocupado há tantos anos. Meu propósito não é discutir aspectos técnicos da medicina, mas, sim, analisar problemas da relação médico-paciente que influenciam o resultado final do tratamento, bem como falar sobre a carreira médica. Sou um entusiasta da medicina. Não faria outra coisa na vida. Há uma onda de descrédito na sociedade sobre médicos e medicina. É um desencanto entre os próprios profissionais. É uma fase, não um estado permanente. A medicina é, de fato, uma profissão gloriosa; não há nada mais nobre e compensador do que ajudar o homem que sofre. A recuperação de um ser humano é uma obra quase divina, que nem os defeitos do próprio ser humano podem empanar.

Vivenciei inúmeras situações nesses anos. Contando minhas experiências, talvez possa facilitar o caminho de algum jovem médico que também se preocupe em ser um bom profissional. Isso seria, para mim, recompensa suficiente.

Nota

Esta terceira edição traz sete capítulo novos, além de revisão de vários outros. Assim, temas atuais como Medicina Translacional, foram incorporados. No entanto, procurei manter a tônica central do livro, que é a relação médico-paciente.

Observação: os casos aqui relatados são todos verdadeiros e, a não ser que especificadamente mencionado, representam experiências do autor.

Abril, 2019
O AUTOR

PARTE I

EXPERIÊNCIAS DE CONSULTÓRIO

1. AFINAL, DE QUE TRATAMOS: DOENÇAS OU PESSOAS?

Cientistas podem estar apenas preocupados com problemas específicos de suas áreas, elucubrações esotéricas, fórmulas matemáticas, descobertas geniais que podem mudar os destinos da humanidade. No livro As dez maiores descobertas da Medicina, *Meyer Friedman e Gerald Friedland*[1] *vasculharam a vida de cientistas que fizeram contribuições realmente fundamentais e constataram que a maioria deles não estava preocupada com pacientes ao fazer suas grandes descobertas. Alguns, como Antony Leeuwenhoek, que descobriu as bactérias por ter inventado o microscópio, Wilhelm Conrad Röentgen, que descobriu os raios-X, e Louis Pasteur, que criou, entre outras coisas, o método conhecido como pasteurização, nem mesmo eram médicos. Entretanto, grandes médicos sempre foram grandes humanistas, como William Osler. Tratavam de pessoas doentes, e não apenas de entidades patológicas.*

A relação entre médico e paciente é extremamente complexa porque depende de muitas variáveis, mas duas são fundamentais: compreensão e confiança. Também são importantes comunicação, disponibilidade, tolerância, compaixão e honestidade. A compreensão advém da capacidade de o médico se colocar honestamente na posição do doente, de sentir seu sofrimento, comungar da sua angústia e compartilhar suas esperanças. Ele pode fazer isso de três maneiras distintas: por natureza, porque é naturalmente compreensivo, caloroso, humano; por cultura, porque estudou o sofrimento humano e, assim, o compreendeu, mesmo que de modo indireto; e, por fim, porque já experimentou o sofrimento na própria pele, porque já sofreu. Naturalmente, o melhor dos mundos seria uma combinação das três formas, mas o tempo nem sempre permite. Os médicos começam a trabalhar, felizmente, antes de envelhecerem o suficiente para terem as doenças das quais tratam. Assim, sua experiência de sofrimento próprio é, em geral, muito restrita. Por outro lado, nem todos têm a natureza humanitária que seria ideal, mas todos podem aprender a desenvolvê-la.

A honestidade em qualquer tipo de relação é de suma importância, claro, mas assume contornos peculiares em medicina. Na medicina não existe contrato escrito. O doente confia na palavra do médico. E tal confiança diz respeito precisamente a valores inalienáveis do ser humano: sua saúde e sua vida. Essa é uma característica que distingue nossa profissão de outras – os valores transcendentais de que ela se ocupa. O paciente está adentrando um terreno muito especializado, onde o profissional da saúde detém praticamente todo o conhecimento. Portanto, é imprescindível que o médico tenha uma atitude totalmente honesta, inclusive admitindo que certos aspectos do problema podem não ser conhecidos, que resultados de tratamentos não são previsíveis e que efeitos de intervenções a longo prazo podem ser obscuros. Deve-se explicar ao paciente com clareza o que se faz e por que se faz. Deve-se discutir, de forma transparente, os riscos dos procedimentos, incluindo suas vantagens e desvantagens. E sempre deixar claro que o médico está fazendo opções entre os riscos conhecidos de uma doença e as vantagens de um procedimento de investigação ou tratamento.

A honestidade médica, porém, não deve ser confundida com rudeza. Estamos sempre lidando com questões delicadas, que podem ferir os sentimentos do doente. Portanto, ao se posicionar diante de certo problema, o médico deve ser cauteloso nas palavras e atitudes para não agravar uma situação que já é séria por si só. Outro aspecto é que a lisura da atitude do médico – ou a falta dela – é facilmente percebida pelo paciente. A transparência, associada à compreensão, é que estabelece a confiança no profissional.

A quase infinita variedade de tipos humanos enriquece a prática médica, mas também a dificulta. Mesmo as pessoas sadias nem sempre são de convívio fácil. Os temperamentos são muito diferentes: enquanto alguns são francos e diretos, discutindo seus problemas com grande abertura, fornecendo todas as informações necessárias e até oferecendo interpretações para seus sintomas (mesmo que apenas folclóricas), outros são reservados e desconfiados. Parecem muito ciosos de sua intimidade, o que é perfeitamente compreensível. Dizem o mínimo sobre seus problemas e, de certa maneira, esperam que o médico adivinhe seus diagnósticos. Uns são afáveis; outros, distantes e precavidos. Alguns são realmente muito difíceis: egoístas, mentirosos, aproveitadores, preguiçosos. Quando doentes, essas características se acentuam, porque se tornam inseguros, dependentes e exigentes. Portanto, é preciso ter muita paciência. E mais que isso: **para fazer medicina é preciso gostar de gente**. É necessário assumir um compromisso com os pacientes. As pessoas gostam de ter o seu médico de confiança e, de fato, precisam de um. Além do mais, os aspectos únicos da personalidade de cada pessoa dão um colorido peculiar às situações de doença. Não há outra profissão no mundo que nos permita conhecer as pessoas como de fato são, porque a doença, nas suas características intrínsecas e no impacto que causa sobre o ego, é igual para o pobre, para o rico, para o ignorante e para o instruído. É quando a verdade da vida, a fragilidade humana e as limitações que nem o dinheiro, nem o poder podem vencer aparecem. Claro que os recursos de que as pessoas dispõem para enfrentar uma situação de doença variam segundo as condições socioeconômicas de cada um e influenciam o acesso aos meios de tratamento. Pessoas abastadas podem procurar os melhores médicos e serviços. No entanto, apesar de ser possível "comprar" influência, poder e até amigos, não é possível comprar a vida. As pessoas acostumadas a ter tudo ficam inconformadas quando uma doença séria se apresenta. É uma forma cruel de sofrimento. O médico precisa compreender isso e não discriminar ninguém, nem mesmo os ricos e poderosos.

A posição intelectual do médico leva-o, com frequência, a tratar dos pacientes como seres incapazes de compreender qualquer aspecto da medicina, da doença e dos tratamentos. O doente, qualquer que seja sua condição social ou de educação, não passa, em suma, de um leigo. Portanto, as informações lhe são passadas de forma incompleta. Ele é menosprezado, velada ou abertamente, quando diz coisas que não são tecnicamente corretas. Na verdade, se os médicos precisassem consultar um físico teórico, por exemplo, eles também não saberiam o que dizer, já que nessa área são também totalmente desinformados. A ironia, uma forma de soberba que alguns médicos usam, não serve pra nada, exceto para esconder a ignorância do próprio médico em certas ocasiões. Compreensão e respeito – essa é a postura correta.

Algumas posturas podem ser especialmente perigosas em medicina: dogmatismo, confusão entre crença pessoal e dados científicos e experiência pessoal não avaliada. Sobre dogmatismo, alguém já disse: *"Dogmático é o indivíduo que tem os pés firmemente fincados no vento"*. Não é incomum em medicina; pressupõe a certeza absoluta, esquecendo as peculiaridades individuais das pessoas frente à doença e as mudanças rápidas da tecnologia. Também se baseia no pressuposto de que existe uma só maneira de fazer as coisas. Humildade e mente aberta são seus antídotos.

A confusão entre dados científicos e crença pessoal também é muito comum entre os chamados médicos práticos, que não têm treinamento científico formal. Provém, na realidade, da ausência de análises críticas – às vezes, do total desconhecimento – da literatura médica/científica e de experiências pessoais não criticamente analisadas. Representa um perigo, porque os que fazem essa confusão tendem a tomar atitudes baseadas em crenças – e, assim, tornam-se convictos. Como se sabe, a convicção não depende da verdade; depende apenas da crença. Os antídotos para isso são a experimentação e a crítica científica. A experiência pessoal não avaliada é outra arma poderosa que já causou muitos males, pois confunde observações não controladas com verdades científicas; toma dados parciais, isolados, para representar o todo. É perigosa porque parte de dados concretos, embora individuais, para chegar em generalizações. Por exemplo: "Já vi muitos casos assim, portanto, todos os casos são assim, e a conduta consequentemente é a mesma". Na realidade, a experiência pessoal conta muito; efetivamente, ninguém chega a ser bom médico sem adquirir experiência pessoal. No entanto, ela não deve ser a mestra de tudo. **Não se deve confundir experiência – alguém que fez algo** muitas vezes – com excelência – alguém que faz algo da melhor maneira, com maestria.

Casos clínicos são sempre um desafio, um enigma a ser resolvido. Há uma questão científica a ser solucionada. **Diferentemente de um problema matemático, o problema médico é como um presente que se recebe; ele vem acondicionado no invólucro da personalidade humana. É preciso penetrar cuidadosamente esse invólucro para saber o que está dentro**.

Quanto a mim, acho que posso fazer uma autocrítica. Acredito que me tornei um médico melhor. Antes tratava pouco das pessoas, pois andava muito ocupado tentando resolver problemas científicos/médicos. Hoje, concluo com tranquilidade: devemos tratar primeiro das pessoas que circunstancialmente estão doentes em vez das doenças que eventualmente acometem as pessoas.

2. A ARTE DE CONVERSAR E DE OUVIR

Consulta médica não é júri, mas tem alguns aspectos em comum. No júri, os advogados fazem perguntas às testemunhas para obter informações que possam ajudar seus clientes, sejam eles os réus ou as vítimas. As testemunhas não estão sendo julgadas; elas estão servindo de instrumento para inocentar ou incriminar alguém. O júri é público e, nele, tanto o réu quanto as testemunhas são observados; dependendo do caso, muitos fatores podem estar em jogo, inclusive a vida de pessoas, sua liberdade, sua reputação. Jo-Ellan Dimitrius e Mark Mazzarella[1] escreveram o notável livro Decifrar pessoas, que descreve técnicas de como fazer perguntas e ensina a identificar padrões de comportamento que permitem aos advogados predizer como as pessoas reagirão diante dos argumentos e perguntas feitas por esses profissionais. Pois bem, a consulta médica, durante a qual também se faz muitas perguntas, é diferente de um júri, mas em uma questão central é semelhante: o médico precisa entender as pessoas e saber quando elas estão falando a verdade ou não. Entretanto, na consulta médica a conversa é confidencial e as informações são utilizadas somente para beneficiar o paciente. Isso deve ficar sempre claro para o paciente, a fim de que ele se sinta seguro e, assim, ofereça informações corretas necessárias à elucidação do caso.

Conversando com os residentes, costumo dar as seguintes sugestões quanto à maneira de abordar os pacientes no processo de anamnese:

- Faça perguntas gerais primeiro, para conhecer melhor o paciente e ganhar sua confiança.
- Entenda quem é a pessoa com quem você está lidando, de onde ela vem, o que faz, onde mora; se tem amizades comuns, pessoas conhecidas.
- Estimule-o a falar de si mesmo antes de falar da doença em si. Essa é a maneira de se conhecer a pessoa.
- Em seguida, faça perguntas específicas, porém sempre educadas, deixando claro que você não quer invadir sua privacidade, mas simplesmente saber se algo pessoal pode estar influenciando os sintomas e a doença. Isso acontece frequentemente.

Um exemplo recente ilustra esse último ponto. Um paciente de Sorocaba veio se consultar comigo por indicação de um conhecido da região. Ao lhe perguntar sobre suas atividades, fiquei sabendo que era um grande criador de gado, com fazenda no Paraguai. Como eu fui criado em sítio e lidei bastante com gado, discutimos animadamente e por um bom tempo sobre raças, cruzamentos, peso, pastagens, produção de leite e afins. Por fim, entramos na parte médica. Lembro que, durante essa conversa, que nada tinha de médica, sua esposa olhava admirada para nós dois, provavelmente pensando: "Mas, afinal, que consulta é essa?". Quando o coloquei na maca para examiná-lo, ele disse: "Doutor, de boi o senhor entende!". Quanto à parte médica, ainda estava em aberto... Na visita seguinte, ele me trouxe uma publicação que tratava exclusivamente de sua fazenda e de seus animais. Trata-se de uma organização modelar, com uma criação de primeira qualidade. Não admira que ele gostasse tanto de partilhar desse assunto, que é seu orgulho. Ficamos muito amigos.

Em outra ocasião, o dr. Lineu Silveira, competente endocrinologista, recomendou-me um paciente de origem húngara. Como sempre me interessei por futebol, perguntei-lhe sobre o destino dos jogadores da grande seleção húngara de 1954, cuja escalação ainda hoje sei quase toda de cor. Ele sabia de pormenores da vida de todos: Puskás, Czibor, Kocsis. Tinha uma teoria sobre por que a Hungria perdeu da Alemanha na final da Copa do Mundo naquele ano: Puskás jogou com o tornozelo machucado. Resolvida a parte cardiológica, voltou ao dr. Lineu e informou: "Aquele é um ótimo médico. Imagina, ele sabe tudo da seleção da Hungria de 54!". Nem uma única palavra sobre medicina!

Aqui entra o valor da cultura geral. **A cultura geral permite ao médico relacionar-se com seus pacientes em muitas áreas fora da medicina e ajuda-o a compreender certos aspectos e valores da vida de outras pessoas**. Aliás, os médicos são com frequência tidos como indivíduos culturalmente restritos, que se interessam somente por medicina e só falam a esse respeito. O conhecimento sobre música, artes em geral, literatura, outros aspectos das ciências do saber e culturas de outros países, entre tantos outros assuntos, ajuda muito no relacionamento interpessoal. Enquanto a conversa sobre os problemas médicos pode não ser muito agradável, por motivos óbvios, a troca de impressões sobre assuntos gerais de interesse do paciente pode tornar a consulta um encontro mais leve e prazeroso.

Dois aspectos que têm grande efeito numa conversação e não devem ser desprezados são humor e elogios. Uma boa gargalhada desanuvia o ambiente e aproxima as pessoas. Quem sabe contar histórias engraçadas, os espirituosos, os que são capazes de provocar riso sem ofender, sempre levam vantagem. Bernard Shaw e Mark Twain adquiriram fama mundial não apenas porque disseram coisas verdadeiras, mas, sobretudo, porque as disseram com fino humor. Além disso, ninguém é imune a um elogio. Em recente artigo na Scientific American, intitulado "A ciência da persuasão", Robert Caldini[2] analisa os fatores que levam indivíduos a concordar com outrem: pesquisas bem conduzidas demonstram que elogiar é uma das maneiras mais eficazes de estabelecer afinidade entre as pessoas. Quando os elogios são verdadeiros, melhor. Mas, pasmem: mesmo os fictícios funcionam! Não se trata aqui de promover relações baseadas em falsidade; isso seria impróprio e negativo para o relacionamento entre médico e paciente. Mas todas as pessoas têm alguma virtude que possa ser honestamente reconhecida. Quando alguém se esforça e consegue deixar de fumar, faz dieta e perde peso ou começa um programa de exercícios a que não estava habituado, por exemplo, merece um reconhecimento por isso. Essa valorização das boas qualidades ou alusão a ações meritórias tem efeito muito positivo e, por fim, reverte-se em benefício do próprio paciente, que tende a seguir melhor as orientações médicas. Portanto, seja pródigo em elogios e parcimonioso nas críticas.

Quando se trata do questionamento específico, fazer perguntas claras, com termos inteligíveis ao leigo, induzirá respostas claras também. Pacientes podem não ter conhecimento sobre dispneia ou angina, mas sabem bem o que é falta de ar, fôlego curto e canseira. Portanto, não corrija o paciente durante o interrogatório. Deixe-o ser espontâneo; assim, ele dirá o que mais o incomoda e, portanto, pelo menos na visão dele, o que é mais importante. Muitos pacientes têm dificuldades de expressar suas queixas. Alguns acham que devem empregar termos técnicos, talvez porque considerem que de outra maneira não serão entendidos. Outros são levados a interpretar imediatamente seus sintomas: "Sinto uma dor aqui, mas é porque dormi desse lado"; "Meu estômago está embrulhado, mas ontem comi melancia e depois tomei leite". Há ainda aqueles pacientes que são extremamente prolixos, perdem-se em pormenores sem importância e, por isso, devem ser gentilmente interrompidos. Não é culpa dos doentes. Eles não fizeram curso de medicina nem leram livros para saber como uma anamnese deve ser conduzida.

Certos pacientes têm dificuldade de se expressar e acham que o médico deve adivinhar o que eles têm. São lacônicos. Outros, ao contrário, trazem uma lista escrita de queixas e perguntas, "para não esquecer nada". Alguns trazem até um intérprete: a esposa, o pai, a mãe; alguém que fale por eles. Há aqueles que já chegam com uma porção de exames e opiniões de outros colegas, e seus relatos baseiam-se essencialmente no que outros médicos já disseram sobre o caso. Ora, se outros não esclareceram a situação e, por esse motivo, o doente está na nossa frente, de que adianta saber o que eles disseram? Costumo pedir ao paciente que me diga o que ele sente; prefiro ouvir de sua própria boca, com suas próprias palavras, quais são as suas queixas.

Uma dica importante é não se mostrar superior em conhecimento. O fato de o paciente vir consultá-lo já indica que ele o considera entendido na área médica. Aceite a forma de falar do paciente; ele não sabe termos técnicos.

Lembre-se que você também não saberia se expressar corretamente em jargão jurídico. Releve termos gramaticalmente incorretos e não confunda falta de instrução com falta de inteligência. Muitas vezes, as gírias são tão arraigadas no vocabulário de certas pessoas que não podem prescindir delas para se comunicar de forma efetiva. Na conversa com o paciente, o importante é entender o que ele quer dizer e como se sente. Além das palavras, importam também a expressão fisionômica, o timbre da voz, a respiração, a postura, os gestos, os movimentos dos olhos – todos são indicadores importantíssimos da personalidade e do estado de espírito do paciente.

É fundamental também não induzir respostas, pois esse é um ótimo meio para chegar a diagnósticos errados. Evidentemente, a certa altura da conversa, algumas perguntas específicas serão necessárias, como dados que o leigo não valoriza e que podem ser fundamentais. Entretanto, é preciso ouvir com atenção. Essa deve ser uma das maiores qualidades do clínico. Não à toa as fichas clínicas dos hospitais começam precisamente com "queixa principal": é natural que os pacientes esperem que suas queixas sejam, no mínimo, ouvidas. É válido lembrar também de uma antiga máxima: *"Ouça com atenção o seu doente; ele está lhe contando o seu diagnóstico"*.

Consultas apenas com o paciente são geralmente mais produtivas e reveladoras do que quando feitas junto a acompanhantes. Muitos segredos realmente íntimos são revelados somente ao médico de confiança, no consultório. Frequentemente nada têm a ver com doenças, mas, sim, com a vida de cada um. Esses segredos podem ser causas de angústias, ansiedades, medos e tristezas que interferem na qualidade de vida do paciente. O médico precisa ser digno dessa confiança e, como está no código de ética, *"calar sobre os segredos que lhe forem revelados"*.

Não se deve esperar que um paciente que visita um médico pela primeira vez conte-lhe detalhes de sua vida particular ou de sua personalidade; é normal que ele seja reticente no início da consulta. É preciso ganhar a confiança do paciente primeiro para, depois, obter informações completas. E, claro, isso não se faz em dez minutos. Quando o médico é uma autoridade conhecida, respeitada, a comunicação pode ser mais fácil nesse sentido, pois o paciente sabe antecipadamente que aquele profissional é confiável. Entretanto, o médico jovem, naturalmente menos conhecido, embora não necessariamente menos capaz, enfrenta dificuldades maiores.

Pacientes têm maneiras curiosas de interpretar perguntas médicas. As respostas podem ser desconcertantes ou muito sábias. O dr. Fábio Jatene, durante uma consulta, estava interrogando um senhor simples, do interior de São Paulo. Quando chegou na parte referente a estilo de vida e hábitos, indagou-o sobre dieta, exercício, fumo, tipo de trabalho. Por fim, perguntou: "O senhor bebe álcool?". Ao que ele respondeu: "Olha, doutor... Só quando não tem pinga".

Em uma certa ocasião, recebi no consultório uma senhora muito simpática, que veio acompanhada de três moças, sendo uma delas uma ex-nora. A presença da ex-nora era curiosa. A convivência com nora, frequentemente, já não é fácil; amizade de ex-nora, então, é algo raro. Todas cercavam a paciente de grande carinho, indicando que se tratava de uma pessoa especial. Fiquei sabendo também que formavam uma grande família, muito unida. Na segunda visita, perguntei como ela mantinha aquele pessoal todo com ela, em harmonia. Ela me disse: "Na minha casa, a porta está sempre aberta, não tem horário. Mesa farta, bolsa aberta para alguma necessidade... E tem mais: sogra, quando abriu a boca, já falou demais". Está explicado!

3. OS MÉDICOS DEVERIAM FICAR DOENTES DE VEZ EM QUANDO

> *A experiência de adoecer pode ser muito reveladora. Médicos chegam a fazer pouco caso da dor física dos pacientes, do desconforto dos hospitais, das unidades de tratamento intensivo, dos cuidados durante períodos de pós-operatório ou de exames como cateterismo, endoscopias, sondagens vesicais, entre outros.*

Injeções intravenosas podem ser procedimentos muito dolorosos quando repetidos ou prolongados, sobretudo quando se inoculam substâncias hipertônicas. Injeções intramusculares são usadas mesmo quando o uso oral faria o mesmo efeito. No caso de anestesias locais, um procedimento comum é o operador enfiar a agulha até o fim e só depois começar a injetar o anestésico, quando o correto seria anestesiar a pele primeiro, fazer um pequeno botão anestésico com uma agulha fina e, em seguida, anestesiar os planos mais profundos. Vi os dois procedimentos serem usados e a diferença é gritante.

Alguns exemplos ilustram o impacto da hospitalização. Um dos meus pacientes, um médico recém-operado de tumor de próstata, estava satisfeito porque a cirurgia havia sido um sucesso. Além de o tumor ter sido localizado, o diagnóstico havia sido feito com base em sintomas muito iniciais de desconforto urinário e, sobretudo, pela presença de antígeno prostático elevado no plasma. Mesmo assim, relatava que havia passado uma noite horrível porque estava com uma sonda vesical, tinha uma agulha espetada numa veia da mão esquerda, não podia mudar de posição na cama e já sofria de dores de coluna há muito tempo; com tudo isso, praticamente não havia conseguido dormir à noite. Como ele mesmo interpretou, nada disso era fundamental para o seu prognóstico final, que era bom, mas certamente contribuía para um sofrimento considerável.

Também me recordo da visita a uma senhora que estava no segundo dia de pós-operatório de uma correção de pseudoaneurisma da artéria femoral. Tudo havia corrido muito bem. Apesar de estar contente com o desfecho final, ela se sentia muito indisposta porque não havia conseguido dormir à noite devido a dores intensas no local da operação, que só foram parcialmente aliviadas pelos analgésicos. O que mais a perturbava era uma distensão abdominal, que lhe causava grande desconforto – na realidade, desconforto maior do que qualquer outra coisa. Queixava-se também dos edemas nos braços, frutos das tentativas de infusão de líquidos durante a cirurgia e pós-operatório. Para piorar, durante a anestesia ocorrera um pequeno acidente e um dente fora fraturado, prejudicando-lhe a estética bucal.

Um outro exemplo especialmente ilustrativo é de um cardiologista que se submeteu a uma cirurgia de revascularização miocárdica – que, aliás, teve excelente resultado. Após a alta, relatou-me a enorme insegurança que precedeu a operação, embora estivesse inteiramente confiante nos médicos e na instituição em que estava: a perda da individualidade e até da dignidade, que começa quando o indivíduo é despido e lhe colocam um avental que não fecha atrás, deixando, portanto, o traseiro à mostra; a entrada no centro cirúrgico, onde é recebido por pessoas estranhas; a impotência ao sentir que está inteiramente nas mãos de outros enquanto está anestesiado; o desconforto da UTI em vista da imobilidade, das luzes constantes, do barulho, de outros doentes passando mal; as conversas dos médicos e enfermeiras em linguagem cifrada, como que querendo esconder algo e, assim, sugerindo que as coisas não vão bem; a falta de explicação do que está sendo feito; o incômodo da entubação e da falta de comunicação; o desconforto da sonda vesical e a sensação de querer constantemente urinar; a incerteza sobre os resultados da operação. Todos esses medos foram inevitáveis.

No conjunto, esses aspectos parecem pequenos. Entretanto, assim que a preocupação do problema principal desaparece, já que foi resolvido satisfatoriamente, o que ocupa a mente do doente são esses pormenores que acabam fazendo a diferença entre conforto e sofrimento, contentamento e insatisfação. A maioria das pessoas que se submetem a exames ou procedimentos invasivos guarda a lembrança de terem sido bons ou ruins com respeito a se foram dolorosos ou não. Pouco se considera se o procedimento resolveu ou contribuiu para a solução do problema básico. Isso parece ser tomado como óbvio. **Tanto quanto o trabalho que ele faz, é o comportamento do médico que está em julgamento com grande frequência**. É mais sobre como se fazem as coisas do que sobre as coisas em si. Isso fica muito claro no índice de aceitação de procedimentos invasivos pelos pacientes, como cateterismo cardíaco e cirurgia. De alguns médicos, a maioria dos pacientes aceita a proposta de um cateterismo ou cirurgia sem relutar; em relação a outros, há grande número de recusas. E evidentemente o procedimento é o mesmo. O que faz diferença é a maneira de explicar as coisas. Em geral, a aceitação ocorre quando o exame é colocado como parte necessária de um contexto que, no seu todo, tem uma conotação positiva – por exemplo, quando o médico explica que determinado procedimento deve ser realizado com o intuito único de resolver o problema do doente. Não se deve esconder os possíveis problemas associados ao procedimento, mas, sim, dimensioná-los corretamente, explicando que são, na realidade, pequenos, tomando-se em consideração a gravidade da situação maior que se quer resolver, ou seja, a doença do paciente. É claro que essa postura exige um compromisso definitivo com a verdade, ou seja, a indicação de um exame ou de uma cirurgia deve ser feita com a convicção absoluta de que esses procedimentos são necessários e se destinam exclusivamente a beneficiar o paciente. No tratamento de pacientes não cabem indicações de procedimentos apenas para satisfazer a curiosidade do médico, como a realização de exames que sejam dispensáveis para a tomada de decisão em relação ao tratamento. **A prática da medicina é a arte da judiciosa aplicação dos conhecimentos médicos para o bem do paciente**. Especulações pertencem à área da pesquisa, onde são essenciais, mas não fazem parte do exercício da medicina assistencial. Exceto, naturalmente, quando integram o processo diagnóstico, ou seja, o médico pode especular ao procurar uma causa plausível para explicar os achados clínicos. O paciente instintivamente percebe a convicção com que o médico indica um procedimento, e o grau de aceitação é diretamente proporcional a essa percepção. Ademais, quem indica com convicção está sempre pronto para justificar sua indicação, fornecendo ao paciente as razões de sua recomendação.

Além disso, há a questão do desconhecido. Os médicos conhecem as características dos procedimentos que indicam: se são seguros, quanto tempo consomem, se causam dor, se requerem anestesia local, geral ou nenhuma. Sabem, também, a frequência com que as doenças ocorrem, conhecem as complicações mais frequentes e sua gravidade potencial, entendem o prognóstico. Ou seja, os médicos estão lidando num campo reconhecidamente complexo, mas que lhes é familiar. Já o paciente, não: para ele, tudo é desconhecido. Assim, ele tanto pode se preocupar com coisas sem importância como não se dar conta de risco reais. O medo do desconhecido é sempre um fator de estresse, portanto, explicações adequadas minimizam sofrimentos desnecessários. Finalmente, há também o problema da sensibilidade à dor. Certas pessoas são claramente mais sensíveis que outras, e essas diferenças precisam ser respeitadas. Em conclusão, o médico deve colocar-se no lugar do paciente, respeitando seus temores e compreendendo seus sofrimentos.

4. PROCURE, MAS NÃO ACHE *OU* COMO LIDAR COM O DOENTE SADIO

Inúmeras vezes, familiares de pessoas idosas as trazem para exames e pedem ao médico que não conte nada aos pacientes "se o sr. achar alguma coisa", sob a alegação de que não aguentariam receber a má notícia. Frequentemente são pessoas sadias, apenas com certa idade. É uma atitude curiosa. Se a pessoa tem alguma coisa, como vai seguir os conselhos médicos se não lhe forem explicados os motivos pelos quais ela deve fazer isto e aquilo? Por outro lado, se uma pessoa é perfeitamente sadia, por que deveria não comer sal, tomar uma pílula de manhã cedo ou evitar gorduras? Não faz o menor sentido. Mais ainda: quando nós, médicos, conversamos com o doente, ele frequentemente está cônscio de seu problema e enfrenta-o com coragem e determinação bem acima do esperado pelos familiares.

Tive vários casos assim, mas um é especialmente ilustrativo. Uma senhora de 86 anos – bastante ativa, perfeitamente lúcida e muito agradável e otimista – foi diagnosticada com insuficiência coronariana aguda típica. A família, bem numerosa, a tratava com muito carinho, indicando que se tratava de uma pessoa de valor. A coronariografia revelou lesões nas três artérias coronárias principais e boa função ventricular. Ao conversar com a família e explicar que era preciso submetê-la a uma cirurgia de revascularização miocárdica, encontrei grande oposição de uma das filhas. "Minha mãe é muito fraca, muito velha, o risco é muito grande e ela também não vai querer operar", disse ela. Sugeri que perguntássemos à própria doente o que ela achava.

A senhora, para surpresa da filha, concordou imediatamente com a cirurgia, que foi realizada com sucesso. Passados quatro anos, a paciente está perfeitamente bem e levando uma vida produtiva, com grande vivacidade e interesse por tudo. Mesmo com as melhores intenções, às vezes é difícil interpretar os sentimentos dos outros.

Já com os jovens, o problema pode ser outro. Alguns são extremamente influenciáveis; qualquer notícia sobre um problema cardíaco pode torná-los inseguros e propiciar a criação de um verdadeiro drama. A diferença de comportamento entre o jovem e o idoso é compreensível. O idoso já viveu a maior parte de sua existência, portanto, se tinha algum problema cardíaco, é fácil provar-lhe que o mesmo não tinha grande significado. Para o jovem, a vida está ainda para acontecer. Há uma incerteza natural, como em quase tudo na vida. E se o coração não aguentar? Posso fazer esporte? Posso jogar futebol, vôlei, tênis ou esquiar? Vou precisar de uma operação? Os pais também passam por grande aflição, tão grande que só mesmo quem já enfrentou doenças dos filhos pode aquilatar. Resolver essas situações pode ser muito delicado do ponto de vista humano e bastante complexo pela perspectiva médica. De um lado, existem inúmeros pequenos achados cardíacos que não têm nenhum significado funcional e, portanto, não afetam o desenvolvimento do indivíduo nem a sua capacidade de executar qualquer função. Exemplos são extrassístoles benignas, sopros funcionais e prolapsos mitrais pequenos. Por outro lado, alguns achados podem causar sintomas como palpitações e dores precordiais atípicas. Além disso, há os que simplesmente são encontrados por médicos não especialistas em exames de rotina.

Alguns pediatras adotam a conduta de não mencionar aos pais o encontro de sopros inocentes em crianças sadias com a finalidade de não criar ansiedade desnecessária. Em muitos casos, essa é uma medida sábia. Em contrapartida, problemas mais significativos podem ocorrer em jovens aparentemente sadios. Assim, hipertrofia cardíaca e outras formas de miocardiopatias, prolapsos mitrais importantes e alterações congênitas, como comunicações interatriais ou origem anômala de artérias coronárias, não são incomuns.

Problemas dessa ordem podem ser causa de morte súbita, necessitar correção cirúrgica ou justificar a restrição de atividades físicas intensas.

A diferenciação entre um grupo e outro dessas alterações é evidentemente da maior importância. Não é o propósito aqui especificar como isso deve ser feito, mas cumpre chamar a atenção para a necessidade de se ter especial cuidado na interpretação dos dados clínicos e de fazer uso de todos os meios de avaliação funcional – ecocardiogramas, testes de esforço, radioisótopos, ressonância magnética – para estabelecer o significado de um certo achado. Consultar colegas que possam ter particular experiência em situações similares pode ser de imenso valor.

Recentemente, numa aula para o segundo ano de medicina da Universidade de São Paulo, um professor pediu a ajuda de um voluntário para demonstrar ausculta cardíaca. Uma sorridente estudante, obviamente sem qualquer queixa aos seus 18 anos de idade, apresentou-se. Para surpresa de ambos, descobriram um importante sopro sistólico. O eletrocardiograma também estava alterado. O ecocardiograma e a ressonância magnética comprovaram hipertrofia miocárdica significativa na via de saída do ventrículo esquerdo. A paciente certamente corria o risco de evento cardíaco, inclusive morte súbita. Claro que essa situação gerou grande ansiedade na paciente e nos familiares; até os estudos dela foram temporariamente prejudicados. Após exaustivas discussões com o grupo de cardiopatias congênitas e com o cirurgião, optou-se pela indicação de cirurgia para ampliação da via de saída ventricular. A intervenção foi um sucesso: a estudante recuperou-se esplendidamente, retomou os estudos com entusiasmo e superou o trauma emocional. Diz que vai fazer cardiologia, por enquanto!

Em contrapartida, tenho uma paciente, também jovem, que é portadora de um prolapso mitral pequeno. Por conta disso, ela ocasionalmente sofre de dores precordiais incômodas. Nessas ocasiões, recomendo-lhe tomar pequenas doses de betabloqueador. Seu teste ergométrico é normal e demonstra grande capacidade física. Ela é jogadora profissional de voleibol, e nunca achei que devesse interromper essa atividade.

Poder assegurar a alguém que o problema encontrado não tem importância clínica é uma atitude terapêutica de imensa valia. No entanto, algumas vezes os problemas são realmente de grande complexidade e exigem todo o arsenal de conhecimento e investigação, além de experiência médica e ajuda divina para errar menos. O mais importante é dimensionar corretamente o problema. As decisões são complexas porque muitas vezes envolvem pessoas aparentemente sadias e frequentemente assintomáticas, para as quais a relação risco/benefício de procedimentos invasivos exige muita ponderação.

5. AS DIFICULDADES DO PROGNÓSTICO

Prognóstico é um dos pontos de maior importância na relação médico-paciente; e também um dos mais delicados. Os doentes aguardam-no com justa ansiedade. Como a medicina não é uma ciência exata, como o resultado final de uma alteração orgânica não pode ser contido numa equação matemática e como o organismo sempre tenta reagir à presença da doença, é fácil errar. Indicar prognóstico pode ser fonte de muita alegria, mas também de grandes preocupações.

Quando se indica a um paciente a natureza benigna de uma afecção, tal prognóstico tira dele um fardo, alivia-lhe a alma. É comum que casos de pequenos prolapsos mitrais, palpitações em indivíduos com corações normais e sopros desacompanhados de lesões orgânicas causem grandes aborrecimentos aos pacientes. Entretanto, uma vez esclarecida a situação, a notícia de um prognóstico bom tem um notável efeito curativo. É importante, porém, não menosprezar o sofrimento causado por alterações que, em si, nada têm de relevante. Como o paciente não sabe avaliar sua condição e como tudo relacionado ao coração já amedronta, o paciente pode se tornar uma vítima real de um fantasma inofensivo.

No entanto, é preciso ter cautela para não cometer grandes enganos ao assumir uma postura dogmática sobre o prognóstico, principalmente no caso de pacientes com doenças graves. "Fulano não passa de um mês", profetiza o médico mais afoito para descobrir, em seguida, que o paciente irá viver muito além disso. A experiência tem mostrado que, em muitos casos, a evolução contraria as estatísticas e que as pessoas vivem mais do que o esperado. As complexas reações do organismo frente à doença e uma atitude mental positiva podem influenciar o curso de uma enfermidade. Em seu livro *Amor, medicina e milagres*, Bernie Siegel[1] cita um estudo com pacientes terminais com câncer relatado por Carl Simonton e Stephanie Matthews-Simonton[2] no livro *Com a vida de novo*. De acordo com esse estudo, a terapêutica de apoio psicológico, além de influenciar positiva e notavelmente a qualidade de vida dos pacientes, mais do que dobrou o tempo previsto de sobrevida dos pacientes. Siegel relata também estudos do Instituto Nacional do Câncer dos EUA, que indicam que pessoas com certos perfis psicológicos, especialmente os otimistas e os combativos, que não aceitam passivamente a doença e a enfrentam com determinação, têm evolução melhor do que os conformados e os negativistas.

Uma situação especialmente delicada diz respeito à abordagem do médico diante de pacientes com doenças realmente graves, como insuficiência cardíaca por miocardiopatia dilatada ou câncer. Deve-se contar ou não contar a verdade? Há um problema cultural nessa questão. Quando estava nos Estados Unidos, durante minha pós-graduação, assisti várias vezes médicos dizerem a seus pacientes – de forma delicada, mas bastante clara – que o prognóstico deles era ruim, mesmo a curto prazo. Em geral, a reação era de conformismo, de aceitação dolorosa e até de agradecimento, porém, nunca se tratava de um inconformismo irracional. A filosofia por trás dessa atitude médica é que o paciente tem o direito de saber integralmente sua condição e que, sendo esta muito grave, sejam-lhe oferecidos meios para que se prepare da melhor maneira para o desenlace. Isso pode incluir providências que a pessoa queira tomar em relação à família ou ao patrimônio, já que os americanos são mais práticos e objetivos do que nós, latinos. No Brasil, as pessoas são mais sensíveis a essa questão; o anúncio de uma morte iminente ou a longo prazo pode suscitar reações exasperadas por parte tanto do doente quanto dos familiares. Não é raro que se culpe o médico pelo mau resultado. Aqui, não se aceita a morte com naturalidade. Nós somos mais passionais, afetivos;

crescemos assim, fomos criados dessa maneira. Portanto, é preciso muito tato ao tratar dessa questão; de preferência, se possível, deve-se deixar que os próprios familiares compreendam a gravidade da situação.

O médico pode ser visto como um companheiro solidário no infortúnio, sempre disposto a ajudar o paciente, ou como um profissional que, embora competente, fica restrito à verdade científica, esquecendo-se das emoções e sentimentos envolvidos no caso. Tenho pelo menos um exemplo contundente dessas duas posições. A paciente era uma mulher jovem que sofria de uma doença grave, não cardiológica. Dois profissionais muito competentes, de especialidades diferentes, foram consultados, já que havia muitos aspectos a serem cuidados. Ambos concordaram sobre o mau prognóstico. Um adotou a postura técnica e informou – corretamente, diga-se de passagem – à família sobre o futuro pouco animador. O outro deu a entender que, embora a doença fosse séria, sempre haveria uma pequena possibilidade de recuperação, mesmo que apenas parcial, e que ele estaria disposto a lutar por isso. Como esperado, a família escolheu este último profissional para dar continuidade ao tratamento. E ele estava certo! Passado certo tempo, a recuperação da paciente foi muito melhor do que o esperado. É isto que o médico precisa ser: um aliado na luta do paciente contra sua doença.

De qualquer modo, sempre achei que **há uma grande diferença entre viver com esperança e sem ela; quem cultiva a esperança sempre vive mais e melhor**. Como disseram Simonton e Matthews: *"Em face da incerteza, não há nada de errado na esperança"*.

Além disso, existem pesquisas promissoras em andamento. Pode ser que dentro de pouco tempo surjam novos tratamentos para muitas doenças consideradas incuráveis, e isso mudaria o curso das coisas. Os antibióticos, por exemplo, acabaram com o prognóstico mortal de doenças infecciosas como a endocardite. O dr. Lysandro Santos Lima, inesquecível professor de Clínica Médica na Universidade do Paraná, relatou-me sua experiência com o primeiro tratamento em que empregou penicilina. Tratava-se de uma criança com grave pneumonia, cujo prognóstico, na ocasião (décadas atrás), era muito reservado. Após injeção única de penicilina, a criança melhorou tanto que ele pensou ter errado o diagnóstico. Atualmente, há avanços importantes no controle da aterosclerose e no tratamento de arritmias e de cânceres, doenças com restritas alternativas de controle até pouco tempo atrás. Assim, a possibilidade de novas descobertas não deve ser esquecida.

Há também os casos de erro de diagnóstico, em que as anunciadas evoluções catastróficas não se confirmam. Nunca esqueci um caso que acompanhei ainda como estudante de medicina: o paciente era um garoto que tinha massas abdominais e derrame pleural. Fizeram-lhe o diagnóstico de linfoma, que, na época, anos 1960, era uma doença fatal. O dr. Lysandro discordou e iniciou tratamento para tuberculose, com esquema tríplice. Meses depois, o paciente recebeu alta, curado. Era mesmo tuberculose.

Outros casos ainda podem ser catalogados como diagnósticos que matam, pois, uma vez estabelecidos, impedem que averiguações mais completas sejam conduzidas e que, assim, situações potencialmente tratáveis não sejam identificadas. É o caso, por exemplo, de se confundir uma infecção grave com uma doença cancerosa, cujas evoluções, sob tratamento, podem ser completamente diferentes. Portanto, prognósticos sombrios devem ser feitos sempre com cautela, sobretudo com o médico deixando claro que está solidário com o doente neste momento de angústia e sofrimento.

Por outro lado, há a questão de situações realmente terminais – como pacientes em UTIs, por exemplo, com insuficiência de múltiplos órgãos –, em que uma atitude franca precisa ser adotada. No início do desenvolvimento dos processos de monitorização e tratamento de indivíduos agudamente enfermos, houve grande entusiasmo em se aplicar os recursos técnicos disponíveis em praticamente todos os pacientes, independentemente da gravidade do quadro inicial e do prognóstico a longo prazo. Com o passar do tempo, tornou-se claro que, em certas situações, a gravidade do quadro é tamanha que nem o emprego de todos os recursos é suficiente para restaurar a saúde do paciente. Por exemplo, um infarto do miocárdio extenso em um paciente com mais de 70 anos que apresenta insuficiência renal, insuficiência respiratória e diabetes é praticamente irrecuperável. O estudo de índices prognósticos objetivos, derivados de parâmetros hemodinâmicos e metabólicos, permitiu a identificação bastante precisa de pacientes terminais. Além disso, tem-se também questionado a validade ética de se manter pacientes com prognósticos irreversíveis em complicados esquemas de atendimentos artificiais. Nesses casos, invoca-se o direito a uma morte digna, reconhecendo-se que uma pessoa pode optar, quando ainda em plena consciência, pelo tipo de atendimento que julgar mais conveniente na eventualidade de se encontrar em situação terminal. Muitos recusam o uso de meios extraordinários para prolongamento da vida em situações extremas. Vários estados americanos e alguns países europeus já contam com legislação específica que contempla tal desejo do doente. No Brasil, tal legislação não existe, mas é inegável que o conceito de fazer "tudo para todos, sempre" não pode perdurar. Para muitos, já é algo que não deve mais ser usado indistintamente.

Considerações sobre qualidade de vida, gastos hospitalares, sofrimento do próprio doente e de seus familiares, dignidade da pessoa humana, convicções religiosas e leis que regem o exercício da medicina devem fazer parte do complexo mecanismo decisório envolvendo esses casos.

A posição do médico nessa questão é delicada, porém decisiva. A opinião dele naturalmente influencia fortemente o rumo dos acontecimentos. Em primeiro lugar, ele deve certificar-se do diagnóstico por razões óbvias. Em seguida, precisa ter dados objetivos sobre o prognóstico. Estudos bem fundamentados da literatura fornecem subsídios valiosos para uma tomada de posição. Entretanto, os dados de literatura devem sempre ser cuidadosamente cotejados com a situação específica, para que se tenha certeza da extensão em que se aplicam ao caso particular. Por fim, as opiniões de outros colegas são sempre recomendáveis para que se minimize a margem de erro. Em certas circunstâncias, como a de doadores de órgãos para transplantes, que geralmente se apresentam após acidentes, existem normas bem definidas e aceitas em praticamente todo o mundo. Não é o caso, porém, da maioria das situações de doenças terminais, nas quais não se contempla a doação de órgãos e não há acidentes interrompendo abruptamente uma vida sadia.

Por fim, é preciso registrar o desapontamento do paciente e seus familiares diante das incertezas e da impotência do médico, esperando por respostas que nem sempre existem. Bombardeados quase diariamente por notícias da imprensa sobre pesquisas e novos desenvolvimentos, os leigos nem sempre compreendem as limitações da medicina prática. "Mas ainda não descobriram cura para isso? Numa era de tantas maravilhas tecnológicas, como pode alguém morrer por causa de uma valva cardíaca ou de uma infecção?", eles se perguntam. Infelizmente, temos de conviver com certas limitações. O que não se deve nunca fazer é transmitir uma ideia enganosa. É preferível admitir as limitações da área médica do que quebrar a confiança do doente com afirmações levianas. É mais fácil aceitar o reconhecimento honesto da impotência e das limitações humanas do que a mentira.

6. OS EFEITOS ADVERSOS

Em primeiro lugar, partamos da premissa de que a indicação do medicamento está correta. Efeitos adversos são aqueles que ocorrem ao lado dos principais, isto é, daqueles que se espera que a droga exerça. Por exemplo, ter dor de cabeça quando se toma vasodilatador.

Drogas que têm algum efeito palpável também podem produzir efeitos indesejáveis, como alergias ou outras consequências decorrentes da própria ação do remédio. Além disso, os pacientes reagem de maneiras diferentes aos mesmos remédios, nas mesmas doses, devido às características próprias de cada organismo. Existem situações com maior probabilidade de que efeitos indesejáveis ocorram de fato e, por isso, eles devem ser sempre considerados. A iatrogenia é uma questão real e pode ser muito séria. É o caso, por exemplo, de sangramentos com antiplaquetários e anticoagulantes, dores musculares com estatinas e assim por diante. Uma situação particular ocorre quando o paciente está tomando várias medicações e apresenta certa intolerância que não pode ser imputada a uma droga específica de imediato. Nesse caso, é preferível suspender todas as medicações possíveis e reiniciá-las uma a uma, na tentativa de identificar qual delas é responsável pelo efeito indesejável.

Portanto, é preciso que o médico esteja pronto para admitir que remédios podem não ser bem aceitos e, se for esse o caso, mudá-los. Alguns doentes já sabem disso. Quando alguém diz que é sensível a um determinado medicamento, é melhor acreditar! É um erro sério não considerar a queixa do doente e insistir em um remédio mesmo quando o paciente afirma que não se sente bem com ele. Apesar de isso parecer óbvio, alguns médicos insistem em manter o tratamento ainda assim. Um de meus pacientes, homem de 56 anos, havia recebido estatina para o tratamento de hipercolesterolemia mínima. A indicação em si já era questionável, pois o efeito de uma dieta baixa em gorduras não havia sequer sido testado. Logo após o início do tratamento, ele queixou-se de mal-estar geral e, principalmente, de dores musculares em ambas as pernas. O seu médico original insistiu no tratamento e o paciente piorou. Quando veio ao meu consultório, a única medida que tomei foi suspender a estatina, e o doente melhorou completamente em poucos dias.

Hoje em dia, as opções terapêuticas são muitas, e é preciso buscar medicamentos que não causem mal-estar ao paciente. Claro está que em certas situações isso é mais difícil, como no caso de certos cânceres e do uso de quimioterapia. Entretanto, mesmo nesses casos, várias técnicas de interação mente/corpo são utilizadas atualmente para diminuir os efeitos colaterais de quimioterapia, que geralmente incluem náuseas, mal-estar e queda de cabelos.

Por outro lado, é curioso o comportamento dos pacientes. Quando se receita a mais inofensiva das vitaminas, vem uma chuva de perguntas: "Faz mal? Tomo antes ou depois do almoço? Posso tomar álcool? Posso ingerir junto com outros remédios?". Agora, com o que ele come durante o dia nas refeições ou nos bares da cidade, ele não se importa!

Certas pessoas adoram ler a bula e se fixar nos efeitos adversos, não nos benefícios. E, claro, lá estão enumerados todos os possíveis efeitos adversos, importantes ou não, frequentes ou raros. Como grande parte dos remédios brasileiros foi desenvolvida nos EUA, os laboratórios precisam obedecer à Food and Drug Administration (FDA) – que é uma agência de controle de alimentos e remédios – e, portanto, listar tudo o que pode acontecer. Há muitos pacientes que se recusam a tomar certos medicamentos por conta dessa lista e outros que, ao tomar o medicamento, sentem alguma coisa e imediatamente atribuem aquilo ao remédio. Com frequência, um fato nada tem a ver com o outro. É simplesmente uma coincidência ou, então, algo que não tem o menor fundamento.

Há os que se declaram "contra remédios" e repetem essa frase como se fosse uma virtude transcendental. Cabe explicar que os remédios são bem-vindos; na realidade, são insubstituíveis. Parte do aumento de sobrevida que observamos atualmente se deve a novos medicamentos. A esses pacientes, costumo mencionar a cura de certos cânceres, o controle da pressão arterial e os antidiabéticos como exemplos de sucesso de novos tratamentos medicamentosos. Pergunto também: "O senhor é contra computadores, telefones celulares, informática ou aviões?". Aí, concordam.

7. DINHEIRO E MEDICINA

Evidentemente o médico tem direito à remuneração pelos seus serviços; isso faz parte do código de ética médica mais antigo. Afinal, tem necessidades e obrigações como qualquer outro profissional, como todo mundo. Precisa manter sua casa e sua família, educar seus filhos. Tem direito e precisa de lazer. Também precisa de segurança econômica e garantias de que, em caso de necessidade, possa dispor de recursos financeiros para atender situações de doenças ou outras urgências. Necessita de razoável conforto material, até mesmo para exercer bem a sua profissão. Um estômago vazio nunca foi bom conselheiro – o dito antigo ainda vale. Além disso, para poder exercer sua função, o médico fez grandes investimentos de tempo e dinheiro. A formação profissional inclui seis anos de faculdade, dois a três de residência e outros tantos nas especializações em áreas específicas, de modo que o médico inicia sua produção profissional após oito a dez anos de estudo. E, a partir de então, ele precisa de educação continuada, participando de congressos e cursos de aperfeiçoamento, viagens de estudos, assinaturas de revistas, internet, computadores e aparelhos sempre mais novos. Caso contrário, fica rapidamente desatualizado e fora do mercado de trabalho. Tudo isso custa dinheiro, muito dinheiro. Além disso, o médico faz parte de um contexto em que grandes indústrias de medicamentos e instrumentos, que movimentam enormes quantias de dinheiro, têm como finalidade precípua o lucro. Portanto, o exercício da medicina está também dentro de um contexto econômico, em que a oferta de cuidados médicos adequados, modernos e eficientes exige investimentos econômicos de monta.

O problema é conciliar essas realidades com o objetivo maior da medicina, que é cuidar da saúde dos doentes. Como, na prática privada, não existem normas específicas sobre valores de serviços, os preços são aleatoriamente estabelecidos. Quanto vale uma cirurgia plástica ou uma ressecção de tumor? Depende de quem faz, é o máximo que se pode dizer. Já o serviço médico assalariado, que hoje representa a maioria, é muito mal remunerado; os médicos que trabalham no sistema de saúde público ou mesmo no de convênios recebem salários ridículos, que os obrigam a ter muitos empregos e a exercer medicina de baixa qualidade. Por outro lado, receber boa remuneração quando se é um profissional qualificado, que atrai grande clientela, não tem nada de errado. Ao contrário: é um sinal de mérito e merece respeito. Assim como qualquer profissional qualificado, seja ele engenheiro, advogado ou esportista, o médico de destaque tem direito a ser bem remunerado. O sistema de livre iniciativa e escolha – uma das boas qualidades da democracia em que vivemos – permite e estimula isso; é um dos mecanismos que impulsionam a competividade sadia e contribuem para o aprimoramento dos serviços de saúde. Nessas circunstâncias, boa remuneração representa tão somente o justo reconhecimento do mérito individual.

Não se pode esquecer, porém, que há um simples comércio, patrocinado por grupos que estão nos negócios de saúde ou por indivíduos isoladamente. Como já foi dito sabiamente: *"Para se ganhar dinheiro em medicina, não é preciso saber medicina; é preciso saber ganhar dinheiro"*. A simples observação de nossa realidade mostra como isso é verdadeiro. Certos grupos simplesmente buscam lucrar através da medicina, sem compromisso com o conhecimento médico e muito menos com o bem-estar dos pacientes; exames e procedimentos desnecessários, preços exorbitantes – vale tudo na busca pelo lucro. Acontece que o instrumento desse negócio é o médico, que geralmente é mal remunerado. Essa é a distorção.

Outro aspecto curioso é a concepção que certas pessoas têm sobre cuidado médico no nosso país. Para muitos, a saúde deve ser um direito tácito, como está consagrado na Constituição. Esse princípio, que, em si, é louvável, encontra obstáculos consideráveis para sua aplicação prática. É evidente, por exemplo, que o Estado não tem condições de prover cuidados assistenciais para toda a população; o sistema público de saúde é deficiente, como, aliás, praticamente todos os sistemas de saúde do mundo. Assim, espera-se que indivíduos com melhores condições financeiras façam provisões para eventuais tratamentos de saúde e que o Estado, então, cuide de quem é menos favorecido. Mas nem sempre é o que se vê. Muitas pessoas gastam grandes somas de dinheiro em lazer, viagens, hotéis de luxo, roupas caras, extravagâncias as mais variadas, mas não admitem gastar com saúde. Outros ainda simplesmente lesam os profissionais e as instituições de saúde, por exemplo, utilizando-se dos serviços dos médicos, exigindo atenção especial enquanto doentes e, depois, não saldando seus compromissos financeiros nem com os médicos, nem com os hospitais ou clínicas. Isso, naturalmente, é um desvio de personalidade, uma prova de mau-caratismo. Não é só porque se trata de problemas delicados, envolvendo a saúde, que algumas pessoas não procuram tirar proveito.

No final das contas, medicina não é uma profissão destinada primariamente ao enriquecimento material. Quem tiver o enriquecimento como objetivo primordial na vida – coisa que não critico em absoluto e que requer talento especial – deve fazer outra coisa. A escolha pela profissão é uma questão filosófica, de princípios. No entanto, o exercício da medicina permite ao profissional competente uma vida digna, com razoável conforto, porém sempre com muito trabalho.

8. MEDICINA E PSICOLOGIA

Que a psicologia faz parte da medicina já se sabe desde os gregos, no mínimo. Mens sana in corpore sano, apregoavam eles. Não há, portanto, como separar mente e corpo. Trata-se de simplesmente discutir e entender como se deve encarar a inter-relação entre essas duas faces da medicina.

Infelizmente, há, ainda, muitos preconceitos de médicos em relação aos psicólogos, cujas origens são múltiplas. Da mesma forma, também existem preconceitos de psicólogos contra os médicos. Além disso, existem resistências importantes dos próprios pacientes em aceitar problemas emocionais, o que se reflete em certa dificuldade para buscar ajuda psicológica. No entanto, problemas emocionais – sejam eles de relacionamentos entre pais e filhos, entre casais, com pessoas no ambiente de trabalho ou com o mundo que nos cerca – influenciam profundamente a qualidade de vida de muitos indivíduos. Para ilustrar, cito o caso de um paciente meu de 57 anos, empresário bem-sucedido e portador de prolapso mitral que estava bem controlado havia quatro anos. Recentemente, procurou-me relatando intensa piora dos sintomas. Após cuidadoso interrogatório em busca de causas desencadeantes, o paciente começou a revelar que estava passando por um penoso processo de separação conjugal ao mesmo tempo em que iniciava um novo relacionamento amoroso, que também estava sendo muito turbulento. É claro que o homem estava no meio de intenso fogo cruzado, sofrendo pressão dos dois lados. Ao mesmo tempo, seus negócios estavam em crise. É fácil entender por que surgiram arritmias!

Os problemas emocionais ocorrem porque a pessoa se sente ameaçada na sua integridade por algo desconhecido – uma doença cardíaca, por exemplo – e que julga ser perigoso. Isso se associa ao mito que coloca o coração como o centro da vida e dos sentimentos. Ninguém ama com pés e mãos, mas "do fundo do coração". E também coração só tem um, ou seja, não pode falhar! Por outro lado, o emprego de métodos sofisticados de diagnósticos afasta o médico, de certo modo, dos problemas emocionais dos pacientes; tem-se a impressão de que se pode entender tudo, resolver tudo, sem precisar conversar ou ouvir muito. Basta um bom ecocardiograma, uma ressonância, um cateterismo e tudo se resolve. A tecnologia aproximou os médicos da verdade biológica, mas os afastou das pessoas. Cria-se, assim, um certo vácuo no cuidado do paciente, que médicos e psicólogos devem preencher.

Por um lado, há fantasia, preocupação, ansiedade; por outro, existe o medo justificado da doença grave, da morte, da invalidez, da dor, da incapacidade. É comum haver dificuldade para enfrentar as situações complicadas da vida, seguida de arrependimento tardio e inócuo por nunca ter feito nada no momento adequado. Isso tudo é geralmente agravado pela sensação de tempo perdido.

As reações diante da doença variam muito. Dois tipos de resposta são comuns. Há pessoas que encaram a doença com naturalidade e não se deixam abalar; agem como se a doença fosse uma preocupação como qualquer outra na vida, um simples acidente de percurso que será logo superado. Um exemplo é o de um senhor de 60 anos, que, tendo sido operado das coronárias havia oito anos, recentemente sofreu dois episódios típicos de angina do peito e voltou ao consultório. Não parecia surpreso, amedrontado ou aborrecido. Pelo contrário, estava animado e sorridente. Disse, simplesmente: "Doutor, o senhor precisa dar um jeito em mim de novo. Comprei uma fazenda lá perto de Brasília e preciso cuidar dela". Aceitou prontamente a indicação de uma nova coronariografia, exame que revelou uma lesão importante na coronária direita, e duas anastomoses em outras artérias em boas condições. Aceitou também, sem qualquer discussão, a proposta de uma angioplastia na coronária direita, que acabou sendo realizada no dia seguinte, com total sucesso. Ao sair do hospital estava eufórico, contando animadamente sobre as pastagens e o gado de sua nova fazenda, que estava preparando especialmente para um filho. Ele tinha planos para o futuro e não permitia que a doença interferisse neles.

Outros, ao contrário, não conseguem aceitar a doença, pois, em princípio, julgam-se imunes. "Por que em mim?" é uma pergunta frequente, nem sempre formulada, mas claramente subentendida. Como se julgam imunes, não tomam quaisquer cuidados preventivos. Quando são obrigados a aceitá-la – por exemplo, quando surgem infarto, angina ou, especialmente, cirurgia cardíaca –, tendem a colocar a culpa em outrem. Se ocorre qualquer complicação durante a investigação ou tratamento, mesmo que discutida ampla e previamente com o médico, então o mundo cai. Alguém é responsável por seu sofrimento! Os médicos são os alvos preferidos; afinal, eles descobriram a doença e propuseram o tratamento. Nesses casos, é preciso deixar claro, primeiro, que é compreensível o desapontamento da pessoa diante da doença e o sofrimento que isso causa. Depois, delicadamente, mas com firmeza, **deve-se esclarecer o óbvio: os médicos não criam as doenças; simplesmente as descobrem e procuram ajudar os pacientes, tratando-as**. Tais situações requerem muita habilidade por parte do médico para evitar maiores conflitos de relacionamento.

O infarto do miocárdio é uma situação concreta associada a grandes problemas emocionais, mesmo quando o infarto em si não é grave. Alvaro Abreu, um de meus pacientes, homem instruído e de vasta cultura, escreveu um livro chamado *Crônica do meu primeiro infarto*[1], em que relata todas as sensações vividas durante a experiência, incluindo suas angústias, o comportamento nem sempre adequado dos médicos e as deficiências do sistema de atendimento. Durante o que lhe pareceu um longo e penoso período de espera, viveu a expectativa de ser submetido à cirurgia de pontes de safena, o que, no final das contas, não foi necessário. Seguiu-se uma fase de adaptação, na qual reformulou vários hábitos de vida e, por fim, retomou suas atividades.

Trata-se de um relato muito instrutivo, que deveria ser lido pelos cardiologistas. É importante encarar os fatos: o infarto representa uma ameaça direta à vida; requer investigações aprofundadas, muitas das quais invasivas; causa limitações físicas, ainda que às vezes parciais e temporárias; o paciente se sente inseguro porque não tem certeza se vai se recuperar completamente e voltar a ter uma vida normal; pode comprometer a atividade sexual; pode se repetir, como todos sabem. Além disso, é capaz de identificar alguém portador de aterosclerose como doença de base, o que, por sua vez, requer tratamento a longo prazo. O paciente muitas vezes se rotula como "um infartado". É claro que tudo isso tem reflexos profundos no estado emocional do paciente. No entanto, com os tratamentos modernos de trombólise, angioplastia ou cirurgia, as consequências do infarto podem ser mínimas. Compete ao médico, portanto, dimensionar todo o problema corretamente, analisando-o de modo objetivo, estratificando o risco e tomando as medidas cabíveis. Além disso, os problemas emocionais não devem ser menosprezados, devendo receber a mesma atenção que os problemas físicos.

Outra situação similar é a cirurgia de revascularização miocárdica. Nesse caso, há o medo da operação em si, da anestesia, do pós-operatório. A preocupação com a integridade física também é comum: o fato de ter o peito aberto representa, para muitos, uma violação inaceitável de sua individualidade; a cicatriz configura um rótulo, uma mácula sugerindo que a pessoa tem "um defeito". Existe o receio de que o procedimento não tenha sido perfeito e que, por isso, os sintomas reapareçam. Além disso, é comum os pacientes temerem que as capacidades física, sexual ou intelectual não sejam as mesmas depois da operação. E há também uma grande incerteza sobre o futuro: o problema vai se repetir? Terei que ser operado de novo? Quanto mais vou viver? Quais serão as limitações? Em suma, os problemas emocionais que circundam uma operação desse porte são inúmeros e muito importantes e precisam ser enfrentados, até porque têm força suficiente para prejudicar a recuperação dos doentes.

Assim como esses exemplos, outros tantos poderiam ser citados, já que problemas emocionais em doenças cardíacas não são exceção, são a regra, principalmente pelo fato de o coração ter ligação ímpar com aspectos emocionais. Entretanto, percebo também uma forte inter-relação entre mente e corpo em outras especialidades, como gastroenterologia, dermatologia, cancerologia e outras.

A questão é: como o médico deve abordar o problema? A época em que o médico resolvia tudo sozinho acabou, mas ele continua sendo um elemento de grande confiança das famílias e o centro de todo o processo para o doente. Por isso, é provável que muitas questões psicológicas dos pacientes cheguem primeiro ao médico do que ao psicólogo. Nesse âmbito, identifico três problemas que devem ser atacados. Em primeiro lugar, muitos médicos têm dificuldade para reconhecer os problemas estritamente emocionais e os dimensionam mal; portanto, são indecisos na indicação de ajuda psicológica. Segundo, e muito importante, há grande resistência na aceitação de tratamento psicológico por parte dos pacientes. É muito mais fácil aceitarem consultar um reumatologista, pneumologista ou gastroenterologista do que admitirem que precisam de ajuda psicológica. Em geral, os pacientes acreditam que podem resolver seus conflitos sozinhos, principalmente os homens. Trata-se de um preconceito. Finalmente, o tratamento psicológico é delicado, pois lida com aspectos subjetivos como personalidade, conflitos, inseguranças, medos, experiências boas e más do passado. Não é à toa que o próprio Sigmund Freud, que criou um mundo novo de conhecimentos ao dar nascimento à psicanálise, continua controverso.

Portanto, por lidar com áreas tão delicadas como o cérebro e a alma, o profissional precisa não apenas de profunda formação científica, mas também de experiência de vida, sensibilidade e bom senso. E, claro, há muitos que preenchem integralmente essas condições. Minha visão é que precisamos maior integração entre médicos e psicólogos. Minha experiência nessa inter-relação é muito positiva. Acredito que **a recuperação integral do doente e sua reintegração completa à sociedade se apoiam tanto no tratamento orgânico quanto no emocional**.

Isso não se aplica apenas a indivíduos que sofreram ou sofrem de doenças orgânicas. Jovens que enfrentam indefinições quanto a escolhas de profissão, quanto à sua própria identidade ou inserção na sociedade, assim como pessoas com conflitos familiares, idosos desamparados e indivíduos desempregados, entre outros, claramente se beneficiariam de tratamentos psicológicos e dos recursos da medicina na relação entre mente e corpo.

A psicobiologia é uma área de interesse especial. Bases moleculares das alterações de humor (como depressão) junto a estudos de fenomenologia clínica deverão trazer importantes avanços no conhecimento da fisiopatologia de distúrbios mentais. Novos medicamentos e intervenções psicoeducacionais deverão fazer parte do futuro próximo.

9. NOVAS TECNOLOGIAS, NOVOS MEDICAMENTOS E MEDICINA MODERNA

O surgimento de novas tecnologias em medicina está ocorrendo num ritmo alucinante, o que indica que pesquisas estão sendo feitas constantemente e que novas opções de condutas estão surgindo. Métodos de imagem como ecocardiograma, ressonância magnética e radioisótopos contam com fantásticas inovações no que diz respeito a aparelhagem e softwares.

O ecocardiograma está incorporando a tecnologia de microbolhas, o que permite a avaliação não apenas da função mecânica, mas também, e simultaneamente, da perfusão miocárdica. Esse método é uma grande promessa para a identificação de miocárdio isquêmico, bem como para a diferenciação deste em relação a áreas necróticas. Devido ao custo menor em relação a outras técnicas e também à disponibilidade ampla de aparelhagem de ecocardiograma, essa novidade tem grande apelo e provavelmente se tornará exame de rotina em pouco tempo. Já a ressonância magnética permite a visualização, com enorme nitidez, de praticamente todas as estruturas cardíacas – valvas, miocárdio e pericárdio – e do sistema vascular, especialmente dos grandes vasos; até mesmo as artérias coronárias começam a ser identificadas. Também permite a análise da função mecânica global e regional dos ventrículos (recentemente, a quantificação do fluxo coronário tem se tornado possível). E isso tudo sem o menor risco, apenas com o uso ocasional de pequenas quantidades de contraste. A espectroscopia tem também mostrado avanços, permitindo a identificação bioquímica de tecidos *in vivo*. Novos cateteres e *stents*, ultrassom intravascular e modernos aparelhos de hemodinâmica obrigam os subespecialistas da área a se atualizarem constantemente. Próteses valvares, marca-passos e desfibriladores estão em constante mudança. Robôs começam a ser usados em cirurgias cardíacas. Esses são apenas alguns exemplos de tantos, em praticamente todas as áreas da medicina, que poderiam ser citados.

O impacto dessas mudanças é fantástico. Um exemplo é a diferença entre as cirurgias abdominais laparoscópicas de hoje e as intervenções clássicas de pouco anos atrás, em que o abdome tinha de ser aberto e as vísceras eram expostas. Cirurgias que antes requeriam longa internação hoje são feitas em um dia, com alta no dia seguinte. Essa tendência de mudanças rápidas tende a acelerar. Aquilo que, num primeiro momento, parecia uma visão distante torna-se, em pouco tempo, uma realidade cotidiana. Na área diagnóstica, essas novas tecnologias estão exercendo influência impressionante. Ouso sugerir que a hemodinâmica irá desaparecer como método diagnóstico, sendo substituído por métodos não invasivos, como a ressonância magnética. Já o procedimento hemodinâmico deve permanecer como instrumento intervencionista para a correção de certas situações, tais como estenoses arteriais e aneurismas da aorta.

Diante desse cenário multiforme e inconstante, cabe uma pergunta: como o médico deve se comportar? Todo aparelho novo precisa ser comprado? Toda técnica nova deve ser adotada? O problema é bastante complexo e tem muitas facetas. As pressões exercidas pelas empresas que vendem aparelhos e instrumentos são grandes, pois elas querem ver seus produtos no mercado. Os meios de comunicação bombardeiam o público com informações superficiais, frequentemente atribuindo virtudes muito além da realidade a aparelhos ou instrumentos recém-lançados, e, por isso, os pacientes também solicitam as novidades. Os indivíduos leigos, doentes ou não, estão sempre em busca de soluções espetaculares. É natural.

Compete ao médico ter uma atitude crítica diante dessas situações. O conhecimento básico da área é fundamental e permite ao médico julgar a verdadeira necessidade do uso de equipamentos e métodos novos. Conhecendo bem a área em questão, o profissional saberá identificar onde estão as deficiências e quais as questões que, de fato, precisam ser resolvidas. O profissional competente conhece as alternativas e sabe fazer as perguntas apropriadas quando vai adquirir um equipamento. Algumas perguntas específicas facilitam esse tipo de julgamento. Por exemplo: as vantagens apregoadas pelos vendedores são reais? Que tipo de evidência científica fundamenta as alegações dos vendedores? Estudos bem controlados foram feitos ou apenas estudos experimentais sem correlações clínicas? A manutenção dos serviços é garantida? Quem já está utilizando os equipamentos em questão e o que essas pessoas dizem dos produtos? Os preços são justificados?

A questão dos preços é de imensa importância para nosso país. Temos um sistema público de saúde precário, no qual o governo não injeta recursos em quantidade suficiente para atender as necessidades da população carente, e o setor privado cobre apenas uma parcela menor da população. Nessas circunstâncias, é obrigação de todos os médicos – sobretudo aqueles que estão em cargos de direção de entidades assistenciais – colaborar para obter tecnologias adequadas e modernas, porém dentro de princípios que permitam a extensão dos benefícios a todos os brasileiros. É também uma questão de sobrevivência das instituições assistenciais. Como não existe nada de graça, os recursos devem usados com parcimônia, sem desperdício.

Novos medicamentos apresentam problemas semelhantes. Muitas vezes se veem propagandas de remédios desmedidas, apregoando virtudes que não existem ou vantagens tão pequenas que, na prática, não fazem grande diferença. A imprensa leiga divulga qualquer coisa que possa ter interesse, sem análise mais profunda sobre as características da pesquisa e da metodologia. O público leigo é ávido por informações que possam contribuir para seus tratamentos; todos querem a última novidade. Cabe ao médico esclarecer a situação ao paciente, colocando tudo em perspectivas realistas. O médico é o guardião do paciente.

Características da medicina moderna

Algumas características da medicina moderna podem ser identificadas. Em primeiro lugar, há uma extraordinária quantidade de informações científicas como nunca houve antes. O volume de dados aumentou muito e está crescendo exponencialmente com o passar do tempo. As especialidades médicas foram se desdobrando em função de avanços técnicos e conhecimentos mais profundos. Hoje, há subespecialidades que comportam equipes completas e requerem estruturas, equipamentos e profissionais dedicados quase exclusivamente a certos tópicos. Grupos voltados para arritmias e marca-passos ou aqueles dedicados ao estudo da insuficiência cardíaca exemplificam bem essa situação.

Além disso, conceitos tidos como fundamentais estão mudando. A incorporação de técnicas de ablação de focos arritmogênicos mudou a conduta em arritmias até então refratárias a tratamentos. A doença aterosclerótica é tida, hoje em dia, como doença inflamatória/proliferativa, mas antes era considerada uma doença degenerativa e de depósito.

Estudos clínicos e de ciências básicas proliferam – e, claro, estudos são, em geral, bem-vindos. Mas algumas perguntas fundamentais devem ser consideradas. Quantos estudos, de fato, se transformarão em contribuições essenciais para a prática da medicina? São estudos estatisticamente bem planejados? Há vieses de seleção? Os procedimentos foram feitos por grupos treinados, com qualidade? Qual é a aplicabilidade dos resultados?

Uma das questões fundamentais é a relevância dos estudos experimentais para as situações clínicas. Em cardiologia, há dois exemplos clássicos da discordância de achados experimentais e clínicos. Na prevenção de reestenose coronária pós-angioplastia, uma série de intervenções foram eficientes em modelos experimentais, mas falharam quando testadas no ser humano. A questão do uso de antioxidantes para prevenção de eventos coronários é outro caso. Inúmeros estudos experimentais, em modelos e espécies distintas, indicam que o estresse oxidativo participa de vários processos fisiopatológicos envolvidos na formação, progressão e instabilização da placa aterosclerótica. No entanto, estudos clínicos randomizados sobre vitaminas antioxidantes não produziram efeitos clínicos benéficos. Ou seja, estudos experimentais podem ter imenso valor para estabelecer conceitos fisiológicos e fisiopatológicos, mas sua aplicabilidade ao modelo humano precisa sempre ser demonstrada, não podendo ser simplesmente admitida *a priori*.

Já estudos clínicos têm características próprias e são sujeitos a outros tipos de problemas. Um deles tem a ver com a seleção de pacientes. Para se responder a uma pergunta científica específica, frequentemente é necessário selecionar grupos bem definidos de indivíduos, procurando eliminar fatores que interfiram nos resultados. Por conta disso, excluem-se indivíduos que podem até representar a maioria dos portadores daquela patologia. Um exemplo claro é o estudo CASS (*Coronary Artery Surgery Study*)[1]. Usando um índice de eventos cardíacos, o CASS procurou comparar cirurgia de revascularização miocárdica com tratamento clínico em indivíduos minimamente sintomáticos ou assintomáticos e com função ventricular normal. Ou seja, tratou-se de um estudo realizado com pessoas de baixo risco. Assim, foram eliminados indivíduos com formas mais graves de insuficiência coronária, como angina refratária, disfunção ventricular e portadores de lesão de tronco de coronária esquerda. O estudo foi cientificamente bem conduzido e não mostrou diferença entre os dois tratamentos. Muitos interpretaram os resultados como indicativos de que a cirurgia de revascularização não beneficiava os pacientes coronarianos em geral. Entretanto, os resultados são aplicáveis apenas a pacientes que se enquadram precisamente no grupo dos indivíduos selecionados para a investigação. **Este é um erro comum: a generalização indevida dos resultados de pesquisas.** O oposto também pode ocorrer: estudos com critérios de admissão pouco rígidos que incluem grande número de pacientes, com a finalidade de serem representativos de toda a população; porém, esta é frequentemente constituída de subgrupos. Assim, se uma determinada intervenção se mostra benéfica, não se pode ter certeza se ela o é para todos ou apenas para alguns. Por outro lado, se o estudo é negativo, também não se sabe se isso vale para todos os pacientes ou não.

Além dos problemas de seleção, os estudos clínicos têm outros pontos críticos, tais como tempo de seguimento de pacientes, qualidade dos exames diagnósticos, qualificação técnica das equipes que fazem as intervenções, número de eventos, entre outros. Hoje, metanálises são frequentemente empregadas para eliminar efeitos de números insuficientes de pacientes, mas podem incluir estudos sem uniformidade de protocolos e procedimentos, o que diminui muito a sua força. Medicina baseada em evidências está em voga e tem seu valor, mas não se pode eliminar experiências individuais; muitas coisas não foram testadas e nem serão. Ou seja, o exercício médico não pode ser engessado por uma metodologia.

É inegável que a **prática médica atual**, mais do que no passado, **está intimamente ligada à interpretação e ao uso de informações científicas que se apresentam com grande rapidez e em grande volume. Para fazer frente a essa situação, os médicos precisam ter noções de metodologia científica, que lhes permitam pelo menos exercer crítica**. Não é preciso ter a formação científica aprofundada de quem vai produzir ciência, mas é necessário conhecer metodologia científica suficientemente para exercer a crítica. Esse aspecto tem implicação direta com o ensino médico e a formação *lato sensu*. **A formação médica deve concentrar-se no conhecimento profundo do fenômeno biológico e não apenas em tecnologias diagnósticas ou métodos de tratamento**. É preciso dotar o estudante de instrumentos científicos básicos que lhe permitam acompanhar a evolução de novos conceitos. Fixar a instrução do médico apenas em técnicas atuais seria condená-lo a uma "obsolescência programada". Enquanto o fenômeno biológico permanece, técnicas mudam frequentemente. Portanto, urge conhecer o fenômeno básico e desenvolver a capacidade crítica.

A medicina atual também se notabiliza pela *rápida transformação do conhecimento científico em avanços tecnológicos*. A ligação de universidades e institutos de pesquisa com a indústria está permitindo essa trajetória. Como comparação, vale lembrar que a penicilina foi descoberta em 1929, mas aplicada clinicamente apenas em 1941. Esse não foi um caso isolado. A mudança em relação aos dias de hoje é drástica. Tanto instrumentos concebidos por investigadores como também remédios são rapidamente colocados à disposição dos usuários. Nas áreas de informática médica e imagem, as transformações são espantosamente rápidas. Isso também requer do profissional médico uma preparação para que se mantenha atualizado.

Outra característica da medicina atual *é a consciência mais aguda dos direitos dos pacientes*. Problemas éticos sempre existiram na prática médica, mas, do ponto de vista prático, a sociedade brasileira tem se tornado mais exigente – o que é obviamente benéfico, pois os pacientes devem sempre ser protegidos. Assim, comissões de ética em pesquisa se tornaram mais atuantes, e a profissão médica como um todo passou a ser mais observada. A Constituição de 1988 consagrou o direito de reparação por dano moral, abrindo a possibilidade de ações judiciais por parte dos pacientes que se julgam prejudicados por atos médicos. Efetivamente, processos dessa ordem contra médicos e instituições são cada vez mais frequentes. Isso exige total transparência nos atos médicos, o que é altamente desejável. A disponibilidade de métodos não invasivos vem dispensando o uso de técnicas mais agressivas tanto em diagnóstico quanto em tratamento. Portanto, trata-se de uma nova realidade no exercício profissional, à qual os médicos precisam estar atentos.

Há dois grandes problemas, em especial. Um é o *desequilíbrio regional na qualidade da assistência médica, bem como no ensino*. Enquanto centros de excelência praticam medicina de alta tecnologia e baseiam-se em conhecimentos contemporâneos, outros, principalmente em regiões mais distantes dos grandes centros, oferecem cuidados inadequados. Não é apenas uma questão econômica; todo um conjunto de condições socioeconômicas e culturais é responsável por isso. Para o Brasil, essa é uma questão que precisa ser encarada. Talvez seja possível minimizar essas diferenças utilizando recursos de telemedicina, difundindo conhecimentos e levando recursos da medicina moderna a todos os pontos da nação.

Um segundo problema é a distância entre o conhecimento científico disponível e o seu uso pela comunidade. Em muitas áreas não falta o conhecimento científico em si; há, isto sim, deficiência na sua difusão e aplicabilidade. Assim, inibidores da enzima de conversão da angiotensina, betabloqueadores, agentes trombolíticos para o tratamento do infarto agudo, aspirina e drogas redutoras de lipídeos sanguíneos são subutilizados. O controle dos fatores de risco coronários é insuficiente, embora se saiba que influenciam grandemente a evolução da aterosclerose. Em parte, a dissociação entre conhecimento e aplicabilidade deve-se à própria desinformação médica. Em outras ocasiões, depende da dificuldade em se conseguir a aderência dos pacientes a intervenções ou programas que seriam benéficos a eles (como o controle do tabagismo, por exemplo). Essa também é uma situação que só será resolvida com o engajamento dos médicos e com a difusão sistemática do conhecimento científico através de programas de educação continuada.

Por fim, **nossa era é caracterizada pelo fascínio pela tecnologia. Tanto pacientes quanto profissionais da saúde buscam avidamente "o novo método", "o novo remédio". Isso, em princípio, é salutar. Certamente devemos muito à tecnologia e ainda temos muito a descobrir. No entanto, esse fascínio tende a afastar o médico do paciente. Além disso, certas novas tecnologias não resistem ao teste do tempo e simplesmente não perduram**. Recentemente, nos Estados Unidos, foi sugerido que os doentes fossem contatados por e-mail, eliminando, assim, qualquer contato entre médico e paciente. A proposta gerou uma repulsa imediata porque contraria o espírito da medicina. É preciso lembrar que **a tecnologia isoladamente não resolve todos os nossos problemas. Ela é um meio, não um fim. O fim é o homem, e é dele que a medicina precisa se ocupar**.

10. QUANDO SE ATINGE A MATURIDADE? *OU* QUANDO SE APRENDE QUE O MAIS NOVO NÃO É NECESSARIAMENTE O MELHOR

Maturidade, aqui, significa capacidade de deliberar da melhor maneira diante de situações clínicas. Essa condição requer qualificações específicas: conhecimento teórico, experiência prática e capacidade de julgamento de situações especiais pertinentes a cada caso.

Maturidade é quando alguém que sabe o que deve ser feito tem paciência suficiente para dizê-lo apenas no momento em que o doente possa aceitá-lo. Quando, em certa ocasião, Napoleão foi perguntado por que não tomava o poder na França, consta que ele respondeu: "Estou esperando que o povo me force a fazer aquilo que eu já decidi que deve ser feito". Assim também é na medicina. É preciso escolher o momento certo para dizer ou fazer determinadas coisas.

No início do exercício da profissão, há uma grande angústia porque, de fato, o médico recém-formado ainda sabe pouco, mesmo das informações técnicas relacionadas a determinado problema. Há também a fase em que os profissionais sentem grande dificuldade em acompanhar o que surge de novo, além de uma tendência para pensar que o que é novo é melhor. Depois, entra-se na fase em que "chega o conhecimento, mas tarda a sabedoria".

Maturidade é a capacidade de correr riscos. Não riscos absurdos, mas o risco calculado de quem conhece tanto a gravidade da doença quanto as possibilidades do tratamento, o risco alicerçado na confiança de quem tem experiência e competência. É importante lembrar que **o risco é todo do doente;**

é ele quem arrisca a vida, sofre as dores físicas, enfrenta a angústia do desconhecido, até mesmo da morte. O médico, por outro lado, arrisca ter de conviver com o sentimento de culpa por uma indicação equivocada, mas isso é passageiro – a morte, sim, é definitiva. Além disso, o médico arrisca também sua reputação. E boa reputação profissional é algo que se adquire ao longo de muitos anos de trabalho sério, mas se perde num instante com um ou dois casos malsucedidos.

Maturidade, para um profissional médico, é pedir apenas os exames realmente necessários e fugir da iatrogenia.

"O bom é inimigo do ótimo", disse várias vezes o dr. Adib Jatene enquanto discutíamos casos complexos. Na cirurgia cardíaca, julgar bem os riscos em pacientes graves, fazer só o que é necessário rapidamente e manter o paciente vivo são sinais de maturidade. O dr. Sérgio Almeida de Oliveira sempre seguiu essa filosofia e deve sua notoriedade tanto a ela quanto à sua proverbial habilidade. Às vezes, é sábio fazer pequenas concessões técnicas em nome do objetivo maior: manter o paciente vivo. Nos idosos, especialmente, é mandatório somente fazer investigações que tenham sentido prático, pois muitos aspectos são naturalmente alterados nessa população.

Certas arritmias não precisam ser tratadas não apenas porque são benignas, mas também porque os efeitos colaterais das drogas usadas para combatê-las são piores que a própria arritmia. Assim, é sempre sábio cotejar as intervenções com a evolução natural do problema. Qual é o melhor? Todas as novas técnicas precisam do teste do tempo. A história da medicina está repleta de casos de propostas originais que não vingaram. O que ocorreu com os implantes de mamária no miocárdio, com o uso do *laser* em reestenoses pós-angioplastia ou, mais recentemente, com a ventriculectomia? Foram simplesmente abandonados por serem ineficientes. Mas ineficiência não é o único problema. Certos tratamentos podem causar danos irreparáveis. Um exemplo é o caso das drogas antiarrítmicas que podem induzir morte súbita. Por isso, **por mais tentador que seja empregar as últimas novidades, é preciso cautela. Médicos, procedimentos e remédios são como certos vinhos... precisam amadurecer!**

11. "TROUXE ESTES EXAMES SÓ PARA O SENHOR VER. NÃO SEI SE INTERESSAM..."

É muito comum pacientes entrarem no consultório carregando uma porção de exames. Muitas vezes são exames antigos, de laboratórios sem credibilidade e que nada têm a ver com a situação atual. Fica claro, porém, que o paciente espera que o médico os analise. E se isso não é feito, a cara de desapontamento do paciente é muito reveladora do seu estado de desilusão. Alguns exames têm defeitos técnicos flagrantes. Exemplos típicos são ecocardiogramas com informações insuficientes, testes de esforço em que não se consegue discernir claramente o segmento ST e assim por diante. Depois vem a questão dos laudos. Alguns são criteriosos e completos. Outros, porém, extrapolam os limites de sua própria aplicabilidade, a ponto de sugerir que outros exames adicionais sejam realizados. Isso claramente interfere na relação do paciente com seu médico de origem. Os laudos de exames complementares deveriam ser precisos, descritivos e técnicos. Por conta disso, muitos exames precisam ser repetidos.

Um problema especial é representado pelos *check-ups*, quando um número enorme de exames complementares é realizado sem supervisão clínica. A maioria dos *check-ups* que costumo ver no consultório é desnecessária, pois não leva em consideração a probabilidade de ocorrência das doenças de acordo com as características clínicas das pessoas. No teorema de Bayes, que analisa a probabilidade de uma informação obtida a partir de um teste estar correta ou não, essa questão está bem estabelecida. Considera-se a probabilidade pré-teste para a interpretação deste. Assim, por exemplo, numa população em que a probabilidade de uma determinada doença é muito baixa, um teste negativo pouco informa, porque antecipadamente já se sabia o resultado. Por outro lado, se for positivo, sua validade gera dúvida, ou seja, provavelmente está errado. Nos resultados de *check-ups*, vejo laudos como "audiometria normal" num indivíduo jovem que ouve perfeitamente. O que se esperaria? Que ele ficasse surdo só no dia do exame? Outro laudo comum aparece quando se encontra alguma coisa errada: sugere-se "procurar orientação médica". Que tal o contrário: ir ao médico primeiro e só depois fazer os exames indicados? Um estudo americano recente com um grande número de pacientes submetidos a cirurgias oftalmológicas revelou que exames de rotina em indivíduos assintomáticos são sistematicamente normais e não influenciam a ocorrência de complicações. Em suma, exames complementares indiscriminados não fazem sentido. Deve haver uma maneira mais sensata de se gastar dinheiro.

Existe, ainda, outro problema. Muitos exames baseiam-se em interpretações subjetivas, como o ecocardiograma no prolapso mitral, estudos de perfusão miocárdica com radioisótopos ou a gradação de lesões coronárias na coronariografia. Isso significa que um operador pode achar uma coisa, e outro, algo diferente. Por conta disso, às vezes um prolapso mitral aparece num exame e noutro, não. O doente fica confuso.

Compete ao médico explicar muitos aspectos ao paciente. Por exemplo, que os dados dos exames de laboratório não têm um único valor normal, mas que existe uma faixa de normalidade; que há variações de laboratório a laboratório, além de uma variação aceitável dentro do próprio método; que as circunstâncias em que os exames são realizados, como jejum e ingestão de alimentos ou medicamentos, podem influenciar os resultados. Também é preciso deixar claro que os exames complementares devem ser vistos dentro da perspectiva ampla das características do paciente como um todo. Assim, valores de colesterol total de 240 mg% em um homem de 50 anos com HDL de 30 é muito pior do que os mesmos 240 mg% em uma mulher de 40 anos com HDL de 90. Existem situações nas quais convém ainda mais estar muito seguro dos resultados. Um exemplo são as alterações bioquímicas sem manifestações clínicas, como nas dislipidemias. Se verdadeiras, requerem propostas terapêuticas de longo prazo e custos consideráveis, que podem até causar efeitos adversos. Assim, a exatidão dos resultados deve ser aferida por meio de medidas repetidas.

A maioria dos pacientes lê os laudos de seus exames antes de mostrá-los ao médico. É uma curiosidade natural, mas muitos se assustam com o que veem. Como em outros casos, compete ao médico colocar as coisas nos seus devidos lugares, em termos inteligíveis aos doentes.

12. ALEGRIAS E FRUSTRAÇÕES

O médico tem muitas razões para alegrias. Os casos bem-sucedidos, especialmente quando difíceis, demonstram que a profissão tem sentido. Não é apenas sobre o desafio do conhecimento, da habilidade, da competência, mas também sobre o aspecto humano. Quando se consegue restaurar a saúde, evitar o sofrimento e reintegrar a pessoa ao ambiente familiar e à sociedade, está-se cumprindo a missão para a qual a medicina existe. É uma genuína fonte de alegria. Claro que isso não é mais do que a obrigação do médico. Embora não se deva trabalhar em busca de reconhecimento, este, quando ocorre espontaneamente, resulta em alegria e incentivo. Como todo ser humano, o médico não é imune a manifestações de apreço. E, nesse aspecto, o mais comovente é a gratidão dos pobres, dos humildes, e as maneiras peculiares que eles têm de manifestá-la. Nas visitas que faço regularmente aos pacientes do Sistema Único de Saúde (SUS), essas manifestações de carinho – não só aos médicos, mas à toda equipe assistencial – são felizmente comuns, espontâneas, genuínas e geram um grande incentivo ao nosso trabalho.

O médico também pode desempenhar um papel social significativo, atuando como amigo e conselheiro do paciente, mesmo em assuntos não médicos. Duas irmãs que pertenciam a uma família tradicional de São Paulo eram minhas pacientes. Um dia, uma delas veio ao meu consultório, muito triste. Perguntei-lhe o que havia acontecido. Ela então me contou que tinha se desentendido com uma de suas irmãs havia muito tempo, mas que já estava com saudades dela. Disse que não faziam as pazes por constrangimento, que ninguém dava o primeiro passo. Conversamos muito sobre problemas de família. Eu também venho de uma família numerosa e sei que encrencas em famílias grandes são muito comuns; não escapa uma! Era um ponto que tínhamos em comum. Após pouco tempo, veio a outra irmã. Eu levantei o assunto, com diplomacia. Ela também tinha o mesmo sentimento da primeira: gostava muito da irmã, mas estava constrangida em procurá-la. Pouco tempo depois, fizeram as pazes e ficaram muito agradecidas. Daí por diante, sempre vinham juntas ao consultório. Portanto, o médico pode também agir como um conselheiro, aproveitando a amizade que tem com o paciente.

Grandes amizades feitas durante o exercício da profissão são fontes de enorme satisfação. O convívio social a que o médico é exposto é muito amplo. Tive a oportunidade de conhecer pessoas com formação profissional e interesses completamente diferentes da área médica. Educadores, advogados, engenheiros, homens de negócios, políticos, religiosos, esportistas, artistas, historiadores e jornalistas, entre outros, têm generosamente me presenteado com sua amizade. Convivo intimamente também com cientistas de outras áreas que não a medicina. Tenho encontrado, entre essas profissões, pessoas de notáveis qualidades humanas, grande cultura e espírito elevado. A convivência com essas pessoas tem me educado em áreas nas quais não tenho conhecimento especial. Acima disso, tem alegrado meu espírito. Essas relações de amizade criaram laços de inestimável valor espiritual.

A formação de pessoal, a que tenho me dedicado com especial interesse, tem sido uma fonte inexcedível de inspiração e realização profissional. Diria mesmo que, dentre todos os aspectos da profissão de médico, incluindo a prática e as atividades acadêmicas, esse é o mais fascinante. Minha atuação não teria o mesmo significado se não contasse com o apoio e a solidariedade das muitas pessoas com quem troquei ideias e dividi sonhos.

Frustrações também fazem parte da vida do médico. A maioria delas decorre de sua incapacidade de resolver os problemas dos pacientes. Às vezes, mesmo com procedimentos e diagnósticos corretos e todos os recursos disponíveis, a evolução não é favorável porque a doença é muito grave. Por outro lado, certos casos têm evolução inesperada: casos que deveriam evoluir bem e, no final, isso não acontece. Fica a dúvida: onde está o erro? Deixou-se de observar alguma coisa, algum detalhe fundamental? Algo não foi valorizado? Nesse contexto entra a possibilidade do erro médico, que pode ter maiores ou menores consequências. Como toda atividade humana, a prática da medicina está sujeita a erros. O que deve ser evitado a todo custo são a imperícia e o descaso. Por outro lado, alguns procedimentos diagnósticos ou intervenções cirúrgicas associam-se, ao acaso, com complicações, mesmo quando realizados dentro dos melhores preceitos de segurança. É a força do imponderável. Para o médico consciente, essas situações são profundamente tristes, cheias de amargura. Por isso, sempre rezo para que Deus ajude os doentes, ilumine os médicos e para que o imponderável, se ocorrer, seja a favor do doente.

Outras frustrações decorrem de condições de trabalho impróprias. Para a grande maioria dos médicos, a profissão deixou de ser uma atividade liberal e passou a ser assalariada. Nesse contexto, remunerações inadequadas são a regra. Isso faz os médicos necessitarem de múltiplos empregos, trabalharem longas horas e terem pouco tempo para se aperfeiçoar. Trabalhar em locais sem estrutura física, equipamentos e meios adequados para a prestação de serviços de qualidade, o que é também comum, agrava a situação. Por fim, há os frustrados com a atividade em si; são os que não têm vocação de fato e não deveriam ser médicos.

13. PALAVRAS, POSTURA E INSTINTO

As relações humanas são conduzidas e influenciadas de várias formas: linguagem falada, corporal, postura, timbre de voz, aparência, grau de atenção que se dá a determinado assunto ou pessoa, etc. Qualquer que seja o comportamento do médico, o instinto do paciente o ajudará a perceber o que de fato está se passando; as expressões faciais do médico, por exemplo, são muito reveladoras. É bom lembrar: ao examinarmos o doente, estamos sendo observados. O paciente procura saber o que o médico está pensando. E o que o paciente capta é uma mensagem muito forte e não deve ser menosprezada.

A percepção do paciente manifesta-se de muitas maneiras. Recentemente, tive um caso ilustrativo. Uma mulher de 43 anos veio ao meu consultório porque queria uma segunda opinião. Contava que estava com sensação de aperto no peito, às vezes até discreta dor, que durava o dia inteiro. A sensação não tinha qualquer relação com esforço físico e ela dizia que estava muito angustiada. Um cardiologista lhe havia sugerido, por duas vezes, que se submetesse a um cateterismo cardíaco. Ela estava em dúvida sobre essa indicação e, ao consultar seu ginecologista, este lhe sugerira que ouvisse minha opinião. Quando perguntei à paciente como e quando essa sensação tinha começado, ela me contou uma longa história. Seu irmão estava com uma doença cardíaca séria e haviam lhe dito que precisava de um transplante. Foi tratado no Instituto do Coração (Incor) e melhorou bastante, mas ainda estava muito doente. Um mês depois do início da doença do irmão, seu pai, de 84 anos, sofreu um infarto. Foi levado, por ela, para o hospital de sua pequena cidade e estava passando bem, porém, lá pelo quinto dia pós-infarto, teve uma dor súbita no peito, foi atendido, mas morreu logo depois, "segurando na minha mão e dizendo que não queria morrer". Finalmente, a paciente contou que há 14 anos sofrera de síndrome de pânico e que, após muitas consultas, um médico de São Paulo tratou-a com sucesso. Esse médico tornou-se muito importante em sua vida. "Eu não fazia nenhum exame sem ele", disse ela textualmente. Acontece que esse médico havia falecido no ano anterior. Quando lhe perguntei o quanto todos esses acontecimentos haviam lhe afetado, ela lacrimejou e disse que a morte do pai era o pior de todos. Não só pelo fato de que ela o amava muito, mas também por acreditar que, se tivesse levado o pai a outra cidade, ele não teria morrido. Havia claramente uma sensação de culpa, que procurei amenizar.

Ela havia trazido vários exames: perfil lipídico, ecocardiograma, teste ergométrico e perfusão miocárdica com radioisótopos. Os laudos atestavam que eram todos rigorosamente normais. Eu disse a ela que não precisava de cateterismo cardíaco. Seus sintomas eram provavelmente decorrentes de uma depressão. Seu último comentário foi: "Não sei por que querem cateterismo... Meus exames são todos normais". O neurologista concordou com meu diagnóstico e ela está em tratamento.

Existem situações em que diferenças de opinião são compreensíveis. Profissionais qualificados podem divergir em casos complicados ou situações limítrofes, em que uma conduta não é claramente superior a outra. Há outras situações, porém, em que o aceitável e o inaceitável são óbvios. Também é verdade que todos erram, mas os estudiosos e competentes erram menos.

Decidir o que deve e o que não deve ser dito aos pacientes é uma arte. "Doutor, eu quero saber tudo: não tenho medo"; é uma frase comumente ouvida. Raramente corresponde à verdade quando se trata de uma doença séria. Quem gostaria de receber uma sentença de morte, embora todos saibamos que vamos morrer um dia? Quem gostaria de saber que precisa tomar remédios o tempo todo, para a vida inteira? Quem gostaria de saber que vai ter limitações, dores ou fadiga para sempre? Quem gosta de más notícias, afinal? Já uma informação boa é sempre bem-vinda!

Eu acredito que a informação deve ser seletiva e individualizada. O doente deve ser informado sobre hábitos, alimentos ou quaisquer fatores e circunstâncias que prejudiquem a evolução de sua condição ou precipitem crises agudas. Por exemplo, alguém que sofre de angina deve ser instruído a não praticar esforços abruptos, não fumar, etc., já que essas atividades poderiam precipitar ataques cardíacos agudos. Os fatores de risco controláveis, como obesidade, hipertensão, hipercolesterolemia e tabagismo, devem ser esclarecidos aos pacientes para que sejam controlados por eles mesmos. É assim com uma série de outros fatores próprios de cada situação clínica. Sem as devidas informações, o paciente não pode colaborar com o tratamento a longo prazo e não consegue se proteger de crises agudas. Eu costumo dizer aos meus pacientes, evidentemente dramatizando para fins didáticos: "Doença cardíaca não é gripe. Gripe, tratando ou não, vai embora em três ou quatro dias. Já a doença cardíaca precisa ser respeitada, porque, às vezes, mata".

Isso é diferente de entrar em todos os detalhes sobre possíveis complicações, que podem até ocorrer, mas cuja probabilidade é pequena ou totalmente imprevisível. Tais informações podem criar angústia desnecessária e prejudicar muito a qualidade de vida do paciente. Por exemplo, embora os hipertensos em geral tenham maior risco de sofrer acidentes vasculares cerebrais do que os não hipertensos, não sabemos prever se um paciente específico, mesmo sendo hipertenso, terá ou não um AVC. Assim, penso que as incertezas sobre a evolução da doença devem ser vividas mais pelo médico do que pelo doente. Ou seja, o **papel do médico é estimular prudência e evitar riscos desnecessários e conhecidos, mas sem atemorizar o paciente. Ele deve tranquilizar o doente com responsabilidade, induzindo ações protetoras concretas, sem alarmar**. E é claro que isso tem um meio termo apropriado e deve ser personalizado.

Semelhante discussão pode ser estendida a diferentes opções de tratamento. Por exemplo, para um caso de insuficiência coronária, é possível indicar cirurgia ou angioplastia. Acredito que o médico não deva nunca fugir de sua obrigação de demonstrar preferência por este ou aquele tipo de tratamento. Transferir a opção de tratamento para o doente ou familiar equivale a colocar em seus ombros um fardo que não estão preparados para carregar. O médico é quem melhor sabe as vantagens e desvantagens de ambas as formas de tratamento – ou deveria saber. É claro que a opinião do médico pode ser viciada por seus conhecimentos e experiências anteriores, mas é preciso considerar que ele está sendo consultado justamente por conta desses conhecimentos e vivência. Por isso, não deve ficar indeciso, evitando comprometer-se. Isso não significa que o profissional não pode ouvir e respeitar a opinião do paciente; ao contrário, pode e deve. E deve também seguir opções que contrariem suas opiniões quando o doente, conscientemente e dispondo de todas as informações pertinentes, as adotar. Entretanto, quando solicitado, o médico deve assumir uma posição clara a respeito do problema.

Por outro lado, há aqueles que só querem ouvir o que lhes convém. É o caso de um paciente espanhol que deixou de vir ao consultório porque eu lhe recomendara uma certa dieta, exercícios e perda de peso. Ele confessou que preferiu o outro médico porque aquele nada lhe proibiu, mas seguiu dizendo que me tem em alta conta, tanto que manda seus familiares e amigos se consultarem comigo. Esse tipo de paciente costuma rodar consultórios até encontrar algum médico que diga o que eles querem ouvir.

Uma situação delicada é quando o paciente critica outros médicos. O melhor a fazer é não endossar as críticas, e não se trata de proteção classista. Não é incomum que médicos vejam os mesmos pacientes em diferentes fases evolutivas da doença. Num certo momento, um diagnóstico pode não ser claro; dias depois, a doença evolui, as manifestações tornam-se evidentes e o diagnóstico fica simples. Tive um caso exemplar desses. Uma senhora de cinquenta e poucos anos, da alta sociedade paulista, havia consultado dois eminentes cardiologistas devido a sintomas de dispneia e opressão precordial. Apesar de investigações exaustivas e apropriadas, não se chegou a nenhum diagnóstico, e a doente continuava sintomática. Quando eu a vi, a enfermidade já estava evoluindo por quase 30 dias. Foi possível, então, fazer o diagnóstico de pericardite crônica, comprovada por ecocardiograma e biópsia. Ela jamais perdoou os médicos anteriores, apesar de eu repetir inúmeras vezes que, se a sequência dos fatos fosse outra, ou seja, se eu fosse consultado antes e algum deles depois, eu que estaria sendo considerado incompetente, não eles!

Outro problema que causa desentendimentos é a falta de compreensão por parte do paciente em relação à sua doença ou de explicação adequada por parte do próprio médico. Assim, quando o paciente afirma que o médico anterior disse isso ou aquilo, nem sempre essa afirmação corresponde ao que o médico de fato disse ou queria dizer. De qualquer maneira, o paciente tende a ficar com a versão que ele entendeu. Também é comum que as pessoas se sintam surpresas com certos fenômenos biológicos e desconcertadas quando não os entendem. Assim, quando a pressão está alta, por exemplo, muitos não compreendem como isso pode acontecer, assim como também questionam o fato de uma doença ter surgido inesperadamente se até então não havia dado sinais. É necessário explicar, pacientemente, que os fenômenos biológicos são mesmo complexos e que cada organismo tem o seu próprio ritmo. Muitas vezes, nem mesmo os médicos sabem por que isso acontece!

"Essa operação tem risco?" – tal pergunta, aparentemente ingênua e bastante frequente, também precisa ser respondida. Há uma diferença grande entre propor uma operação estética e indicar uma operação cardíaca. No primeiro caso, o risco da operação deve ser zero, já que o problema inicial não acarreta risco de vida. Já na cirurgia cardíaca, o risco da cirurgia deve ser comparado ao risco da doença. Trocas valvares são exemplos típicos. Aqui convém deixar claro que o médico está oferecendo uma alternativa ao problema do doente, e não simplesmente atuando sobre alguém são. Pode parecer óbvio, mas muitos doentes não se dão conta disso. Por esses motivos, a indicação cirúrgica deve ser cuidadosa e suas razões, sempre bem explicadas.

Outro aspecto fundamental é ter coerência na informação. Deve-se dar ao paciente uma só informação, uma só opinião, especialmente quando ele está sendo visto por mais de um médico, o que atualmente é muito comum. É claro que muitas dúvidas podem ocorrer durante a condução de um caso, mas essas questões devem ficar entre os médicos. Ao paciente, é preciso fornecer apenas posições coerentes. Quando se tomam decisões, estas devem ser informadas aos pacientes com consistência. Se isso não for feito, o doente perde a confiança no médico. Igualmente importante é a privacidade do doente, que tem todo o direito de manter as informações sobre seu estado de saúde confidenciais. A menos que expressamente autorizado pelo paciente, diagnóstico e tratamento são informações privadas e não devem ser divulgados ao público.

    O jovem médico que leia este capítulo poderá se perguntar se, afinal, é possível ter uma atitude adequada, coerente e cientificamente correta em medicina. As variáveis são tantas que parece muito difícil, até mesmo impossível. De fato, é uma tarefa muito difícil. Medicina é um dos ramos do conhecimento humano mais complicados, logo depois, como já se disse, de física teórica. A medicina engloba biologia, química, hidráulica, genética, mecânica, física, termodinâmica e eletricidade em complexas relações. **De fato, para fazer o melhor é preciso muito conhecimento, sensibilidade, dedicação, intuição, uma boa dose de entendimento da alma humana... e sorte**! De um lado, o conhecimento científico é limitado. Imaginando que a verdade tenha uma dimensão qualquer, não conseguimos avaliar o quanto o conhecimento atual representa daquela dimensão. Ou seja, o que nós conhecemos ou pensamos conhecer representa um pouco da verdade total, metade do total ou o total da verdade? Seguramente não é a verdade total, porque conhecemos pouco das bases moleculares das doenças. Mas, além dos problemas biológicos e químicos, existe ainda a questão da alma humana, que conhecemos menos ainda. No entanto, o médico é obrigado a exercer sua arte nesse meio de incertezas que é a vida humana. Essas dificuldades representam, ao mesmo tempo, oportunidades para que o talento dos médicos prevaleça e sua arte seja reconhecida. No passado, grandes médicos fizeram notáveis obras humanitárias com muito menos conhecimento do que temos hoje e com menos recursos materiais. Ninguém jamais se notabilizou por realizar coisas fáceis. Portanto, não devemos permitir que as dificuldades nos levem ao desânimo, mas que sejam exatamente o estímulo para superá-las.

14. A QUESTÃO DO ENVELHECIMENTO

A juventude é bela, esperançosa, sadia, descompromissada, cheia de confiança. Tudo está começando, tudo pode ter solução mais tarde. A velhice representa o oposto: não há mais tempo, a beleza física se foi, os sonhos nem sempre se realizaram e, pior de tudo, a saúde começa a demonstrar fraqueza. Embora seja um fenômeno esperado, que deveria ser encarado com naturalidade, na prática representa um problema médico complicado no âmbito individual e de enorme importância socioeconômica. A população de idosos é a que mais cresce no mundo e também consome impressionante soma de recursos financeiros em todos os países. No Brasil, aproximadamente de 6 a 8% da população tem mais de 65 anos; para o ano de 2020, calcula-se que esse número chegará a 20%.

O envelhecimento começa em idade cronológica muito variada, de indivíduo a indivíduo. Existem velhos de 60 anos e jovens de 80 – a velhice depende não só da parte física, mas muito da parte espiritual. Em alguns, começa com perdas sutis de memória, como dificuldade para se lembrar dos nomes das pessoas, fatos recentes ou lugares. Noutros, surgem as dores articulares nas mãos, nos joelhos, na coluna. Em outros, ainda, manifestam-se sensações de fadiga e incapacidade para o trabalho rotineiro. Há os que perdem o interesse pela vida, sem que isso atinja o grau de depressão. Outras características comuns são alterações urinárias, como incontinência; digestão naturalmente mais lenta e sensação que alimentos mais pesados não são bem tolerados; diminuição da potência sexual nos homens e da libido nas mulheres. Surgem, também, as manifestações externas objetivas: cabelos brancos, rugas na face, manchas escuras na pele, postura arcada e andar lento, aspecto cabisbaixo, dentes mais escuros ou que caem, tremores nas mãos, etc. Assim, o aspecto saudável da juventude vai dando lugar à aparência desgastada da velhice. A beleza física esvai-se na maioria das pessoas, embora permaneça bem preservada em alguns poucos. É fácil compreender como essas mudanças podem afetar a mente das pessoas. Além disso, podem ocorrer ainda outros problemas tão ou mais graves: o isolamento social, as doenças, a perda da capacidade produtiva e o empobrecimento.

É preciso diferenciar o envelhecimento natural e suas consequências dos problemas causados por doenças. Não é o escopo deste livro entrar nos pormenores de como isso pode ser feito, mas simplesmente chamar a atenção para o fato. Em si, o envelhecimento é inevitável, porém, muitos dos problemas associados a ele podem ser minimizados com a aplicação de conhecimentos e técnicas que permitam a manutenção do estado físico e mental das pessoas por longos períodos, como veremos mais adiante. As doenças mais frequentes na fase de envelhecimento são as cardiovasculares, como as cardíacas, cerebrais e periféricas; as neoplasias; as enfermidades urinárias, tanto no homem como na mulher; a insuficiência cardíaca; os problemas sensoriais, como surdez e perda de equilíbrio, que pode levar a quedas e fraturas; e as dificuldades visuais, tanto que a cirurgia mais frequente em oftalmologia é a de catarata. A depressão é também muito comum. Para todas essas doenças há tratamentos muito eficientes atualmente.

Um erro grave e que se comete com frequência é considerar que determinada investigação ou tratamento não deve ser realizado porque "fulano é muito velho". A idade em si não deve ser usada como argumento para sustentar tal tipo de atitude; é preciso ir além e analisar a pessoa em termos funcionais. Em cardiologia, por exemplo, nas décadas passadas, nosso "limite" para a indicação de uma cirurgia de revascularização miocárdica era ao redor dos 70 anos. Acima disso, o risco era muito grande ou o benefício, muito reduzido – e, por conta disso, muitas operações não eram realizadas. Hoje, esse conceito mudou muito. Por um lado, aprendemos que os indivíduos que sobrevivem até uma idade avançada pertencem a um subgrupo da população com características de longevidade e, portanto, são naturalmente fortes. Por outro lado, houve grandes progressos nas técnicas cirúrgicas, tais como cirurgias pouco invasivas e proteção miocárdica mais adequada durante a operação, que levaram a melhores resultados. Como consequência, cirurgias cardíacas em octogenários – e até em indivíduos de 90 anos – são comuns hoje em dia. Essa tendência deverá permanecer. O mesmo tem sido observado em outros campos da medicina, como em oftalmologia, urologia e cirurgias gerais. Como exemplo, vale citar as cirurgias abdominais que agora são realizadas com técnicas laparoscópicas, permitindo a extração de tumores com incisões mínimas e resultados extraordinários. Sem contar as cirurgias de um dia, como as de catarata, que são, pela rapidez e eficiência, demonstrações claras dessa nova realidade.

O isolamento social é um problema grave e infelizmente frequente para o indivíduo idoso. Decorre da várias causas: do próprio indivíduo, que, por temperamento, prefere ficar sozinho, e essa característica se acentua com o passar dos anos; da conjuntura social, já que o idoso é discriminado em muitos segmentos e alijado de oportunidades de trabalho, o que naturalmente lhe reduz a autoestima e reduz o seu ambiente de convivência social; e por conta de que seus amigos vão morrendo e o idoso fica cada vez mais sozinho. O isolamento social depende muito da existência e do comportamento da família. Às vezes, a família é pequena ou os parentes moram longe. Há casos em que, mesmo existindo familiares, estes não dão a devida atenção ao idoso. Em resumo, por vários motivos o idoso pode sentir-se "descartável". Como sua contribuição à sociedade e mesmo aos que lhe são próximos diminui em comparação à idade mais produtiva, ninguém mais se importa. A menos, é claro, que o idoso tenha dinheiro e, portanto, possa dispor dele como bem entender... Quem sabe deixando algum parente rico quando morrer!

O isolamento leva à solidão e esse é um fator de risco para a mortalidade. É sabido, por exemplo, que a taxa de mortalidade é aproximadamente quatro vezes maior entre os indivíduos que enviuvaram do que entre os não viúvos da mesma faixa etária e mesmas condições socioeconômicas. É o que se chama "morrer de tristeza".

A perda da capacidade produtiva é outro aspecto de grande importância no processo de envelhecimento. Em certas instituições, isso é praticamente decretado pela aposentadoria compulsória. Nas universidades, por exemplo, uma lei estabelece a aposentadoria compulsória aos 70 anos. Muitas instituições bancárias têm políticas de aposentadoria ainda mais precoces. Não importa se o indivíduo continua lúcido ou não, produtivo ou não. Em outras situações privadas, processos de mudanças de políticas empresariais também podem levar a ajustes de pessoal que, no fundo, dizem respeito à capacidade produtiva. Em outros casos ainda, a própria pessoa percebe uma diminuição na própria capacidade de trabalho. Isso também pode se manifestar pela redução da clientela de um profissional liberal, seja médico, advogado ou consultor empresarial. O impacto da percepção ou da constatação indireta de que a capacidade produtiva está diminuindo é tremendo para muitos. Nos indivíduos orientados basicamente para o trabalho, que são muitos, isso pode ter um efeito devastador. Atinge-os na essência da sua personalidade e, portanto, representa uma ameaça real à sua integridade como pessoa.

É claro que essa perda de capacidade produtiva está intimamente ligada à atividade da pessoa. Um atleta "envelhece" antes dos 30 anos, mas um intelectual pode escrever até os 80 ou mais! Barbosa Lima Sobrinho, Alceu Amoroso Lima, Sobral Pinto e Austregésilo de Athayde são exemplos notórios no Brasil.

Intimamente ligado à redução da capacidade produtiva está o empobrecimento. O afastamento das atividades habituais quase sempre causa redução de rendimentos, como é o caso das pessoas que passam a viver da aposentadoria. Em certas circunstâncias, a redução de rendimentos pode ser drástica e afetar profundamente a qualidade de vida, comprometendo lazer, alimentação, vestuário e até mesmo cuidados médicos. Isso pode causar também dependência de outras pessoas ou instituições. Mesmo a dependência familiar, no que diz respeito à moradia ou a outras necessidades básicas, representa uma sobrecarga emocional difícil. Às vezes, o idoso precisa continuar trabalhando para se manter, quando, na verdade, preferiria outra situação. Todas essas circunstâncias são causas de constrangimento, mas o empobrecimento é ainda mais pesaroso para a pessoa que desfrutou de certa opulência durante os anos de vida ativa, quando, além de dinheiro, tinha amigos e uma vida social intensa.

Mas nem todos os idosos são depressivos e sofredores. Muitas pessoas encaram a velhice com naturalidade e vivem os últimos anos com serenidade, graça e sabedoria. E muitos o fazem apesar de problemas médicos às vezes bem sérios. Aliás, essa é uma observação relativamente comum nos dias de hoje – indivíduos acima de 70 anos com uma vida ativa de excelente qualidade.

Lembro-me de uma senhora de 80 anos, com hipertensão arterial importante e grande cifoescoliose, que evidentemente lhe causava muito desconforto. Mesmo assim, era de uma simpatia contagiante e tinha grande alegria. Na primeira consulta, disse que viera da Itália quando criança e que trabalhara muito no Brasil; na roça, de início, e depois se mudara para a cidade de São Paulo. Quando a informei de que seu problema de hipertensão podia ser controlado, ela ficou radiante e disse: "Sabe, doutor, eu não posso morrer agora. Eu sou muito nova!". Outra vez, uma paciente de certa idade foi ao meu consultório, enviada por um conceituado professor de medicina, para avaliação cardiológica. Quando a vi pela primeira vez, fiquei preocupado, pois ela apresentava claros sinais de artrite reumatoide deformante em ambas as mãos e estava em uma cadeira de rodas. Como se sabe, artrite é uma doença que causa dores crônicas, intensas. Mas ela tinha excelente humor e parecia não dar muita importância nem à artrite, nem à minha avaliação cardiológica. De fato, durante minha avaliação, não encontrei qualquer coisa séria, exceto ligeira taquicardia. Quando a informei de minha impressão positiva, ela respondeu: "Eu sabia! Eu disse ao professor que eu não tinha nada. Quero viver até os 80 anos. E, se eu morrer antes, vou ser um defunto inconformado". Essa senhora dirigia uma escola primária com 400 crianças e estava certamente muito ocupada para deixar-se abater por uma simples artrite reumatoide!

Conheço um senhor de 82 anos que tem insuficiência renal discreta, hipertensão arterial séria e já sofreu uma crise de descompensação cardíaca, mas que mantém uma aparência de talvez dez anos menos e trabalha todos os dias na sua firma de importação. Há indivíduos em que o envelhecimento atinge os ossos, as articulações, o coração e a musculatura, mas o cérebro permanece quase intacto. Um outro paciente meu, um dos mais brilhantes engenheiros de sua época segundo seus contemporâneos, aos 80 anos continua lembrando de cor citações de Einstein e Churchill, além de ser mais do que capaz de manter uma conversação interessante e erudita sobre ciência e história universal.

Assim, quando alguém vem à consulta já com certa idade e diz que nunca precisou de médico, eu penso que essa pessoa tem um organismo bom, senão teria ido ao médico antes. E em geral é isso mesmo.

Como deve o médico encarar o envelhecimento? Como ele pode ajudar seus pacientes? Em primeiro lugar, é preciso prepará-los para essa fase da vida, que é inevitável. Isso significa tomar medidas preventivas contra as doenças e as consequências conhecidas do envelhecimento. Essa prevenção deveria começar muito cedo, de preferência na adolescência – mas, claro, os adolescentes não estão preocupados com o envelhecimento. Os esforços para a prevenção das consequências do envelhecimento devem, portanto, ser dirigidos aos adultos. Um estilo de vida saudável, com alimentação balanceada, exercícios regulares, sem tabagismo e drogas previne muitos problemas, como doenças pulmonares como bronquites e enfisema, obesidade e hipertensão arterial. A identificação precoce de distúrbios metabólicos como diabetes, hipercolesterolemia ou osteoporose, que podem passar bastante tempo assintomáticos, são importantes porque sua correção evita problemas no futuro. Problemas osteoarticulares e musculares, que causam importantes vícios de postura e, eventualmente, limitações de atividades, devem ser identificados e corrigidos no seu início, antes que deformidades irreparáveis aconteçam. Nesse sentido, é importante salientar a grande contribuição dos programas de fisioterapia, baseados em técnicas não invasivas, que visam a corrigir vícios de postura, dores crônicas, enfraquecimento muscular e limitações de movimentos que prejudicam sensivelmente a qualidade de vida. Além disso, o grande progresso de cirurgias reparadoras e corretivas ortopédicas, oculares, urológicas, ginecológicas e plásticas, entre outras, pode contribuir extraordinariamente para a melhoria da qualidade de vida dos idosos ao diminuir ou eliminar consequências naturais, porém evitáveis, do envelhecimento.

Já as investigações clínicas e laboratoriais em idosos necessitam de critérios específicos, já que muitos achados de exames representam simplesmente o processo de envelhecimento, e não necessariamente doenças. Aliás, não se pode esperar que certos exames sejam normais em idosos; os ossos, por exemplo, mudam com a idade. A coluna vertebral sempre mostra sinais de envelhecimento a partir de certa idade, que varia para cada um. Assim, "bicos-de-papagaio" costumam aparecer precocemente, mas podem não causar sintomas nem necessitar de tratamento. Além disso, deve-se tratar todas as doenças que aparecerem, e não simplesmente adotar a atitude passiva de que o paciente "é muito velho". Naturalmente, aqui deve prevalecer o bom senso; é preciso pesar cuidadosamente a relação risco/benefício. A medida certa sobre quando e o que fazer em relação aos tratamentos para os idosos não pode ser antecipada. Aqui entra a arte médica, baseada no conhecimento teórico, na experiência analítica e na ética. Não se trata apenas de saber se certas alterações podem ser corrigidas, mas também de avaliar se o tratamento vale a pena no que diz respeito aos riscos, aos custos e aos benefícios. Por exemplo, medicações em idosos são motivos de preocupações justificadas, e as doses devem ser ajustadas cuidadosamente. Com frequência, são necessárias doses menores de medicação em comparação à população mais jovem.

Além dos aspectos biológicos e patológicos orgânicos do envelhecimento, as características socioeconômicas e humanas que cercam o idoso têm importância crucial. O idoso deve ter, se possível, independência econômica para escolher suas prioridades e suprir suas necessidades básicas sem constrangimento. Deve ter também convívio social apropriado, para que possa compartilhar interesses comuns e evitar a solidão. Nesse particular, o amparo familiar é da maior importância. Casas de repouso podem oferecer boas condições de atendimento, mas nada substitui o convívio familiar. O idoso deve ter suas preferências pessoais respeitadas, exceto, naturalmente, aquelas que contrariem determinações médicas ou contrariem o bom senso. A perda da liberdade individual é uma das tragédias do envelhecimento.

Observo, com frequência, indivíduos mais jovens da família querendo dirigir completamente a vida dos velhos, o que é um erro. Uma paciente de 92 anos, que tem problemas cardíacos, já sofreu acidente vascular cerebral (felizmente, sem sequelas importantes) e apresenta limitações para andar por causa de artrose de coluna, apesar de muito bem tratada pelos filhos que a cercam de todo carinho, disse-me recentemente: "Sou como um bichinho de estimação: não me falta água e comida, mas eu não posso fazer nada". Essa declaração retrata uma frustração comum desse período da vida, uma sensação quase de "não ser". Eu costumo dizer que velho a gente não contraria. Na cultura oriental, os idosos ocupam lugar de destaque na sociedade, pois encarnam a sabedoria e, portanto, merecem todo o respeito.

Finalmente, um dado é fundamental: para manter a saúde mental, a pessoa idosa precisa manter-se ocupada, ter interesse em alguma coisa. Manter as atividades do dia a dia, como ir ao banco e cuidar de afazeres domésticos, contribui positivamente para uma velhice sadia. O computador pode ajudar a sanar esse problema. Uma outra paciente, agora com 96 anos, sofreu uma insuficiência coronária há dez anos. O cateterismo mostrou lesões coronárias sérias, mas, considerando o quadro geral de envelhecimento e discutindo a situação com ela e sua família, optamos por tratamento clínico. Para minha surpresa, as dores foram controladas inteiramente com remédios e o próprio eletrocardiograma se normalizou. Ela tem parentes em várias partes do mundo, incluindo muitos netos e alguns bisnetos. Por conta disso, ela decidiu aprender computação para usar a internet e corresponder-se com seus familiares. Agora, recebe e manda mensagens para os netos quase diariamente, com fotos e tudo. Com esse exemplo, tenho recomendado computação para meus pacientes idosos. Dessa forma, eles podem jogar cartas, visitar museus no mundo todo e falar com pessoas em qualquer lugar. A aceitação é surpreendente!

Outro aspecto decisivo no envelhecimento é a questão da religião. Em geral, pessoas religiosas têm maior serenidade ao enfrentar a velhice do que aquelas que não têm nenhuma crença. Os espiritualistas acreditam numa vida futura melhor que a presente, quando serão recompensados pelo seu bem viver terreno. Seus valores fundamentais não são terrenos; para eles, a vida é vista como transitória. Portanto, a aproximação da velhice e da morte não os entristece tanto. Muitas vezes, acontece o contrário: muitos mostram o desejo de se despedir e acabar com os sofrimentos terrenos.

Uma constatação que venho fazendo ultimamente é que o número de pessoas acima de 70 anos que permanece trabalhando tem aumentado consideravelmente. Muitos continuam ativos mesmo aos 80 anos. É uma tendência irreversível, fruto dos avanços diagnósticos e terapêuticos. A biologia molecular, especialmente, por meio de técnicas de manipulação genética, poderá, em médio espaço de tempo, prolongar a vida ativa por mais anos ainda. Nesse sentido, há projetos em tramitação no governo que propõem reavaliar a aposentadoria compulsória de professores universitários para os 70 anos de idade. De fato, alguns deveriam permanecer em seus cargos além dessa idade, visto que continuam produzindo e inovando. Outros deveriam sair aos 60, e alguns não deveriam sequer ter entrado na universidade!

15. MORTE: O MÉDICO DIANTE DO INEVITÁVEL

Lidar com a morte talvez seja a parte mais sofrida da profissão. Provavelmente porque é a negação da própria essência de nosso trabalho, que é lutar pela vida. A morte do paciente produz no médico uma série de emoções fortes: impotência, frustração, tristeza, dúvidas que geram mal-estar, insônia, ansiedade. A morte é sempre dolorosa, de qualquer lado que se olhe. Há vários componentes nessa situação. Se é um paciente antigo, não é apenas um caso clínico malsucedido; perde-se um amigo. Se é um paciente novo que morre, perde-se a oportunidade de salvar uma vida. Sobram dúvidas sobre o que poderia ter sido feito. Se o diagnóstico estava certo, se a conduta terapêutica estava correta, se as providências foram tomadas a tempo.

Mesmo quando a morte ocorre apesar de tudo ter sido feito como deveria, o sofrimento dos familiares estende-se ao médico. Doentes crônicos, que geralmente sofrem muito por suas doenças, são chorados profundamente quando partem. É natural que, ao longo de uma vida, se estabeleçam laços sentimentais profundos entre as pessoas. A vida, o bem maior nesta terra, tem momentos de sofrimento, de euforia, de profunda tristeza e de frustrações, mas também de esperanças e de amor. Mas **a vida se enriquece quando é compartilhada com os outros; as amizades têm o dom peculiar de multiplicar as alegrias e dividir as tristezas**. Por isso, as amizades têm tanta importância. Assim, quando uma vida acaba, não seria humano não pranteá-la. Só quem já passou pela experiência da perda de um familiar sabe avaliar a profundidade da tristeza, do abandono, da sensação de irreversibilidade que se apodera dos que ficam. É bom também lembrar que cada pessoa é sempre muito especial para alguém, não importa quão inexpressivo, temperamental, mesquinho, egoísta ou desonesto possa ter parecido em vida. Para alguém essa pessoa teve valia, e esse alguém vai sofrer. Portanto, o sofrimento das famílias enlutadas deve ser compreendido e respeitado.

No entanto, é preciso aceitar a morte como parte da vida. E a morte surge sob várias formas e, às vezes, nos momentos mais inesperados, causando impactos diferentes. Às vezes acomete uma pessoa idosa, que já passou por todo o ciclo da existência: a infância, a juventude, a maturidade e, por fim, a velhice. Já criou os filhos, viu os netos crescerem, trabalhou e produziu, construiu um patrimônio, conheceu alegrias e frustrações e, por fim, sentiu a velhice se aproximar. A morte de uma pessoa assim, embora sentida, é aceita com mais naturalidade. Outras vezes, uma doença incurável, crônica, impinge um sofrimento permanente na pessoa por ela acometida, causando dores, incapacidade de andar ou de falar, entre outras consequências. Junto a esse sofrimento vem outro: a desesperança, a certeza de que não existe solução. Nesses casos a morte também é vista com naturalidade; às vezes, até mesmo com certo alívio por parte de todos, inclusive do paciente. As pessoas religiosas, em geral, aceitam melhor a situação de morte, porque consideram a vida uma fase transitória; acreditam na eternidade, numa outra etapa da existência, que é sempre vista como melhor que a vida terrena. As religiões ensinam isso, acenam para uma existência futura mais feliz para os que tiveram fé aqui na terra. Isso mantém a esperança do doente, porque ele não encara a morte como o seu fim, mas simplesmente como a passagem de um estágio para outro da existência. É a força da crença, o poder da fé.

Por outro lado, alguns pacientes não aceitam ou não acreditam na morte. Assim aconteceu com um paciente hipertenso, nos seus 60 anos aproximadamente, que um dia não voltou para casa no final da tarde. Foi encontrado por conhecidos, vagando perto do escritório, desorientado – não sabia quem era nem onde estava. Levado ao hospital, constatou-se que ele tinha um aneurisma dissecante de aorta com comprometimento das artérias do pescoço. Com o tratamento inicial, recuperou a consciência e foi-lhe explicada não apenas a natureza de sua doença, mas também a gravidade da situação. Os médicos propuseram uma cirurgia como único meio de salvá-lo. Insistentemente, foi-lhe dito que era uma situação grave, que poderia levá-lo à morte. Vários médicos pacientemente explicaram do que se tratava e o que se pretendia fazer para salvá-lo. Mas ele insistiu que tinha um compromisso de negócios importantes com empresários do Japão (o que era verdade) e que, por isso, não poderia ser operado por aqueles dias. Morreu no terceiro dia, sem surpresa para os médicos e sem se encontrar com os japoneses.

Outro paciente, um homem de 58 anos, tinha passado por duas cirurgias de pontes de safena, a primeira tendo sido realizada aos 37 anos. Ele já havia sofrido infarto do miocárdio, acidente vascular cerebral e, nos últimos tempos, tinha sido diagnosticado com grave insuficiência cardíaca. Profundamente dependente de medicações, tinha arritmias cardíacas sérias. Tratava-se de um homem culto, muito agradável e que apreciava as boas coisas da vida. Várias vezes foi-lhe dito que bebidas alcoólicas precipitavam arritmias e que ele deveria evitá-las. Mas essa recomendação ele não conseguia seguir, mesmo consciente dos riscos. O homem desafiava a morte, mesmo compreendendo que era uma ameaça concreta. Morreu subitamente no bar de um sofisticado restaurante, enquanto tomava um trago antes do jantar. Uma morte certamente indesejada para quem gostava tanto de viver, mas coerente com seu estilo.

Nada, porém, se compara à tragédia das mortes inesperadas, acidentais, de pessoas jovens. Exceto talvez o suicídio do jovem, que, além de gerar inconformismo e causar um vazio irreparável, ainda deixa nos pais, parentes e amigos a sensação de culpa por uma possível falta de ajuda ou de compreensão. Essas mortes contrariam frontalmente a natureza, pelo inesperado e por interromper uma vida em seu início. Os pais que enterram um filho certamente prefeririam estar em seu lugar. Infelizmente, presenciei esses acontecimentos em mais de uma oportunidade e acredito que é a dor maior que uma pessoa pode experimentar. Nunca me esqueço de uma paciente que perdeu o filho de seis anos, que caiu pela janela do seu apartamento. O sofrimento dessa mãe foi o quadro mais pungente de que eu me lembro. Quando me viu no hospital, ela me perguntou, em desespero: "Doutor, o senhor tem filhos?" – e então caiu num choro convulsivo que eu não tinha como consolar. Em outra circunstância, a filha de um paciente já operado das coronárias sofreu um acidente no dia 24 de dezembro, falecendo instantaneamente. Era uma moça particularmente espiritualista e talentosa. Foi sepultada no dia de Natal. Que triste ironia do destino.

A dor que vi estampada na face desses pais, suas vozes sufocadas de emoção, nunca mais se apagaram de minha memória. Essa dor persiste por anos a fio, apenas amortecida pela passagem do tempo, mas de fato nunca mitigada. É um acontecimento inexplicável, que os pais não conseguem jamais absorver. Normalmente se perguntam: "O que fizemos para merecer tal castigo?". Uma pergunta que, evidentemente, ninguém sabe responder. Ser capaz de partilhar sinceramente desses momentos dolorosos com os pacientes e famílias é uma grande virtude médica.

Nessas ocasiões dolorosas, o médico é frequentemente chamado para atender outros membros da família, como cardiopatas que tomam medicações ou simplesmente pessoas idosas. Em primeiro lugar, é preciso ser solidário, compreensivo. Mas também deve-se deixar que vivam o seu momento de tristeza e solidão. Lembremos: a morte do paciente não representa a rotura da família com seu médico, desde que não tenha havido erro médico ou alguma forma de desentendimento. Pelo contrário: a morte pode representar o momento em que os laços de amizade se estreitam. **O sofrimento é um momento que as pessoas não esquecem, e aqueles que compartilham do sofrimento serão sempre lembrados com carinho**. Esse é o papel do médico: compartilhar, ser solidário, demonstrar, com sua presença e apoio, que se importa com o sofrimento dos outros.

Enfim, a morte é mais um paradoxo da existência: ao mesmo tempo que é a única coisa realmente certa desta vida, quando acontece, parece que nunca fora prevista.

16. MUDANÇAS DE ESTILO DE VIDA

O conceito de que estilos de vida influenciam doenças cardiovasculares, para melhor ou para pior, está bem estabelecido. O papel do médico nessa equação é que não está bem claro ou, pelo menos, bem assimilado. O que é mais importante: campanhas públicas que procuram atingir grandes massas, esforços governamentais, atitudes médicas individuais ou uma combinação de todas essas ações? Alguns aspectos dessa problemática são cruciais e dizem respeito à atuação médica individual. É preciso partir, porém, de um reconhecimento simples: as pessoas têm certas tendências inatas, certos comportamentos naturais, qualidades e defeitos próprios. Mudá-las completamente é quase impossível, mas é evidente que algo pode ser feito. Caso contrário, estaríamos negando a própria essência da educação. Assim, quando falamos em mudanças de estilo de vida, sabemos que estamos lidando com problemas nada triviais.

Sedentarismo

Sedentarismo é um fator de risco bem estabelecido e, portanto, precisa ser evitado. Com isso, todos os médicos e a maioria dos pacientes concordam. Entretanto, na prática, as tentativas de induzir alguém a fazer exercícios de modo persistente são bem mais complicadas. Nem sempre é fácil conciliar os horários de trabalho com os exercícios físicos. Muitas pessoas têm a sensação de que o exercício é só uma forma de lazer e, portanto, só deveria ser feito durante as folgas. Outras têm tempo apenas aos fins de semana, mas aí também se somam outros afazeres. Há aqueles para os quais faltam lugares adequados para se exercitar, como parques, ruas seguras ou clubes. Por outro lado, a própria vida das cidades e o estilo de vida que as pessoas têm não favorecem o exercício físico; a maioria trabalha em escritório e passa o dia sentada. Muitos nunca tiveram o hábito de fazer esportes ou simplesmente não gostam. De fato, para manter um programa de exercícios a longo prazo, é necessária certa disciplina.

Entretanto, as vantagens da atividade física continuada são indiscutíveis: proteção ao sistema cardiovascular, maior tolerância ao trabalho, controle de peso, manutenção de uma aparência saudável, controle da pressão arterial, controle de diabetes e sensação de bem-estar geral. Durante bastante tempo, os médicos cometeram o engano de confundir condicionamento físico, no sentido de preparar o indivíduo para níveis elevados de atividade física, com exercícios cuja finalidade é proteger o sistema cardiovascular. Atualmente, sabe-se que, para a proteção cardiovascular, ninguém precisa se tornar um atleta; caminhadas de 40 minutos, quatro vezes por semana – ou o equivalente a três horas de exercícios moderados por semana –, são o bastante para proteger consideravelmente o sistema cardiovascular. Os exercícios em grupo, como jogar tênis ou vôlei, além de meios de atividade física, propiciam contatos sociais estimulantes. Minha principal recomendação é que a pessoa associe atividade física com lazer e diversão. Sobretudo, procuro incutir a ideia de que a atividade física é um verdadeiro investimento que se faz para um futuro melhor. Nesse sentido, a pessoa deve reservar um tempo adequado para a realização dos exercícios, um tempo que é muito valioso.

Um problema importante é a adequação do exercício à capacidade física do indivíduo. Quando o paciente é jovem e não apresenta doença cardíaca, isso não é problema. Porém, em indivíduos de idade mediana ou mais velhos, os exercícios precisam ser compatíveis com a tolerância do organismo, especialmente do coração. Essa tolerância pode ser estabelecida razoavelmente bem por meio de testes fisiológicos. Pacientes com arritmias cardíacas, insuficiência cardíaca ou isquemia miocárdica precisam de cuidados especiais. Todos os que exercem cardiologia por algum tempo já passaram pela experiência desagradável de perder pacientes durante jogos de tênis ou exercícios similares. Comigo não foi diferente. A morte súbita durante atividade física é uma ameaça real.

O que se vê, atualmente, é um aumento da atividade física das pessoas de modo geral, o que é saudável. Os médicos devem fazer esforços especiais para incentivar essa prática. O importante é reconhecer que qualquer forma de atividade física é benéfica e preferível ao sedentarismo – desde ir a pé ao trabalho até praticar algum esporte. Academia pode ser uma opção saudável, mas não é a única.

Tabagismo

Um outro aspecto importante em relação ao estilo de vida é tabagismo, que é sempre uma grande frustração para o médico. Nenhum fator é tão claramente relacionado a processos patológicos e, ao mesmo tempo, tão difícil de combater. Trata-se de um processo de intoxicação de certas áreas cerebrais que leva à dependência. Sabidamente causador de doenças cardíacas e vasculares, cânceres de diversas localizações e doenças pulmonares crônicas, representa uma muleta em que o paciente se ampara, muitas vezes como forma de enfrentar o estresse e a ansiedade. Representa uma sobrecarga enorme em termos de custos financeiros para o sistema de saúde.

Um problema especialmente devastador é o do fumante passivo, ou seja, a pessoa que convive rotineiramente com fumantes, embora ela mesma não o seja. Isso pode acontecer no ambiente de trabalho ou em casa. Existem documentações indubitáveis sobre uma maior incidência de problemas cardíacos graves em mulheres de fumantes e de alterações da função endotelial em adolescentes que não fumam, mas que são filhos de fumantes. Frequentemente, o fumo passivo faz parte da agregação de fatores de risco, como estresse e hipertensão arterial.

Uma das dificuldades de combater o tabagismo é que, ao deixar de fumar, as pessoas tendem a ganhar peso, em média quatro a cinco quilos em um ano. Isso requer, portanto, que, além de suspender o fumo, a pessoa adote uma dieta para não engordar. É um obstáculo a mais. A dificuldade para largar o cigarro é histórica. *Mark Twain* já dizia, há muitos anos: *"Deixar de fumar é muito fácil; eu mesmo já deixei 240 vezes".*

Os programas modernos para combater o tabagismo, no entanto, estão mostrando resultados promissores. Análises psicológicas, remédios específicos, acupuntura e treinamento físico podem contribuir para o sucesso dessas tentativas. Eventos traumáticos como infarto do miocárdio, cirurgia cardíaca e um diagnóstico de câncer são argumentos fortes para induzir a cessação da prática, embora tardios. Interesses econômicos poderosos se contrapõem às campanhas antitabagismo, usando meios sutis para manter a prática entre a população. A atitude do médico em relação ao tabagismo é, no entanto, determinante e fundamental para o sucesso da prescrição. A palavra do médico tem extraordinária força junto ao paciente, mas seu exemplo é ainda mais poderoso. O falecido dr. Amílcar Gigante, notável professor de medicina cuja verve se tornou notória na Universidade do Paraná, contava o caso de uma paciente a quem ele recomendara insistentemente que deixasse de fumar. Acontece que ele próprio fumava! A paciente, então, retrucou: "Mas o senhor fuma!". Ao que ele prontamente respondeu: "Minha senhora, isso é uma consulta. Eu lhe dou conselhos. Exemplo é mais caro". A verdade é que o paciente sempre espera que seu médico seja um exemplo.

Além disso, é necessário também gastar tempo suficiente com o paciente explicando-lhe os malefícios do tabagismo, e não apenas mencionar por alto que o vício faz mal. É fundamental salientar os pontos positivos de se deixar de fumar: melhora da capacidade respiratória e retorno do paladar estão entre os mais notáveis. É comum alguém mencionar que, tendo parado de fumar, passou a perceber o quanto certos alimentos são gostosos ou como o sabor de um bom vinho pode ser apreciado!

Atualmente, para ajudar meus pacientes, recorro a programas especiais antitabagismo, cuja eficiência é bastante alta. É preciso que a pessoa se convença de que deve deixar de fumar e, para isso, ela precisa de informações concretas, antes que seja atingida pelas consequências do vício. Este é o papel do médico: informar corretamente. Problemas psicológicos frequentemente fazem parte do contexto pessoal do tabagista, para quem fumar é um componente, uma rota de fuga. Há também o problema químico da dependência, e aí treinamentos e medicamentos podem ser fundamentais. Ou seja, esse já é um assunto especializado, que precisa ser tratado de maneira profissional. Em muitos casos, a posição das crianças e adolescentes ajuda na luta contra o tabagismo – muitos vigiam os próprios pais e cobram deles uma atitude correta.

Atitudes governamentais contra o tabagismo também podem ajudar. Na Califórnia, EUA, a proposição 99 adotada pelo estado, aumentando o preço do maço de cigarros, contribuiu para a diminuição do tabagismo. No Rio Grande do Sul, uma lei recente proibiu o fumo nos *shopping centers* de Porto Alegre. Portanto, o combate ao tabagismo é uma tarefa árdua, a longo prazo, que deve contar com ações governamentais e dos médicos.

Alimentação

Uma outra questão importante em relação ao estilo de vida é a alimentação. Recomendações para mudanças na dieta seguramente podem entrar no Guinness como recorde de prescrições não seguidas. Isso acontece porque essas prescrições geralmente vão contra o instinto humano de comer bem. E comer bem significa fartura, variedades, gorduras, condimentos, sal e, claro, boas bebidas. Em suma, coisas que fazem mal. Não é à toa que a gula é um pecado capital! Comer bem é muito bom; só os desajustados não gostam. Portanto, dieta, em si, é uma palavra detestável. Certa vez, tentando convencer uma paciente e amiga, meio gordinha, de que ela deveria fazer dieta para perder peso e controlar a pressão, ela me disse: "Você, que é magro (na época, eu era!), me diga o que come". Era um desafio. Quando terminei de descrever minha alimentação, durante a qual ela fazia caretas de reprovação, ela disparou: "Você não tem imaginação!".

Além da dificuldade de controlar a gula, a comida é uma questão de tradição em certas culturas. Árabes, franceses, italianos e portugueses valorizam o estilo e a qualidade da alimentação. Ademais, comer bem é também um sinal de *status* social. Frequentar bons restaurantes e comer bem em casa são indicadores de que a pessoa está bem de vida. Boa comida e mesas fartas são também maneiras de se demonstrar hospitalidade – uma forma tradicional de se evidenciar respeito, afeto e também poder. Trata-se de um instrumento usado historicamente pelas pessoas e até mesmo pelas nações em circunstâncias políticas. Nunca se ouviu falar de um banquete dietético! Pelo contrário, quando se quer honrar alguém, uma das formas é oferecer-lhe uma lauta refeição. Da mesma maneira, as comemorações, sejam elas familiares ou públicas, quase sempre incluem um banquete. Um casamento sem um banquete... nem pensar!

Por essas e outras razões, as dietas são tão problemáticas. Elas representam quase sempre uma forma de restrição, a proibição de um dos grandes prazeres da vida. Além disso, há o problema prático de como preparar os alimentos, com composição química e calórica adequada para as diversas situações: perda de peso, redução dos níveis lipídicos, correção de diabetes, tratamento de hipertensão arterial, etc. Nesse aspecto, a atuação de um nutricionista é de grande ajuda. Há também a questão de aprender a transformar a dieta em algo palatável, prazeroso. No Instituto do Coração (Incor), passamos a editar uma revista de dietas procurando incorporar todos esses conceitos, ou seja, dietas medicamente bem dirigidas, nutricionalmente balanceadas e apresentadas sob formas atrativas por um *chef* conceituado. Tem tido boa aceitação entre o público leigo.

No entanto, do ponto de vista prático, o problema principal não está no conceito, na formulação ou na apresentação das dietas, mas, sim, na aderência dos pacientes ao prescrito. A grosso modo, todo mundo sabe o que deve ou não comer. A imprensa leiga tem se encarregado, com bastante sucesso, de divulgar que excessos de gordura e sal não fazem bem.

As pessoas não seguem as dietas por várias razões: porque representam uma restrição a um estilo de vida, porque não têm força de vontade, porque não percebem os riscos imediatos, porque são incompatíveis com suas rotinas de trabalho (pessoas que trabalham fora, executivos) ou porque as dietas prescritas são insípidas e impossíveis de serem seguidas no dia a dia.

A dieta vegetariana, por exemplo, produz efeitos benéficos incontestáveis a longo prazo, mas requer uma disciplina franciscana que muito poucos se dispõem a seguir.

A dieta mediterrânea, baseada essencialmente na ingestão de grandes quantidades de frutas, legumes, vegetais, fibras, peixes e até pequenas porções do vinho, além de menores quantidades de gorduras saturadas, utilizada no estudo de Lyon[1] é compatível com uma vida inteiramente normal. Essa dieta produziu notáveis efeitos sobre os eventos coronários.

O estudo PREDIMED[2], realizado na Espanha, incluiu 7.447 pacientes de alto risco. Duas dietas mediterrâneas foram testadas: uma enriquecida com óleo de oliva extravirgem e outra enriquecida com nozes. As duas mostraram efeitos benéficos significativos em comparação com a dieta controle após seguimento médio de 4,8 anos, como a redução de aproximadamente 30% nos desfechos compostos, especialmente derrame cerebral.

É importante citar também as dietas milagrosas que surgem periodicamente, cada uma com uma promessa diferente. Berinjela, suco de mamão, dieta da sopa... Enfim, centenas de "novidades", cuja grande maioria não tem a menor comprovação científica. O que as pessoas de fato procuram é uma poção mágica, algo que possa resolver seus problemas sem mexer com seu estilo de vida; em suma, algo impossível. Querem fazer omelete sem quebrar os ovos, como diriam os ingleses.

Sugestão prática

Aqui não se cogita oferecer receitas específicas, mas conceituar alguns pontos. A realidade é: quanto mais complicada for uma dieta, menor a chance de o paciente segui-la. Em meu consultório, procuro saber primeiro quais os hábitos alimentares do paciente, pois essas informações podem indicar alguns desvios alimentares importantes. Costumo propor dietas simples, que possam ser seguidas por qualquer pessoa, o tempo todo. Por exemplo, quando procuro corrigir distúrbios de lipídeos, costumo recomendar apenas que evitem gorduras de origem animal, como carnes vermelhas gordas, e todos os laticínios (queijos gordos, manteiga, leite integral, etc.). Insisto nos benefícios de frutas, legumes e vegetais, bem como na ingestão de peixes.

Também procuro esclarecer pontos específicos sobre alimentos que os pacientes possam questionar. Atualmente, gasto muito mais tempo discutindo as implicações das dietas sobre as doenças cardiovasculares com os pacientes do que no passado. Insisto na redução do sal, indicando que a quantidade de sal deve ser medida em gramas, e não apenas baseada no gosto; isso tem importância inclusive para tornar a comida menos palatável e, assim, facilitar a diminuição da ingestão. A questão do sal é curiosa: que eu me lembre, ninguém jamais admitiu que come bastante sal! No máximo, a comida é "normal". Aí, quando se restringe de fato a ingestão de sal para três a quatro gramas por dia, a pessoa nota que a comida está insossa. A sensibilidade ao sal varia de indivíduo a indivíduo, mas, em geral, as pessoas comem bastante sal porque são acostumadas assim. Uma sugestão geralmente bem aceita é de que a pessoa, durante a semana, mantenha uma dieta estrita e, aos fins de semana, se permita uma "transgressão programada", o que permite um certo alívio. Outro ponto a salientar é que, para os que estão tomando remédios hipolipemiantes, a não observância da dieta pode anular o efeito da medicação.

Obesidade

O combate à obesidade é outro drama. A obesidade frequentemente se deve a problemas psicológicos complexos, a uma predisposição genética ou a um estilo de vida sedentário. A obesidade patológica, que ocorre devido a distúrbios glandulares, por exemplo, não será considerada neste capítulo.

O excesso de peso tornou-se uma epidemia e vem atingindo até mesmo crianças e adolescentes. É um fator de risco independente para doença coronária. Poucos pacientes admitem que comem além da conta. "Não sei por que estou assim... Eu não como nada! Lá em casa, a comida é controlada" – é uma declaração comum. Eu costumo responder na mesma moeda: "O senhor lembra dos campos de concentração da Alemanha na última guerra? Quando abriram lá, tinha algum gordo?". Por isso, afirmo: todo gordo, em princípio, é mentiroso!

Mas como enfrentar a obesidade? A longo prazo, a eficiência dos programas de emagrecimento é de apenas 10 a 12%, o que dá uma ideia da dificuldade de enfrentá-la. Os *spas* têm efeitos de curto prazo e, em geral, não os recomendo, porque está demonstrado que os pacientes, após períodos de aproximadamente um ano, voltam a ter o mesmo peso ou até mais. O efeito sanfona parece ser até pior para a saúde do que a manutenção de um peso acima do normal. Mesmo assim, muitos pacientes os procuram, por várias razões. Uso o argumento da estética ocasionalmente – afinal, os padrões de beleza atuais clamam por corpos esbeltos, o que pode servir de estímulo para os pacientes perderem peso.

O princípio fundamental para o emagrecimento é o aumento do consumo energético e a redução da ingestão de calorias. Seguir apenas uma dessas duas recomendações não produz resultados satisfatórios a longo prazo, como demonstrado em bons estudos. Recentemente, cirurgias redutoras do estômago têm tido grande sucesso e representam um avanço importante.

Também há a questão do apoio psicológico. Inúmeros pacientes gostariam honestamente de emagrecer, mas têm verdadeira compulsão por comida, em parte devido a problemas emocionais. Para esses, o tratamento psicoterápico pode ser o diferencial.

Costumo também insistir no tratamento preventivo da obesidade: o ideal é que a pessoa não se permita ganhar peso. Por exemplo: nas mulheres, há uma tendência a aumentar de peso com a menopausa; portanto, o momento ideal de controlar o peso é antes disso. Costumo dizer que fazer dieta para não ganhar peso é razoável, mas dieta para perder peso é difícil.

Outro problema que surge para dificultar o controle do peso são os períodos de festas. Na França, foi realizado um estudo que demonstrou que, na época de fim de ano, as pessoas aumentam consideravelmente de peso, assim como durante as férias e nas viagens.

Portanto, a pergunta final é: é possível evitar a obesidade ou tratá-la quando já existente? A reposta é sim. Entretanto, é preciso uma certa disciplina e entender que é um problema a longo prazo. Não é fácil, mas também não é impossível.

Alcoolismo

O alcoolismo é outro problema importante no consultório, mais frequente do que se pode imaginar. Há o bebedor social, o que precisa de relaxamento no fim de semana, o que bebe durante encontros de negócios, o intelectual que só se inspira para escrever quando fuma e bebe. Um estudo na Universidade de São Paulo, conduzido pelo dr. Guerra, revelou alta incidência do uso exagerado de álcool entre estudantes universitários. Um aspecto fundamental da questão é que geralmente os pacientes escondem o vício. Quando vêm ao consultório, estão sóbrios, naturalmente. Alguém da família ou um amigo é quem dá o alerta. Um exemplo é de um paciente, professor de direito, intelectual respeitadíssimo, autor de inúmeros livros na sua especialidade, que se tornou alcoólatra, adquiriu cirrose hepática grave e ficou para sempre dependente da bebida. Segundo suas próprias declarações, só conseguia produzir intelectualmente sob a ação de bebidas fortes. Mesmo alertado para as consequências do alcoolismo, não aceitou tratamento.

Admitir que bebe em excesso é uma grande dificuldade de algumas pessoas. Parece que isso diminuiria sua própria autoestima. Às vezes, nem mesmo o conhecimento dos malefícios do álcool quando o indivíduo é portador de cardiopatia evita o hábito. Mencionei, anteriormente, o caso do paciente que tinha insuficiência cardíaca e arritmias graves. Embora sistematicamente alertado para que não ingerisse bebidas alcoólicas, não se controlava. Morreu subitamente no bar de um restaurante sofisticado, enquanto tomava mais um drinque antes do jantar. Soube-se, depois, que havia tomado vários drinques na tarde daquele dia. Claro que, em casos assim, fatores emocionais sérios, geralmente relacionados à família, estão por trás desses comportamentos bizarros.

Outro caso ilustrativo da dificuldade de mudar de estilo de vida é o de um médico, investigador de prestígio e com estágios no exterior, portador de doença coronária extensa, que necessitou de tratamento cirúrgico há mais de dez anos. Tem dislipidemia familiar mista. Ao longo de mais de uma década, mesmo após a operação, nunca consegui convencê-lo a tratar a dislipidemia; os níveis de colesterol e triglicérides sempre permaneceram bem elevados. Dez anos após, sofreu uma segunda operação, da qual se recuperou com dificuldade. Só então aceitou submeter-se ao tratamento correto, recebendo uma combinação de medicamentos. A concentração de seus lipídeos normalizou-se rapidamente, demonstrando que a doença metabólica era perfeitamente tratável.

Portanto, a dificuldade do controle de fatores de risco baseada em mudanças de estilo de vida não decorre da falta de conhecimento científico, mas, sim, da dificuldade de sua aplicação prática. É preciso gastar tempo, persistir, estudar individualmente cada paciente, mostrar-lhe que as mudanças podem representar uma vida mais longa e sadia. O médico tem uma responsabilidade direta nisso. É preciso doutrinar.

O professor Edson Saad, do Rio de Janeiro, me contou esta. Estava ele conversando com um paciente do interior de Pernambuco, um típico coronel daquela região, quando lhe perguntou sobre os hábitos de vida. O homem disse: "Olha, doutor, eu ando bastante a pé lá na minha fazenda. Ando a cavalo também. Faço até uma boa dieta. Não como muita gordura, não bebo, não fumo... E não tenho amante". Fez uma pausa, pensou um pouco, com uma cara meio triste, e prosseguiu: "E o senhor sabe de uma coisa? Eu me arrependo de tudo isso!". É dessa forma que algumas pessoas encaram manter uma vida saudável!

Outro caso é de um professor universitário, intelectual brilhante, com cursos no exterior que lhe deram uma formação acadêmica primorosa e grande reputação profissional. Além disso, é uma pessoa agradável e um grande proseador. Tinha certo excesso de peso. Ao discutirmos algumas medidas higienodietéticas que me pareceram apropriadas aos seu caso, saiu-se com esta: "Se o senhor me proibir de beber vinho, só lhe falarei através de meus advogados!". Ao ser colocado na maca para o exame físico, completou: "Doutor, tem uma coisa: eu minto um pouco!". Informei-lhe que eu mesmo fiz uma pesquisa sobre vinho e que a bebida, em doses corretas, pode até ser benéfica. Desde então somos amigos e ele tem tido razoável sucesso no propósito de diminuir o peso. Por enquanto, sem advogados!

Acredito que um estilo de vida sadio seja constituído por um conjunto de práticas físicas e hábitos de vida, mas também de atitudes mentais. A *Oração irlandesa*, a seguir, expressa bem esse último conceito:

Tenha tempo para o trabalho
esse é o preço do sucesso
Tenha tempo para pensar
essa é a fonte do poder
Tenha tempo para participar
esse é o segredo da juventude eterna
Tenha tempo para ler
essa é a fonte da sabedoria
Tenha tempo para ser amável
essa é a estrada para a felicidade
Tenha tempo para os sonhos
eles conduzem sua carruagem para as estrelas
Tenha tempo para amar e ser amado
esse é um privilégio dos deuses
Tenha tempo para olhar em volta
o tempo é muito curto para sermos egoístas
Tenha tempo para sorrir
essa é a música da alma.

17. DETERMINANTES DO SUCESSO E INSUCESSO PROFISSIONAIS

Segundo Emerson[1], sucesso é:

> "Rir muito e com frequência; ganhar o respeito de pessoas inteligentes e o afeto das crianças; merecer a consideração de críticos honestos e suportar a traição de falsos amigos; apreciar a beleza, encontrar o melhor nos outros; deixar o mundo um pouco melhor, seja por uma criança saudável, um canteiro de jardim ou uma condição social redimida; saber que ao menos uma vida respirou mais fácil porque você existiu. Isso é ter sucesso."

Claro que todos gostaríamos de ter sucesso em nossas profissões. E a maioria pensa que tem certo sucesso, assim como, em geral, as pessoas se sentem felizes com suas vidas. Mas uma análise imparcial mostra facilmente que algumas pessoas têm maior destaque profissional que outras: contribuíram para o desenvolvimento do seu campo de trabalho, são dotadas de grande conhecimento, são respeitadas e influentes, suas opiniões são buscadas e ouvidas. No caso dos médicos, essa situação pode se refletir por meio de posições acadêmicas de destaque, por prestígio científico ou até mesmo devido ao grande número de clientes no consultório. O fato é que ninguém alcança o sucesso ou se mantém em destaque por mero acaso. Essas pessoas são líderes nas suas áreas – ou, como se diz no jargão publicitário recente, são formadoras de opinião. Mas como se chega a essa condição na profissão médica?

O sucesso duradouro, que é o verdadeiro, depende acima de tudo da competência profissional, um conceito amplo com várias facetas. A competência profissional pode ser entendida como o conjunto de uma boa formação básica, talento e domínio amplo da área de trabalho. Começa pela formação adequada, incluindo cursar uma boa universidade. A importância da formação sólida é que esta dota o indivíduo dos instrumentos essenciais de que ele vai necessitar futuramente no exercício profissional. No âmbito da competência profissional está embutido o talento do indivíduo e suas inclinações pessoais. É claro que o talento é indiscutível: quem tem facilidade para compreender e guardar informações, para associar ideias e para criar coisas novas leva grande vantagem. Note-se, no entanto, que muitos indivíduos não usam o talento que têm para se tornarem competentes, mas, sim, para se esforçarem menos. *Para atingir competência é preciso seguir a inclinação íntima de cada pessoa*. Como a medicina é um campo de atividades muito complexo, só se torna realmente competente o indivíduo que se dedica de corpo e alma. E, para isso, é preciso gostar de medicina. Além disso, descobrir a inclinação do indivíduo para uma certa atividade dentro da medicina é de fundamental importância para o exercício profissional. Hoje, temos três grandes áreas que são razoavelmente independentes: assistência, pesquisa e ensino. Nem todos têm talento para exercer essas três atividades. Tampouco é necessário. É possível ser um excelente médico prático sem ser professor ou pesquisador. E quantos excelentes pesquisadores seriam péssimos médicos! Um médico prático não precisa se preocupar tanto com tamanho de amostra, desvios-padrão ou análises de regressão, embora precise de noções de estatística e metodologia da pesquisa para analisar artigos publicados. Já o pesquisador hão necessita acompanhar os últimos lançamentos de farmacologia ou se aprofundar na relação médico/paciente, já que não trata de pacientes diretamente. Ele precisa, isso sim, buscar soluções objetivas para problemas reais que envolvem, por exemplo, aspectos de biologia, bioquímica ou biologia molecular. Ainda dentro da área assistencial, existem os métodos auxiliares, como imagens, que não requerem contato permanente com pacientes nem a aceitação de responsabilidades primárias pelo caso. Já o clínico ou o cirurgião assumem diretamente a responsabilidade pela condução dos casos.

No entanto, todos e cada um em sua área devem ser competentes. E competência, por fim, caracteriza-se pelo mais completo domínio de uma área do conhecimento associado ao bom senso, que permite ao profissional tomar as decisões mais apropriadas. Ou seja, **a competência não se resume a um compêndio, mas, sim, à habilidade que o indivíduo tem de usar com precisão seus conhecimentos e transformá-los em ações específicas**.

A competência profissional também se alicerça na experiência pessoal. Entretanto, essa experiência só contribui de fato quando criteriosamente analisada; é preciso aprender analisando criticamente o que se faz. Uma coisa feita errada mil vezes não se torna correta simplesmente porque foi repetida mil vezes. Como diriam os estadunidenses, *do not confuse experience with expertise* (não confunda experiência com competência). Competente é quem faz uma coisa da melhor maneira, e não simplesmente quem a faz muitas vezes. Infelizmente, é comum, na área médica, alguém basear-se em sua experiência para decidir condutas, quando, na realidade, essa experiência não tem nenhum valor porque não é controlada.

Em medicina, a competência profissional também se alicerça na atualização constante. Os conhecimentos médicos progrediram de modo exponencial nas últimas décadas e tendem a continuar nessa progressão nos próximos anos. A era da biologia molecular, por exemplo, está trazendo um cenário completamente novo, ao qual devemos nos adaptar. Os métodos não invasivos para diagnósticos, os minimamente invasivos para intervenções cirúrgicas e a informática são exemplos de mudanças recentes que terão impacto crescente na competência profissional. Assim, atualmente é muito fácil o médico ficar desatualizado, o que compromete irremediavelmente sua competência. A convivência num ambiente universitário, o comparecimento a reuniões científicas regulares, leituras sistemáticas de revistas especializadas e a internet são instrumentos importantes para a atualização.

Além disso, a competência profissional requer um método. Alguns aspectos práticos devem sempre ser atendidos. Assim, na consulta clínica é fundamental que se tenha total concentração, para que a mente não se distraia. É necessário observar cuidadosamente o paciente. Ser um bom observador é crucial em medicina. Observar é uma arte que se aprende e se aperfeiçoa. Os matemáticos são conhecidos pelo rigor de suas observações. Ian Stewart, em seu livro *Conceptos de matemática moderna* (em tradução livre, *Conceitos de matemática moderna,* citado por Singh[2] em *O último teorema de Fermat),* conta a seguinte anedota: um astrônomo, um físico e um matemático estavam passando as férias na Escócia. Olhando pela janela do trem, eles avistaram uma ovelha preta no meio de um campo. "Que interessante", observou o astrônomo, "na Escócia, todas as ovelhas são pretas". Ao que o físico respondeu: "Não, nada disso! Algumas ovelhas escocesas são pretas". O matemático olhou para cima, em desespero, e disse: "Na Escócia, existe pelo menos um campo, contendo pelo menos uma ovelha e pelo menos um lado dela é preto!".

É necessário examinar o doente de modo sistemático e completo, além de analisar exames com cuidado e crítica. **Primeiro, deve-se obter os dados; depois, formular as hipóteses**. Como disse Sherlock Holmes em *Um estudo em vermelho,* escrito por Sir Arthur Conan Doyle[3] (que, aliás, era médico): *"É um grande erro teorizar antes de ter todos os indícios. Prejudica o raciocínio".* E mais: **não confie na memória; anote os dados importantes**. Por exemplo, é muito útil ter uma ficha rotineira, de modo que pelo menos os dados essenciais sejam sempre preenchidos.

Boas relações humanas são outro ingrediente fundamental para o sucesso. Enquanto a qualidade do trabalho e a competência dependem quase exclusivamente do indivíduo, as relações humanas corretas contribuem para que o profissional se torne conhecido e respeitado. Tais relações baseiam-se em características pessoais como honestidade, integridade, respeito ao próximo, franqueza, delicadeza e cavalheirismo. Claro que muitas dessas características são inatas, mas podem sempre ser aperfeiçoadas ou mesmo adquiridas. E as relações corretas dizem respeito não apenas ao tratamento dos pacientes, como discutido em outros capítulos, mas também aos colegas de profissão e instituições. Considero esse aspecto um dos mais importantes da profissão.

Por exemplo, todos os procedimentos médicos têm como base a confiança que o paciente deposita no médico, não em contratos escritos. Portanto, baseia-se na honestidade do profissional. Ao serem publicados, os relatos de pesquisadores são imediatamente aceitos porque se supõe que aquilo que está sendo dito corresponde estritamente à verdade. Já no cuidado médico direto, a delicadeza do profissional, seu humanismo e compreensão são tão importantes para o sucesso do tratamento quanto o tratamento em si. Resumindo em uma frase, trata-se de cuidar da pessoa doente, e não apenas da doença.

A importância do trabalho para o sucesso profissional não pode ser suficientemente enfatizada. A história mostra que grandes homens foram grandes trabalhadores. É assim nas artes, nas ciências e na política. Einstein, Picasso e Churchill são apenas alguns exemplos. Não existe mágica: a obtenção de resultados positivos em qualquer campo sempre exige trabalho. O dr. Zerbini cunhou a frase: "Nada resiste ao trabalho". Os que o conheceram sabem que ele viveu sempre fiel a esse lema. Mas não basta apenas trabalhar esporadicamente. É preciso ter *persistência*. Mesmo com boas ideias, é raro que se consiga algo realmente bom na primeira tentativa. E os fracassos são muito frequentes. **Mas pela persistência se percebem os problemas de um determinado empreendimento, e as correções, então, tornam-se viáveis. É praticamente impossível prever tudo o que pode acontecer de errado quando se realiza algo novo.** Quando se contemplam os grandes quadros de pintura clássica, como *As Meninas*, de Velázquez, *Mona Lisa*, de Da Vinci, ou as grandes esculturas, como *Moisés*, de Michelangelo, e se procura saber como foram feitos e quanto tempo consumiram, percebe-se que mesmo os grandes gênios levaram meses ou anos para produzir obras imortais. Do mesmo modo, as carreiras das pessoas não se fazem do dia para a noite, mas demandam muito trabalho e persistência.

Trabalho e persistência, porém, precisam de uma *finalidade* para serem, de fato, produtivos. Caso contrário, representam apenas gasto de energia. Por isso, um ponto fundamental para o sucesso profissional é o estabelecimento de objetivos bem definidos. E esses objetivos hão de ser realistas, possíveis, alcançáveis. Fora dessa perspectiva, tornam-se sonhos irrealizáveis e passam a ser quimeras. Portanto, o trabalho deve ser dirigido a um objetivo específico, evitando-se distrações. Hoje, a quantidade de informações, de novos campos de pesquisa, de novas atividades e de oportunidades de lazer é tamanha que se tem a constante sensação de sempre estar perdendo algo. Mas, na realidade, não é possível assistir tudo, ler tudo, comparecer a todos os eventos, responder a todos os *e-mails*. Do contrário, a pessoa ficaria simplesmente à mercê dos acontecimentos, sem tempo para cuidar de seus verdadeiros interesses. Portanto, é preciso focalizar um ou poucos objetivos de cada vez e terminar o que se começou.

Convém lembrar outro princípio importante, que é o da *flexibilidade*. É preciso estar pronto para mudar de rumo se surgirem novos dados que alterem o quadro inicial, isto é, os objetivos iniciais traçados. Ou seja, traçar objetivos a médio e longo prazo não pode ser um voo cego. Mudanças de rumo diante de fatos novos podem ser necessárias.

Há ainda outro ingrediente importante para o sucesso profissional hoje em dia. *Trata-se da capacidade de associação, o trabalho em equipe.* A medicina tornou-se muito complexa devido à incorporação de novas técnicas e de novos conhecimentos especializados. Seu exercício passou a ser multidisciplinar, tanto no cuidado dos pacientes quanto em pesquisa. Assim, atualmente, o cuidado de doentes graves envolve vários profissionais de diferentes especialidades, como infectologistas, hepatologistas, neurologistas, oncologistas, etc. Projetos de pesquisa requerem investigadores de diferentes áreas, que dominem aspectos particulares de bioquímica, física ou biologia molecular. O projeto Genoma Humano é um exemplo disso. Claro que nessas associações sempre despontam os líderes, mas a consecução de grandes projetos tende a ser multidisciplinar. É uma nova modalidade de associação que requer habilidades para conviver com outras pessoas, buscando um objetivo comum.

Por fim, *é preciso fugir da mediocridade*. José Ingenieros[4], em seu magnífico livro *El hombre mediocre*, definiu: *"Mediocridade consiste em nunca causar escândalos e também não dar exemplos"*. Perfeito! Claro que conseguir fugir da mediocridade não é fácil. Nem todos são naturalmente criativos, mas todos podem sempre buscar ângulos diferentes das coisas, soluções para problemas não resolvidos. Não é preciso inventar a roda. Ou, como disse William Ganz: *"Não basta ser inteligente; é preciso ser inovador"*.

Por outro lado, *é importante preparar-se para o futuro*, às vezes com grande antecedência. Não se trata de adivinhação. Todos sabem que imprevistos, catástrofes e até coisas boas inesperadas acontecem. No entanto, certas tendências gerais das atividades humanas podem ser razoavelmente antecipadas. Identificar tais tendências faz parte da liderança. Existem, atualmente, institutos no mundo todo dedicados precisamente a isso. No campo individual não é muito diferente. Por exemplo, com a globalização, não é difícil antecipar que ser poliglota e entender de informática são instrumentos fundamentais para qualquer profissão. Na medicina, métodos não invasivos e biologia molecular são áreas de grande interesse atual e futuro. *"A sorte é quando o preparo se encontra com a oportunidade"*; essa sábia frase resume bem o conceito de que não se deve deixar o futuro inteiramente ao acaso. Portanto, **planeje a sua carreira e não deixe que a sorte decida por você**.

Um outro aspecto importante no trato com o paciente é a aparência pessoal. Pessoas asseadas e bem cuidadas inspiram confiança. Infelizmente, muitos jovens médicos se descuidam desse detalhe hoje em dia. Se o médico não se importa com sua própria apresentação e aparência, por que teria mais cuidado com a saúde de outros? Lembremos do ditado: "O que é belo à vista chega mais depressa ao coração".

Já o insucesso depende menos da falta de talento do que de outros fatores. Assim, alguns são muito claros e, a rigor, representam o oposto das determinantes do sucesso. Vamos a eles.

- *Falta de dedicação:* não conheço ninguém de sucesso que não tenha se dedicado intensamente ao seu trabalho. É uma ilusão pensar que possa ser diferente. No entanto, certas pessoas passam boa parte da vida dormindo. Quando acordados, gastam grande parte do tempo se divertindo. Quando, por fim, resolvem trabalhar, o fazem na área errada, no momento

errado e da maneira errada. Nessas circunstâncias, não é surpreendente que as coisas não funcionem; a surpresa seria se dessem certo!
- *Dispersão:* muitos objetivos não podem ser atingidos ao mesmo tempo. Na vida, escolhas têm de ser feitas. O que muitos não percebem é que, quando se faz uma escolha, renuncia-se a outras coisas. É inevitável. A dedicação intensa a uma atividade impede que se faça outra. Ninguém pode ser tenista profissional e médico ao mesmo tempo.
- *Objetivos fantasiosos:* outra causa comum de insucesso. Com isso, se perde a oportunidade de trabalhar por objetivos concretos. É claro que sonhar é importante, mas não se pode perder de vista a realidade. Aguardar que surjam oportunidades especiais, grandes ofertas, é um caminho certo para o insucesso. William Osler[5], em seu discurso *The Army Surgeon*, disse muito bem: "A sua obrigação não é enxergar o que está vagamente a distância, e sim executar o que está claramente ao alcance da mão". Demonstra-se competência realizando bem as tarefas do dia a dia. Todos os doentes devem ser vistos todos os dias. Todas as operações precisam ser feitas com precisão, sem erros. E para isso é preciso seguir uma rotina bem feita. Esse conceito é válido para todas as atividades médicas: cuidado de doentes, conferências, preparo de aulas, redação de artigos científicos e, sobretudo, pesquisa. Esse é o caminho para o sucesso. No entanto, é comum as pessoas executarem mal suas tarefas rotineiras. Não é que as coisas sejam difíceis; é que se opta simplesmente pelo descaso, pelo desleixo. O que as pessoas não avaliam corretamente é que tal comportamento compromete a credibilidade do profissional. Se alguém não é capaz de executar com proficiência a rotina de seu trabalho, como esperar que seja competente em tarefas mais complexas?
- *Esperar o reconhecimento alheio:* é uma forma de vaidade e um caminho seguro para o insucesso. Na verdade, cada um tem de cuidar do seu trabalho e realizar suas próprias tarefas.
- *Deixar de fazer as coisas alegando que os meios são inadequados*, ultrapassados, impróprios é outra causa de insucesso. "Gostaria de fazer tal coisa, mas faltam os meios"; essa é uma desculpa bem comum. Santiago, o solitário

herói pescador que Hemingway[6] imortalizou no romance *O velho e o mar*, procurava se livrar dessa tentação murmurando para si mesmo: "Não pense nas coisas que não tem; pense no que pode fazer com as coisas que tem". No entanto, é impressionante o número de pessoas prontas para reclamar, reivindicar, culpar outros e que, ao mesmo tempo, deixam de dar sua própria contribuição para melhorar as coisas.

- *Orgulho:* não perguntar sobre coisas que não se sabe é um erro fatal. O conhecimento evoluiu fantasticamente; ninguém mais sabe tudo. Portanto, é preciso aprender com os outros, reconhecer suas próprias limitações. Quem não puder fazer isso não terá sucesso.
- *Não cumprir o prometido:* sejam grandes ou pequenas, promessas exigem cumprimento. A confiança das pessoas se alicerça nisso também. Quando se espera que alguém faça alguma coisa prometida e isso não acontece, a frustração é inevitável.[7]

Um aspecto curioso na profissão é o papel da universidade. Nem sempre as colocações no vestibular, as notas na universidade, os graus acadêmicos significam que o profissional vá ter sucesso na vida prática. Isso acontece porque a universidade, no seu processo de seleção e formação de pessoal, não usa os mesmos critérios que a sociedade em geral. Por exemplo, conhecimentos de matemática, física ou biologia podem ser fundamentais para o conhecimento científico, assim como o entendimento fisiopatológico das doenças e funções dos órgãos, mas não têm nada a ver com os sentimentos de uma pessoa que está sofrendo dor e ansiedade por causa de uma enfermidade. É aí que entra em jogo a chamada inteligência emocional, que engloba elementos da personalidade de uma pessoa que não são avaliados no processo de formação acadêmica.

Tipicamente, a universidade não avalia a capacidade de liderança. Líder é o indivíduo que desperta confiança nos outros, que tem visão do futuro, que é capaz de estimular em cada um de seus associados as melhores qualidades, que tem força interior e energia para lutar por princípios. A capacidade de liderança é inata, mas pode ser aperfeiçoada. São inúmeros os exemplos de indivíduos que, mesmo com pouca instrução formal, conduzem os outros, inspiram e realizam grandes feitos. Líderes são pessoas com carisma, força e, sobretudo, convicções, e que, por isso, influenciam sua época.

18. MÃES, SEUS DIAGNÓSTICOS E RECEITAS

Mães são uma entidade à parte. Sua capacidade de se dedicar aos filhos e seu modo de tratá-los a vida inteira é incomparável. Suas atitudes não têm paralelo, e os sacrifícios de que são capazes pelos filhos são lendários. Suas justificativas para perdoar os filhos vão do ridículo ao sublime.

Alguns exemplos são ilustrativos. Há tempos, eu cuidava de um paciente de 55 anos, portador de aterosclerose sistêmica séria, que necessitou cirurgia de revascularização cardíaca e também vascular periférica. Tratava-se de uma pessoa de grande competência na sua área de atividade: cuidava exemplarmente de grandes negócios da família, que incluíam um rebanho de gado charolês de primeiríssima qualidade, cujos reprodutores eram importados diretamente da França. Seus animais eram frequentemente premiados nas melhores exposições de gado do país. Graças à sua competência e integridade, era juiz das exposições de animais de Esteio e Palermo, na Argentina. Em suma, era um homem de grande competência. Quando vinha consultar, sua mãe, de setenta e tantos anos, que eu nunca tive o prazer de conhecer pessoalmente, sempre ligava para o meu consultório para me dizer como eu deveria aconselhar seu filho; ela não tinha nenhuma cerimônia. Numa dessas ocasiões, o paciente estava na minha frente, e o sermão da mãe foi mais ou menos assim: "O senhor precisa dizer ao meu filho que não trabalhe demais, que não fume, que se cuide, que faça dieta. Ele vai lá pra estância, fica sozinho, come mal... E tem mais: ele não me obedece!". E encerrou com esta joia: "É que ele foi bem ensinado, mas mal aprendido". Eu, é claro, só pude concordar: "Pois não, minha senhora, pode deixar que eu falo".

Dona Zely Camargo, de Vacaria, amiga íntima de nossa família há muitos anos, é mãe do dr. José Camargo, professor de Cirurgia Torácica da Faculdade Santa Casa, de Porto Alegre. Camargo é uma grande autoridade em pneumologia e tem uma das maiores experiências em transplante de pulmão da América Latina. José é um homem de fino humor e um filho amoroso. Costumava corresponder-se com a mãe por carta, embora morem perto um do outro e se visitem com frequência. Por brincadeira, certa vez ele escreveu para a mãe reclamando que ela cometia muitos erros de português nas cartas; que não abria parágrafo, não usava ponto nem vírgula. Imagine se uma carta daquelas caísse nas mãos de alguém desconhecido... Seria uma vergonha! Mas dona Zely não se abalou. Escreveu-lhe, em resposta, uma carta bem comprida, falando da família, do esposo Deoclécio, das invernadas, do gado, de tudo, enfim. No rodapé, incluiu um PS, com uma porção de pontos e vírgulas e um recadinho extra: "José, os pontos e vírgulas estão todos aí. Agora você, que é letrado, ponha nos devidos lugares". Por essa o José não esperava!

Posso também citar um exemplo com minha própria mãe. Uma vez, tive uma dor na boca do estômago, à noite, que durou mais de uma hora. Tomei antiespasmódico e a dor não passou. Como aquilo estava me incomodando, liguei para o prof. Fúlvio Pileggi, meu cardiologista. Ele basicamente enviou um pronto-socorro à minha casa. O eletrocardiograma, feito por um colega do curso de especialização, tinha alterações suspeitas de isquemia aguda, o que deixou o médico visivelmente preocupado. Acabei indo para o hospital. Após alguns exames complementares, decidiu-se que eu precisava ser submetido a uma coronariografia. Enquanto aguardava o exame, resolvi ligar para minha mãe, dona Suely, e contar o que estava se passando. Ela não pareceu impressionada e me disse: "Não se preocupe. Os médicos vão fazer uma porção de exames e não vão encontrar nada. Isso é uma dor que tem na nossa família. Você precisa é de uma dieta", e em seguida me explicou o que eu devia ou não comer. Eu ainda argumentei: "Mas, mãe, o eletro se alterou".

"Mas isso pode", foi sua resposta tranquila. Diante de tanta certeza, encerramos a conversa. A coronariografia realizada foi, de fato, normal. Assim, o dr. Fúlvio recomendou que eu procurasse o prof. Agostinho Betarello, notável gastroenterologista. Ele me examinou cuidadosamente e pediu um raio X de estômago, que revelou estômago em cascata – uma anomalia congênita sem qualquer importância. Então me prescreveu uma dieta. Pasmem: igualzinha à da minha mãe!

Tenho uma outra boa história com a dona Suely. Precisa, porém, de um preâmbulo. Em ocasiões diferentes, eu havia submetido a dois amigos, famosos professores de medicina na Universidade da Califórnia, a seguinte pergunta: "Como criar os filhos?". Um deles tem quatro filhos e o outro, três. Ambos fizeram amplas considerações acadêmicas, muito eruditas, sobre esse tema espinhoso; citaram até exemplos pessoais. Suas opiniões podem ser resumidas em duas palavras: "Não sabemos". Um dia, tive um desentendimento com meu filho mais velho e fiquei muito aborrecido, frustrado e magoado. Eu não sabia lidar com ele. Naquela ocasião, já aprendi uma coisa: briga de pai com filho dói mais no pai do que no filho. Resolvi ligar para minha mãe para contar o ocorrido, disse como me sentia e perguntei: "A senhora, que criou seis filhos, pode me dizer alguma coisa?". Ela respondeu no ato: "Olha, primeiro, as crianças são todas diferentes... Você precisa compreender isso. Segundo, quando você quiser dizer alguma coisa, diga com muito jeito e escolha o momento certo, porque às vezes eles não querem ouvir". Bruno Bettelheim[1], famoso psicólogo que escreveu um livro notável chamado *Uma vida para seu filho*, certamente não discordaria disso. Dona Suely não é professora universitária, mas de criação de filhos parece que sabe mais do que pelo menos três professores: eu e meus dois amigos.

De outra feita, atendi um paciente de Santa Catarina, acompanhado da esposa, que relatava dores de curta duração na mandíbula, que ocorriam tanto em esforço quanto em repouso. O quadro era típico de angina do peito, apenas com dor no queixo, mas, por conta dessa dor no queixo, haviam-lhe extraído um dente – sem melhoria da dor, é claro. Quando ouviu meu diagnóstico de angina, a esposa virou-se para o marido e o fuzilou com os olhos:

"Eu disse que não era dor de dente! Dor de dente não passa assim, sozinha... E a sua passava em dez minutos". Uma coronariografia permitiu confirmar o diagnóstico de insuficiência coronária. O paciente foi operado e sua "dor de dente" foi curada.

Claro que existem as atitudes insólitas delas, as mulheres, mas disso Bernard Shaw se encarregou de contar com muito mais competência. Aqui, só quero ilustrar o lado positivo da atuação das mulheres no dia a dia da saúde familiar. Não é possível, à luz da razão comum, explicar muitas das atitudes que elas têm em relação a assuntos médicos. Talvez seja instinto, uma percepção de coisas que não são imediatamente aparentes, mas que são reais. O fato de conceberem e criarem os filhos, cuidando da saúde deles quando pequenos, talvez explique parte desse mistério. Por isso as *mammas* e *nonnas* na Itália são tão veneradas. O fato é que, no geral, as mulheres leigas têm mais bom senso que os homens leigos quando se trata de assuntos de saúde. Muito homens adotam a atitude machista e burra de desafiar a doença, desconsiderar sintomas e, assim, correm riscos desnecessários. Por isso, costumo aconselhar meus pacientes homens a ouvirem suas mulheres quando tiverem dúvidas sobre problemas de saúde. Dá mais certo.

PARTE II

CIÊNCIA E UNIVERSIDADE

19. DISCURSO DE FORMATURA

Discurso proferido na solenidade de formatura pela Faculdade de Medicina da Universidade Federal do Paraná (UFPR), em 1965, como representante dos formandos.

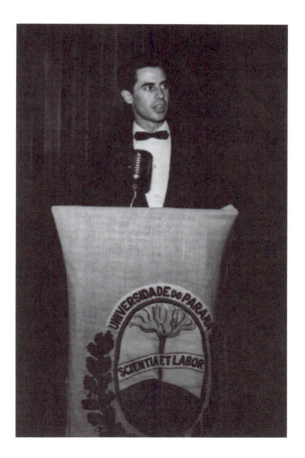

A beleza desta solenidade e o seu profundo significado avivam em mim a lembrança dos que não a tiveram, dos milhares de jovens brasileiros que não se puderam educar. Neste mesmo instante, eles estão afastados dos benefícios espirituais e materiais da instrução superior, com futuro limitado, privados do prazer do estudo, da pesquisa e do ensino. Por isso, meu primeiro e ardente desejo é que, no futuro, a educação de uns não signifique o isolamento de outros, pois nenhuma nação tem o direito de condenar, mesmo o menor dos seus filhos, à ignorância.

Senhores homenageados!

Só os gênios são capazes de criar, de conceber coisas verdadeiras que até então ninguém havia imaginado. Mas nem eles dispensam os mestres; sempre há o que aprender. E nós, homens comuns, andamos pelas veredas que outros já percorreram. Durante seis anos nos ensinastes a caminhar pela ciência, pela moral, pela arte, pela caridade e pela fé – tudo isso é Medicina. Hoje somos as mesmas pessoas físicas, mas não somos os mesmos homens. Talvez não sejamos melhores, e certamente não sabemos tudo, mas sabemos mais; estamos compreendendo melhor as nossas limitações – esse é um crédito que vos pertence. Com esta homenagem, reverenciamos vosso passado, idealismo e valor. Mas ela não é só uma homenagem ao passado. Queremos que seja também o alento para o futuro. O destino da nossa faculdade está em vossas mãos – pelos cargos que ocupais e pelos exemplos que representais – e, até que cheguem à nossa geração, muitos sóis hão de nascer e se pôr. Suponho que possais refletir como o *Pontífice de Morris West* ao analisar os problemas de sua igreja. Parafraseando-o, haveis de dizer: *"A faculdade é uma família – como toda família, alberga dentro de si as pessoas pacatas e caseiras e as dadas às aventuras. Tem os seus críticos e os seus conformistas; tem aqueles que são ciosos de suas tradições menos importantes; aqueles que querem lançá-la para a frente como um facho brilhante indicando um glorioso futuro. Eu sou o Pai comum de todos eles (...). Quando os aventureiros regressam de uma nova fronteira, cansados e marcados pela viagem, vindos de mais uma missão, triunfantes ou derrotados contra os muros da ignorância, eu tenho de os receber com a caridade em Cristo e protegê-los com carinho daqueles que obtiveram maior proeminência só porque não se atreveram a ir tão longe".*

Mestres, vós sois o pai comum desta faculdade. Eu vos exorto! Protegei-a, protegei os que querem lançá-la para a frente com um facho brilhante indicando um glorioso futuro.

Nosso agradecimento pelas vossas lições será a observância "do sagrado dever que ao homem compete de aperfeiçoar o seu patrimônio, herdado ou adquirido – e aquilo que o pai encontrou vidro e fez cristal incita o filho a encontrar cristal e fazer pérola". De vós herdamos um patrimônio científico. Como vossos filhos espirituais, procuraremos transformar em pérola o vosso cristal.

Caríssimos pais!

Vossa justa alegria se contrapõe à saudade dos formandos que já não têm pais a quem oferecer o espetáculo desta formatura. Eu saúdo primeiro essas sentidas ausências! Pobres criaturas que não viram, para refrigério dos seus sofrimentos, a vitória inicial dos filhos. Que a vida que lhes roubou este precioso momento não roube de seus descendentes um venturoso futuro! Pais presentes: só quando tivermos os próprios filhos a educar e a encaminhar na vida avaliaremos, com justiça, o que nos proporcionastes e quanto isso vos custou. Outras formas havia para nos ajudardes, mas a do aperfeiçoamento intelectual é a mais sábia e duradoura, pois o que pertence ao espírito ninguém pode furtar. Por isso vos somos hoje imorredouramente gratos, e amanhã, e a cada ação meritória que fizermos, o seremos ainda mais, como se vossa obra, ao correr do tempo, em vez de se desmerecer, mais refulgisse e brilhasse.

Senhores!

Devemos vos parecer uma incógnita ao sair da escola para cruzar os umbrais da vida. Quereis saber o que somos e o que pensamos. Eis porque vos falaremos da Medicina sob dois aspectos: como ramo da cultura inserida na realidade nacional e como ciência e arte incumbida do socorro ao homem doente. Inicialmente, reconhecemos no Brasil um país a lutar arduamente pela verdadeira emancipação. E, apesar de todos os percalços, não estamos sendo derrotados pelas dificuldades; antes nos temos mostrados dignos delas. Os campos dessa gigantesca batalha por melhores dias abrangem todos os setores da vida brasileira, do econômico ao político, do social ao cultural. Na educação, há motivos para sérias preocupações. Ninguém nega os males da ignorância para o indivíduo e para o povo. O povo ignorante pouco há de progredir, a começar pela razão de não saber o que quer. Não conhecendo as perspectivas do seu tempo, não pode aspirar ao melhor, e não conhecendo a história e o que outros povos fizeram, falta-lhe mesmo o desejo de glória para o alentar. Precisamos nos educar – isso é fundamental. Educar, não apenas instruir. Necessitamos compreender a nossa era, realizar o melhor e desenvolver as faculdades do homem integralmente, colocando sua capacidade a serviço de um ideal elevado e comum. Estudemos nossa realidade científica, embora sabendo, de antemão, que nos encontramos num estágio muito primário. Por que nossa ciência não avança como deveria? Uma causa é indiscutível: não temos planejamento, não temos o desejo conjunto e definido de progredir cientificamente. Os homens que se dedicam às pesquisas tropeçam com mil dificuldades, desde as econômicas até os preconceitos mais estapafúrdios, absurdamente imiscuídos na produção científica. A educação precisa do pensamento e o homem deve pensar livremente, embora não possa agir como bem entenda, porque é limitado pelas leis da comunidade. Urge reconhecer e cumprir um programa de ascensão aos cargos educacionais das universidades, de modo que homens aptos a ensinar encontrem degraus firmes por onde subir, e não dependam, para galgá-los, senão dos seus conhecimentos, de sua capacidade para transmiti-los e para atrair outros homens para a ciência. A carreira universitária, isto é, os trabalhos de ensino, pesquisa e atendimento médico nas universidades como dedicação exclusiva, precisa ser consolidada definitivamente, de modo que os homens a ela dedicados possam viver dela e para ela. É disso que precisam justamente os países que maiores esforços hão de realizar, já não digo para vencer a carreira do progresso, mas para figurar entre os competidores. Aí estão a Rússia e os EUA liderando duas metades do mundo. Por quê? Porque, além de dinheiro e poderio bélico, têm um outro poderoso exército – o exército da ciência. Composto por milhares de homens inteligentes, trabalhando num esforço organizado para a grandeza da nação. Isto é o que nós também

112

devemos fazer: criar, manter e sempre aumentar um grandioso exército da ciência brasileira, não para oprimir e explorar, mas para ajudar a nós mesmos e aos outros, para criar mais trabalho e forjar felicidade.

É altamente meritório o esforço dos homens que trabalham isoladamente nas nossas universidades. Porém, heroísmos individuais não resolverão o problema de toda a nação. Não podemos pensar que carreguem, esses idealistas notáveis, o fardo por muito tempo. Não podemos esquecer suas famílias, suas esposas, seus filhos a reclamarem convívio e amparo. Precisamos é do planejamento global que as grandes realizações requerem. Por causa dessa ordem que não temos, quantos homens de valor se vão para sempre das universidades, como se estas pudessem subsistir sem a contribuição do seu trabalho e das suas inteligências!

O homem criou, como nunca, instrumentos de vida e progresso e instrumentos de destruição e morte. Somente cérebros gigantes guiados por corações puros poderão salvar a humanidade de sucumbir nas garras de sua própria grandeza. De que valerá o esforço da Medicina para salvar as criaturas, uma a uma, se um dia o ódio do mundo as tragar aos milhares, em nova catástrofe universal?

Eis porque pedimos proteção à ciência: é ela que tornará o país glorioso e preservará a humanidade!

Falemos agora da Medicina em seu foro íntimo. "O recente progresso médico é estupendo", dizem os mais velhos. Mas a Medicina, embevecida da sua própria importância, corre o risco de esquecer sua finalidade. É natural que ela exerça grande fascínio sobre o homem e que, em se dedicando a ela, ele se sinta realizado e importante. Porém, a Medicina não nasceu da necessidade de o médico sentir-se importante, mas, sim, da necessidade de os doentes serem curados.

Somos filhos da especialização, esse paradoxo dos nossos tempos que nos permitiu alcançar profundezas inéditas, mas que ameaça reduzir a tal ponto nossos horizontes que nos faz perder a orientação, ocultando-nos o cume que buscávamos. Este é um grande problema para o novo médico: como valorizar acertadamente a especialização? Cortejando-a, na medida em que representa melhor atendimento para os pacientes, ou rejeitando-a, quando significque amputação espiritual e perda da visão panorâmica do caso?

Em relação a ela há também o problema do doente, que não pode ter um episódio de via-sacra, com um martírio específico relembrado em cada consultório de especialista que visita.

Preocupa-nos o quanto custa ao público nosso atendimento. É justo recebermos pagamento pelos nossos trabalhos, mas não é justo transformar o consultório em banca de títulos onde se comercia a dor alheia!

A Medicina perdeu o caráter individualista. Hoje, o bom atendimento requer, não raro, o concurso de vários especialistas. O trabalho em equipe é uma imposição dos nossos dias.

Esses problemas não são pequenos e, para enfrentá-los, o médico precisa de muito estudo e humildade. *Precisa de humanismo*, que, segundo Ignácio Chavez, *"quer dizer cultura, compreensão do homem nas suas aparições e misérias; apreciação do que é bom, do que é belo e do que é justo na vida. É o efeito do humanismo que nos faz homens cultos. A ciência é outra coisa. Ela nos torna fortes, mas não melhores. É por isso que o médico deve ser tanto mais culto quanto mais sábio"*. A observação disso é que faz dele *"consultor e guia"*, e não apenas um médico. Sua cultura lhe permite a compreensão do problema humano que cada caso encerra, e compreensão significa simpatia. O médico não é um mecânico que deve reparar um organismo lesado como se repara uma máquina. É o homem que se inclina sobre outro homem num desejo de ajudar, oferecendo o que ele tem, um pouco de ciência e muito de compreensão e simpatia. O médico há de ser tão simples que ninguém lhe pareça estranho, tão compreensivo que todos lhe pareçam filhos.

Meus colegas!

Exprimo-vos, na hora da despedida, meu profundo respeito, por vós e por vossos pais, esposas, noivas e amigos. Agradeço a honra de vos representar, bem como vossa companhia nesses anos de faculdade. Entre vós encontrei almas as mais sinceras. Jamais vos esquecerei. Daqui por diante, cada um terá seu caminho, seu quinhão de sofrimentos e de glórias. Porém, viveremos todos sob o céu da Pátria comum que há de ser amada e defendida. Ao almejar, para cada um, as vitórias que os façam felizes, convido-vos a seguir comigo até Paris à época do *jubileu de Pasteur*, a fazer que sejam a juventude a que ele se dirigia, a suprimir de vossa mente a minha imagem e a ouvir o grande sábio dizer: *"Qualquer que seja a vossa carreira, não vos deixeis atingir pelo ceticismo infamante e estéril; não vos deixeis desencorajar pelas tristezas de certas horas que passam sobre uma nação. Vivei na paz dos laboratórios e das bibliotecas. Perguntai-vos, em primeiro lugar, que fiz pela minha instrução? Depois, à medida que avançardes, que fiz pelo meu país? Até o momento em que tereis talvez esta imensa felicidade de pensar que haveis contribuído de alguma forma ao progresso e ao bem da humanidade. Porém, mesmo que os esforços sejam mais ou menos favorecidos pela vida, é preciso, ao se aproximar o grande fim, estar no direito de dizer: 'Eu fiz o que pude' "*.

20. FORMAÇÃO MÉDICA E PESQUISA: BASES DA REALIZAÇÃO PROFISSIONAL EM MEDICINA*

Embora a formação profissional do médico seja motivo de grande preocupação tanto para professores quanto para estudantes, são poucas as oportunidades que estes encontram, na universidade brasileira, para analisar em profundidade as opções e peculiaridades da sua carreira profissional. Em contraposição, em outros países tal discussão é usual e feita individualmente, havendo séria preocupação por parte dos orientadores em examinar amplamente as características da carreira com relação ao treinamento acadêmico e ao exercício posterior da profissão.

Os conceitos que vou emitir originam-se de três fontes: a) a observação da vida de médicos e pesquisadores ilustres com os quais convivi e cuja conduta tem sido fonte de valiosos ensinamentos; b) a experiência de minha própria formação médica, que inclui residência e curso de especialização no Brasil e no exterior. Inegavelmente, os anos que passei nos EUA influenciaram profundamente meu pensamento sobre a medicina, não só quanto aos conhecimentos técnicos, mas quanto à concepção filosófica de trabalho; c) minha experiência profissional no Brasil como clínico e pesquisador. Nunca me afastei da universidade, ao mesmo tempo que venho exercendo constante atividade clínica. Como investigador, tenho tido o privilégio de participar da experiência singular da associação de ensino, assistência e pesquisa no

---

* Texto publicado originalmente em: Rev Ass Med Bras 1988; 34:93-100.

Instituto do Coração da Faculdade de Medicina da Universidade de São Paulo (Incor-FMUSP). Convivo, assim, com os problemas inerentes à formação de equipes e execução de programas de pesquisa a longo prazo, num país fustigado por problemas socioeconômicos e culturais da maior complexidade.

Estas considerações são dirigidas especificamente a estudantes de medicina e médicos recém-formados que buscam formação acadêmica, preparando-se para o ensino e para a pesquisa. No universo da medicina brasileira, eles representam uma seleta minoria; são, no entanto, profissionais que o país necessita urgentemente, pois serão os líderes que guiarão a comunidade médica. Também serão feitos comentários sobre a prática assistencial. Espero, assim, compartilhar ideias com quem busca realização profissional em medicina. Por fim, o foco principal desta discussão é o médico em si mesmo e suas posturas profissionais, e não problemas de estruturas socioeconômicas ou sistemas de saúde, pois acredito que boa parte das dificuldades que enfrentamos na medicina brasileira decorre de atitudes dos médicos e de suas concepções de trabalho. As deficiências dos sistemas educacionais e de saúde do governo não devem nos impedir de focalizar o papel do próprio médico e suas responsabilidades.

Formação acadêmica

Não será discutida, aqui, a estrutura básica do currículo médico brasileiro, mas, sim, como esse currículo pode ser complementado no sentido de atender às necessidades de uma formação médica moderna.

O primeiro ponto refere-se à própria concepção de escola médica. Ouço dizer que a escola tem como finalidade precípua transmitir o conhecimento médico. É uma concepção muito estreita. Penso que a escola deve ter como finalidade essencial avançar o conhecimento médico, e não apenas transmiti-lo. Porém, a maioria de nossas faculdades é simplesmente repetidora. É mister ensinar, claro, mas com base, em grande parte, na própria experiência. Isso naturalmente pressupõe que os próprios professores pesquisem. Para executar essa função, é preciso agir com espírito científico e inovador; ensinar o aluno a pensar, a observar e analisar os fatos, a questionar todas as atitudes médicas para obter lições lógicas e não apenas especulativas ou históricas. Uma das coisas que mais me preocupam em relação aos nossos estudantes é sua passividade; perguntam pouco, questionam pouco. A primeira regra do método de Descartes[1] – *"nunca aceitar nada como verdadeiro a menos que eu o reconheça claramente como tal"* – deveria ser ensinada sistematicamente até se tornar uma segunda natureza no médico. Como boa parte do conhecimento técnico-científico muda ou se amplia com o passar do tempo, é preciso ensinar e aprender tendo em vista essa dinâmica. Tal raciocínio analítico instiga a criação do fato novo e permite ao médico ser cauteloso diante dos modismos tão frequentes em medicina. Em outras palavras, a faculdade deve dotar o estudante da capacidade de resolver problemas e analisar soluções, preparando-o, enfim, para o indispensável aprendizado continuado, em vez de simplesmente informá-lo sobre conceitos vigentes no momento.

Certas matérias habitualmente extracurriculares são hoje necessárias à boa preparação do médico, sobretudo considerando que os estudos parauniversitários são falhos. Por exemplo, noções de matemática, física, computação, estatística, línguas e humanidades se impõem. A complexidade de certos fenômenos biológicos é tal que conhecimentos básicos de matemática e estatística se tornaram hoje fundamentais para compreendê-los. Além disso, condutas terapêuticas de grande impacto individual e coletivo sugeridas são baseadas em estudos populacionais nos quais se empregam estatísticas complexas. Espera-se que pesquisadores e médicos práticos tenham noções suficientes desses métodos não apenas para poderem servir-se dessas informações, mas, sobretudo, para se livrarem de interpretações errôneas.

Quando me refiro ao estudo de humanidades, quero dizer cultura geral, incluindo conhecimentos de história universal, arte, música, literatura e comunicações, cuja finalidade é capacitar o médico a se relacionar mais facilmente com pessoas de diferentes formações culturais. Cultura, *lato sensu*, não é um luxo de aristocratas, mas, sim, um instrumento poderoso que permite ao homem ter uma perspectiva correta da vida e de seu trabalho.

Por outro lado, a formação médica básica exige conhecimentos fundamentais de fisiologia, fisiopatologia, aspectos clínicos, história natural das doenças e terapêuticas, que são essenciais para a boa prática médica. Muito sofrimento humano e gastos desnecessários podem ser evitados por meio de conhecimentos básicos de clínica; é frequente que exames complementares, nem sempre inócuos e quase sempre caros, sejam utilizados em flagrante substituição a conhecimentos clínicos essenciais. O mesmo se aplica ao emprego indiscriminado de medicamentos para tratamento de afecções cuja evolução natural é benigna, dos quais o exemplo mais gritante talvez seja o uso de antibióticos para tratamento do resfriado comum. Num país carente de recursos financeiros como o nosso, uma formação clínica sólida não é apenas necessária por razões científicas e éticas, mas também por razões econômicas.

De grande importância são os aspectos psicológicos dos pacientes. É necessária a compreensão do doente como um todo: do seu componente físico e de sua estrutura mental, de sua personalidade, de como ele se integra no mundo atual, quais as interferências que sofre e as angústias que carrega em função das condições da vida moderna. Nesse particular, as escolas médicas brasileiras deixam a desejar. Embora muito se tenha avançado recentemente em medicina psicossomática, pouco desse conhecimento é ensinado nas faculdades. Algumas perguntas elementares deveriam interessar a todos os médicos, e não apenas a psiquiatras e psicanalistas. Qual o comportamento normal humano diante da dor física, das perdas que o ser humano sofre ao longo da vida? Como isso afeta o seu sistema orgânico? A doença física é sempre associada a distúrbios emocionais e vice-versa? Nas épocas em que a civilização era mais simples e menos agressiva, as relações do espírito com a parte física talvez se ajustassem mais naturalmente, pois influências ambientais eram menores. Hoje, é provável que esse equilíbrio se rompa com mais frequência e, assim, mais pessoas sofram desajustes, cuja causa principal é emocional, ou, então, que o componente emocional, associado a doenças orgânicas, assuma proporções significativas. Os meios de divulgação, principalmente a televisão, trazem, sem qualquer cerimônia, o mundo para o interior de nossas casas, exibindo e salientando dramas que seria melhor se permanecessem restritos ao seu próprio cenário. Os recentes artigos de Phillips e Carstensen[2] e Gould e Shaffer[3], mostrando que a exibição de filmes sobre suicídio de adolescentes na televisão provavelmente motivou outros suicídios por comportamento imitativo, são prova dramática disso. Como esses fatores afetam o ser humano? Compete ao médico aprofundar-se no estudo dos aspectos psicológicos de seus pacientes. Começamos a ver, no Brasil, a integração entre serviços médicos e de psicologia, sobretudo nas áreas de cardiologia e gastroenterologia; mas são tentativas isoladas, não programas de ensino. Penso que essas iniciativas deveriam receber mais atenção nas escolas médicas.

Finalmente, convém analisar o problema que representa a complexidade e a quantidade de conhecimentos a serem adquiridos. Não há como negar que a quantidade de conhecimentos a serem absorvidos pelo estudante de medicina de hoje é formidável e de complexidade inusitada. Isso tem sido usado como argumento para justificar a insuficiência de preparo de muitos acadêmicos. No entanto, a capacidade de apreensão e os meios de aprendizagem também cresceram enormemente. A tecnologia moderna facilitou o aprendizado. Por exemplo, a leitura dinâmica e a computação, que permitem apreender grande quantidade de dados com notável facilidade, são hoje rotineiras. Os meios de divulgação, como congressos, simpósios e publicações escritas, facilitam a difusão dos conhecimentos. As novas técnicas diagnósticas, como tomografia computadorizada, ressonância magnética nuclear, radioisótopos, ultrassonografia e radiologia digital, permitem diagnósticos mais rápidos e precisos, tornando tediosos e longos os procedimentos de semiologia, menos cruciais ao diagnóstico do que costumavam ser no passado. Portanto, ao mesmo tempo que aumentou a massa de conhecimentos, cresceu também o potencial de a assimilar.

Pós-graduação: a fase do amadurecimento intelectual
Residência

Não é demais enfatizar o grande significado da residência como meio de adquirir experiência médica rápida. Ela deve, porém, ser feita sob orientação capacitada e constante, em tempo integral e com dedicação exclusiva, durante período limitado. Sobretudo, não deve ser um emprego permanente. Nessas condições, a residência permite ao médico formular expectativas realistas a respeito de seu futuro, dotando-se das bases práticas necessárias ao exercício profissional. Do aprendizado da medicina, pode-se dizer o que Camões disse da arte militar em Os Lusíadas:

> Não se aprende, Senhor, na fantasia
> Sonhando, imaginando ou estudando
> Senão vendo, tratando e pelejando.

A residência é esse campo de lutas. A quem deseja especializar-se, esse período permite também a avaliação subjetiva de seu gosto por um determinado campo. Assim, a escolha da especialidade que mais se coaduna com suas qualificações intelectuais, habilidades de trabalho e ambições poder ser feita. Considero como uma das grandes causas de insatisfação profissional a má escolha da especialização. Portanto, nunca é demais empregar tempo, estudo e reflexão para escolher corretamente uma especialidade, já que é uma opção para toda a vida. Não cabe aqui discutir os critérios de escolha da especialidade, mas vale mencionar que é absolutamente necessária a formação básica geral antes da especialização. É preciso ser médico, em sentido amplo, antes de tornar-se especialista. Embora não se espere que todos estejam familiarizados com testes diagnósticos refinados e tratamentos específicos de todas as áreas, supõe-se que o especialista tenha conhecimentos básicos suficientes que permitam suspeitar de diagnósticos corriqueiros de outras especialidades, unificar manifestações locais sob diagnósticos comuns e fazer encaminhamentos corretos.

Na aplicação prática desses conceitos, deve-se considerar que nem todos optarão pela especialização. A concepção do médico de família está voltando e encontra hoje muitos adeptos. Além disso, muitos, por imposição do meio, são obrigados a exercer clínica geral, incluindo cirurgia. Considero que esses profissionais necessitam de treinamento em residência de três a quatro anos, compreendendo medicina interna e cirurgia geral. Para os futuros especialistas, um ano de residência geral é, na maioria das vezes, suficiente, seguida da residência na especialização ou de curso de especialização, com duração mínima de dois anos. Lamentavelmente, a justa ênfase dada à implantação da pós-graduação *stricto sensu* (que leva ao mestrado e ao doutorado) colaborou para que se desviasse a atenção dos cursos de especialização e da necessidade de regulamentá-los dentro das universidades.

Por outro lado, durante a residência ou especialização, é preciso definir com a maior clareza possível os objetivos da carreira profissional. Simplificando, o médico pode escolher entre ser professor universitário, pesquisador, clínico-assistente ou combinar uma ou mais dessas atividades. Claro que são atividades interligadas; assim, o professor universitário, com frequência, presta assistência médica convencional. Por outro lado, é desejável que o professor exerça a função de pesquisador, mas é também possível que o profissional escolha trabalhar apenas com pesquisa, permanecendo inteiramente dissociado da atividade clínica. Porém, é mister compreender que, para cada uma dessas atividades, requer-se formação dirigida, embora não exclusiva. Assim, a formação de um pesquisador exclusivo deve ser diferente da do clínico geral e assim por diante. Evidentemente, deve-se aceitar os indivíduos com pendores muito definidos para pesquisa pura e que, portanto, dispensarão a formação clínica para se dedicarem especificamente à ciência; estes representam uma seleta minoria que merece toda a atenção.

Outras opções para pós-graduação

As diversas formas de pós-graduação, incluindo mestrado, doutorado, aperfeiçoamento e atualização, devem seguir-se imediatamente à residência e têm por objetivo a formação acadêmica do indivíduo. É inquestionável o valor da pós-graduação para quem deseja uma formação acadêmica. A ciência médica tornou-se tão vasta e complexa que, nos anos de formação acadêmica e mesmo durante a residência, adquire-se uma visão imprecisa dos difíceis problemas clínicos e científicos a serem enfrentados. A sedimentação do conhecimento requer mais tempo e estudos mais profundos.

O maior obstáculo à plena realização profissional é o imediatismo. Inversamente, a base da realização profissional é a formação científica sólida; para ela, não existe substituto. Por outro lado, não há atalho possível para a aquisição de solidez científica: é preciso trabalhar longa e duramente.

A formação acadêmica, pelo menos em suas bases, pode ser realizada tanto no Brasil quanto no exterior. Em nosso país, importantes diferenças regionais caracterizam os cursos de pós-graduação. Enquanto as regiões do Centro-Sul contam com recursos consideráveis, tanto materiais quanto humanos, as do Norte e Nordeste carecem de condições adequadas. Além disso, a formação profissional brasileira em nível de pós-graduação restringe-se muito ao aspecto prático em detrimento do treinamento científico. Assim, por exemplo, o cirurgião aprende essencialmente a operar, gastando horas e horas no centro cirúrgico, mas com insuficiente dedicação à formação acadêmica; ele é pouco solicitado a analisar sistematicamente os seus resultados ou a trabalhar prospectivamente dentro de protocolos que visem a uma investigação científica. O mesmo aplica-se às especialidades clínicas. Acrescente-se, ainda, que a rigidez dos critérios para a feitura de teses e apresentação de trabalhos científicos deixa a desejar. Nesse aspecto, uma característica muito latina salta aos olhos: a exacerbada sensibilidade à crítica. Não se pode criticar com mediano rigor científico um trabalho de investigação sem ser acusado de perseguidor e intolerante. A crítica científica é tomada quase como uma ofensa pessoal, tanto que o indivíduo não agradece; ele se defende e se justifica, porém, geralmente, tende a se manter com a mesma posição. A complacência com essa atitude ultrassensível é certamente prejudicial ao progresso científico. É como se, para proteger os sentimentos de alguém que se julga imune a enganos, as pessoas não se importassem de compactuar com o erro, a repetição ou a impressão que podem prejudicar uma comunidade inteira, além de causar perda de tempo ao próprio autor. Não vejo lugar melhor para tratamento dessa verdadeira neurose nacional do que os cursos de pós-graduação. Afinal, aí é que se pretende formar médicos e cientistas. E a ciência médica não sobrevive sem crítica honesta.

O grande defeito desse sistema, que valoriza tanto o treinamento prático em detrimento da formação acadêmica, é que o profissional não adquire o hábito de transformar observações clínicas em fatos científicos que sirvam de exemplo para si e para os outros e, portanto, está sujeito a repetir erros indefinidamente. Assim, sua experiência fica muito limitada, quando na realidade ela deveria ser expandida, analisada e relatada para servir de exemplo. Por isso, acredito que cursos de pós-graduação caracterizados como "práticos" são, na realidade, ultrapassados e não deveriam existir.

O que se requer dos programas de pós-graduação no Brasil é que realmente formem pesquisadores e professores completos. Pesquisador é alguém capaz de planejar uma investigação científica, executá-la adequadamente e, depois, transformá-la em peça escrita que possa ser publicada por revista de categoria internacional. Tal treinamento implica, primeiramente, formação médica básica e conhecimentos específicos da área de investigação, de modo que o objeto da pesquisa possa ser identificado. Em segundo lugar, implica treinamento em metodologia científica com conhecimento de instrumentos e técnicas apropriadas. Por fim, pressupõe capacidade de redação em língua estrangeira em forma científica convencional. O que se disse sobre o método científico com respeito ao período de faculdade deve aqui ser ampliado: é necessário que se empregue o método científico em toda a extensão acadêmica. E isso só se consegue elaborando e executando projetos de pesquisa. Do mesmo modo que se aprende medicina cuidando de doentes, aprende-se a fazer pesquisa, pesquisando. Naturalmente, isso não garante que se tenha produção científica de peso, pois o método científico pode ser ensinado, mas criatividade é inata. Entretanto, a metodologia é o instrumento sem o qual não se produz ciência de valor.

Alternativamente, o estágio em boas universidades estrangeiras representa uma opção válida e até mesmo necessária em certos casos. Antes de tudo, saliento não pensar que todos devem estudar no exterior; não seria necessário, tampouco possível. Inclusive aqueles que planejam ir ao exterior devem fazê-lo somente após esgotar os meios de treinamento no seu país. Não faz sentido sair para aprender o básico, seja em conhecimentos técnicos, seja em treinamento científico. Mas negar que o estágio no exterior é vantajoso seria infantil.

A primeira vantagem é trabalhar em tempo integral e dedicação exclusiva, o que permite concentração total no objeto de pós-graduação. Além disso, a pessoa coloca-se em contato com formas de atividade médica e filosofias de trabalho diferentes daquelas que estão em uso no seu país. Isso é da maior importância, porque permite ao indivíduo fazer comparações entre sistemas educacionais e procedimentos diferentes. Uma outra vantagem é que se estimula a crítica franca, se dá ênfase à precisão na elaboração de projetos de pesquisa e na sua execução, com atenção especial sobre a metodologia empregada, e, por fim, se enaltece a fidelidade e a clareza na apresentação escrita ou falada dos resultados da investigação. Saliente-se, aqui, o grande valor do aprendizado da redação científica em inglês, a língua universal da ciência contemporânea. Tudo isso contribui para que o indivíduo adquira capacidade analítica própria, fundamental para a formação científica sólida. Talvez, por fim, a concepção essencial seja a de que o treinamento prático está associado ao treinamento científico como uma filosofia educacional. Ao mesmo tempo em que o indivíduo trata de doentes, ele pesquisa, procurando não apenas aprender o que é novo, mas também contribuir para o avanço científico. Como resultado, ao final do estágio, o profissional aprendeu em duas frentes.

Essas características do treinamento científico têm muito a ver com tradição cultural. Quando se considera que as primeiras universidades europeias datam aproximadamente de 1100-1200 e que no Brasil a primeira universidade foi criada apenas em 1922[*], pode-se compreender o que isso significa em termos de tradição cultural. Oito séculos de tradição universitária explicam algumas diferenças. Assim, certas críticas que se fazem à universidade brasileira talvez possam ser mais bem interpretadas considerando-se que ela é, entre suas congêneres mundiais, uma organização realmente muito jovem.

---

[*] A Universidade de Bolonha, na Itália, foi criada em fins de 1100 d.C.; a Universidade de Paris foi criada em 1170 d.C., aproximadamente. A Universidade do Brasil, no Rio de Janeiro, fundada em 1922, foi a primeira do Brasil. A Universidade de São Paulo, a maior universidade brasileira, foi fundada apenas em 1934.

Outro aspecto refere-se à duração do estágio no exterior. Acredito que, em geral, ele possa variar de um a quatro anos, dependendo dos objetivos da pessoa, de suas qualificações prévias e dos recursos de que se dispõem no Brasil para tal treinamento. Sempre há uma fase de adaptação e treinamento técnico que pode durar até um ano. A formação de um pesquisador requer dois a três anos adicionais. Quando os cursos de pós-graduação estiverem totalmente estruturados no país, o estágio no exterior dever ser preferencialmente feito por aqueles que buscam aperfeiçoamento acadêmico em áreas bem específicas da ciência médica.

Duas palavras de ordem prática para quem decide ir ao exterior. Em primeiro lugar, deve-se obter informações pormenorizadas a respeito das características do serviço, atividades desenvolvidas e áreas de interesse, para que os planos do estagiário não se choquem com a rotina da instituição. É da maior importância que o plano de trabalho do estagiário e suas expectativas de treinamento sejam claramente indicadas à instituição que o receber. Em segundo, uma necessidade óbvia, mas nem por isso sempre atendida, é o conhecimento da língua estrangeira respectiva. Deixar para "aprender" o idioma no local é, incontestavelmente, um erro.

A realização profissional no meio científico

É difícil conceituar realização profissional em qualquer área de trabalho e, por extensão, em medicina. Sentir-se realizado é algo muito pessoal. É até discutível se realização profissional realmente existe, visto que o espírito humano não conhece limites. Entretanto, aceitemos apenas como hipótese que estar realizado é estar satisfeito com o que se faz dentro de sua área de atividade. Talvez seja simplesmente ter a oportunidade de buscar um sonho, mesmo que este, quando atingido, se transforme em outro e em outro. Nesse sentido, o médico pode realizar-se prestando assistência profissional qualificada, sendo bom professor ou pesquisador respeitado. A boa assistência médica não requer necessariamente o ambiente universitário. Inúmeros profissionais de inquestionável qualificação técnica e humana não trabalham nas universidades. Há também vários exemplos de serviços hospitalares ou não, independentes de universidades, com excelente qualidade técnica, prestando relevantes serviços à comunidade. No entanto, é inegável que as atividades de pesquisa e a formação acadêmica melhor se adaptam às instituições universitárias.

Pesquisa, desenvolvimento científico e independência nacional

A pesquisa é pouco desenvolvida no Brasil. Há várias razões para isso. Alguns acham que as pesquisas não podem ser realizadas porque não temos meios materiais e humanos nem o ambiente propício que a tradição cria. Isso é, em parte, verdadeiro. A pesquisa custa caro, requer equipamentos, instalações e pessoal que poucas de nossas instituições possuem.

De fato, alguns dados são preocupantes. Por exemplo, o Brasil é a oitava economia do mundo, mas ocupa apenas o 25º lugar em termos de ciência[4], o que demonstra que é bem mais fácil plantar cereais, comercializar, fazer usinas ou produzir automóveis do que fazer ciência. Há, também, diferenças regionais importantes: 47% das publicações científicas originam-se em São Paulo, enquanto as regiões Norte, Nordeste e Centro-Oeste (com exceção de Brasília) produzem apenas 9,5% da ciência brasileira[5]. No que se refere a equipes de pesquisa, não contamos com pesquisadores qualificados em número suficiente para produzir uma quantidade de trabalhos capaz de nos equiparar aos melhores centros de investigação europeus ou americanos. Há escassez de pessoal técnico, como biofísicos, químicos, biólogos e técnicos em computação – hoje tão necessários num complexo científico. Além disso, a falta de tradição científica sólida gera atitudes individuais e políticas governamentais que desprestigiam a ciência como um todo. Típico exemplo disso é a fração do orçamento governamental destinada à ciência. Enquanto países altamente industrializados e de grande produção científica como Japão, Inglaterra e Estados Unidos destinam 2%, 2,2% e 2%, respectivamente, de seu produto nacional bruto para ciência, o Brasil destinou apenas 0,45% em 1984[6].

Esse quadro poderia justificar a visão pessimista dos que descreem no potencial brasileiro para produzir ciência. Eu, porém, incluo-me entre os otimistas, talvez não só por instinto e natureza, mas também por algumas razões objetivas. Em primeiro lugar, temos a capacidade intrínseca para criar e produzir. Temos um número razoável de indivíduos capacitados e meios para produzir mais do que produzimos, mesmo nas condições deficitárias das estruturas atuais. Ou seja, não temos apenas uma capacidade de produção científica baixa, mas também subutilizada, e essa "reserva" poderia ser aproveitada. Em segundo lugar, nem toda pesquisa requer sofisticação máxima. Aliás, a história da medicina registra descobertas relevantes feitas em condições muito simples. A documentação das propriedades da digital (*Digitalis purpurea*) por Withering[7,8], em 1785, baseou-se em simples dados clínicos como pulso e respiração – para citar apenas o exemplo de uma medicação que vem sendo usada há dois séculos. Não nos esqueçamos de que, no fundo, o ingrediente fundamental da boa pesquisa é uma ideia original e relevante. Finalmente, realizar pesquisa no Brasil pode ser difícil, mas esse é o desafio da nossa época. Parte das razões de nossa produção científica insuficiente está em se aceitar o pressuposto de que ela não pode ser feita pelo simples fato de que nunca foi. É o caso de se perguntar se alguma vez já foi tentada da maneira correta. Em consequência, muitas atividades potencialmente produtivas no campo científico não são exploradas convenientemente porque, *a priori*, são consideradas inúteis. É preciso combater esse descrédito.

Se a pesquisa é pouco prestigiada de modo geral, a pesquisa básica, então, merece análise específica. Muitos entre nós não a valorizam, ignorando a história do progresso médico. Esse posicionamento representa grande equívoco quando se vê a medicina pelo ângulo do progresso científico. Arthur Kornberg[9], exemplificando a contribuição da ciência básica, salienta que a descoberta dos antibióticos, que representou uma das mais profundas revoluções em medicina, não se deveu a estudos à beira de leito e tampouco foi realizada em laboratório de farmacologia. Ao contrário, essa magnífica descoberta deveu-se à curiosidade de Alexander Fleming, que, em 1929, observou a inibição do crescimento de bactérias em placa de Petri acidentalmente contaminada com o fungo *Penicillium*. E mais: foram Ernst Chain, um bioquímico, e Howard Florey, um patologista, que dez anos mais tarde isolaram a penicilina e demonstraram sua utilidade clínica. Portanto, a descoberta que mudou a história de doenças como a pneumonia e a endocardite infecciosa (uma doença sempre fatal antes da penicilina) foi fruto apenas de pesquisa básica. Kornberg também cita Julius Comroe e Robert Dripps, que "empreenderam uma avaliação sistemática das raízes das descobertas médicas. Eles escolheram doenças cardiopulmonares; junto com 50 outros especialistas, selecionaram os dez avanços principais nos últimos trinta anos e examinaram retrospectivamente como eles ocorreram. Os autores e um grupo superior a cem consultores examinaram aproximadamente 4.000 trabalhos para delinear os fatos-chave e as ideias essenciais para o desenvolvimento dos dez avanços clínicos como cirurgia cardiovascular, tratamento medicamentoso da hipertensão e insuficiência coronária. De 529 artigos essenciais, 4% davam conta das pesquisas que, quando publicadas, não eram relacionadas ao avanço clínico que ocorreu depois. Essas pesquisas eram em busca do conhecimento em si mesmo. Entre os avanços-chave, 62% foram descritos como básicos, no sentido de que o objetivo da pesquisa era determinar o mecanismo básico pelo qual um organismo vivo funciona; destes, 37% não eram clinicamente orientados e 25% o eram. Assim, apenas cerca de um terço das contribuições essenciais para grandes avanços clínicos foi classificado como não básico, satisfazendo o critério de pesquisa aplicada. As conclusões merecem ser repetidas; dois terços das contribuições essenciais para os 10 maiores avanços em diagnóstico, prevenção e tratamento de doença cardiopulmonar foram de pesquisa básica; mais ainda, a maioria das pesquisas essenciais foi feita em escolas médicas e outras divisões universitárias".

Convém ainda reprisar que importantes progressos não são apenas dependentes de pesquisa pura. Por exemplo, os estudos de Pauling[10], em 1949, sobre a estrutura da hemoglobina em pacientes com anemia falciforme, que possibilitaram o desenvolvimento do conceito de doença molecular, são considerados um marco histórico da genética médica[11].

Uma causa de preocupação na vida do pesquisador são as atividades burocráticas e administrativas. Pesquisadores e administradores são personalidades diferentes. Enquanto os primeiros buscam a verdade em detalhes, aos outros compete o estabelecimento de políticas gerais. Pesquisadores não deveriam estar, em princípio, interessados em exercer funções administrativas, visto que essas os desviam de suas investigações. Na prática, porém, o pesquisador não pode furtar-se à responsabilidade de dirigir seu próprio trabalho e colaborar na organização e funcionamento da instituição a que pertence. Existe, porém, grande diferença entre executar funções burocráticas eventualmente e fazer da busca do poder administrativo a meta principal de suas atividades. Há de se evitar a busca de cargos administrativos como maneira de adquirir prestígio científico. Uma coisa não se confunde com a outra.

Outro fator responsabilizado pela nossa pequena produção científica é o acúmulo de funções, que seria incompatível com pesquisa qualificada. Embora isso tenha em parte sua razão de ser e dependa grandemente da racionalização do trabalho na instituição, não é um fator crucial. Esse ponto foi enfatizado por Motulsky[12], ao comentar a grande contribuição de Goldstein e Brown[13] referente ao metabolismo do colesterol. Esses autores são médicos e professores com obrigações habituais de cuidados de doentes, visitas de enfermaria e aulas. Ainda assim, puderam fazer uma contribuição digna de um Prêmio Nobel. Portanto, pesquisar e exercer medicina não são atividades incompatíveis. O que se requer, porém, é que o médico-cientista tenha uma formação básica em investigação que lhe permita aprofundar-se suficientemente.

Talvez, porém, a causa mais importante da pouca valorização da pesquisa no Brasil seja o imediatismo. Os resultados em pesquisa são lentos – a preparação, a execução e a publicação demandam tempo. As revistas científicas cercam-se de mecanismos de avaliação, que, claro, são necessários à preservação da credibilidade, mas que também são lentos. Além disso, é frequente que passe um longo tempo, às vezes anos, entre a publicação de uma descoberta científica e sua transformação em um método ou procedimento de rotina médica. Portanto, quem procura repercussão imediata para o seu trabalho na área médica não pode esperar muito da pesquisa de base. Associem-se, a isso, as más condições de vida do profissional da pesquisa, principalmente remuneração salarial inadequada, e os vários aspectos ambientais brasileiros e tem-se uma explicação para o hipodesenvolvimento já mencionado. Por exemplo, a universidade brasileira realmente não evidencia a atividade de pesquisa e não a valoriza particularmente com incentivos de promoção dentro da carreira. No fundo, a pesquisa nada mais é que a busca pela verdade; sendo esta difícil de encontrar, como é secularmente conhecido, não surpreende que poucos se disponham a buscá-la. Portanto, do pesquisador exige-se que trabalhe pelo amor à verdade, pela emoção da descoberta; é esperado que ele trabalhe para o futuro sem contar com o reconhecimento contemporâneo.

Pareceria, pois, um contrassenso fazer apologia da pesquisa ao jovem médico diante de tantas dificuldades. Porém, ao indivíduo de vocação legítima, restam pelo menos duas grandes razões para persistir em seu trabalho: primeiro, porque a pesquisa é o único caminho para o progresso científico verdadeiro; segundo, porque ela não apenas contribui, como também talvez seja a arma fundamental para a independência tecnológica e econômica do país. Assim, aos idealistas e entusiastas que desejam ajudar o Brasil, a ciência apresenta-se como uma notável opção.

Tendo compreendido esses aspectos da pesquisa, o próximo passo seria perguntar-se como se identifica uma pesquisa realmente significativa. A pesquisa assim se caracteriza quando muda o comportamento da comunidade médica ou o explica. Isso ocorre basicamente através de dois processos. Primeiro, esclarecendo mecanismos de fenômenos biológicos já conhecidos e que até então eram inexplicados. Assim ocorreu com os estudos de Goldstein e Brown[13], ganhadores do Prêmio Nobel de Medicina de 1985. Identificando e examinando receptores celulares do colesterol, os pesquisadores encontraram justificativa convincente para a hipercolesterolemia familiar, uma doença conhecida há anos. Segundo, criando conceitos novos que permitem utilizar procedimentos até então inexistentes. A introdução da tomografia computadorizada por Cormack e Hounsfield, pela qual ganharam o Prêmio Nobel de 1979[14], representa tal categoria.

Por outro lado, para satisfazer esses critérios são necessários três requisitos fundamentais: originalidade, relevância e metodologia adequada. A originalidade é a qualificação que indica o fato novo. Nesse particular, o conhecimento da literatura impõe-se para evitar repetições. É surpreendente como investigadores do passado já exploraram as ideias mais "originais" que se possa ter, com frequência fazendo trabalhos melhores do que jamais se imaginou. No entanto, a originalidade, embora necessária, não é suficiente por si só. Ela está intimamente ligada à relevância. É ela que dá a medida do impacto que a pesquisa pode ter sobre a comunidade médica. Não é suficiente investigar; é preciso investigar questões relevantes. Milhares de fenômenos biológicos ainda não estão esclarecidos, mas nem todos têm a mesma importância. O julgamento da relevância nem sempre é simples, sobretudo quando se trata de ciências básicas. Frequentemente, a relevância só se torna evidente com o passar do tempo. Entretanto, dentro da precariedade de qualquer juízo humano, ela deve ser sempre analisada. Finalmente, a pesquisa original e relevante consolida-se quando feita com a metodologia adequada. O método correto torna confiável a pesquisa e permite a replicação dos estudos. Praticamente todas as técnicas apresentam imperfeições; é necessário dar-se conta delas e admitir que podem limitar o alcance do trabalho.

Condições para o progresso científico individual

Estabelecidos os princípios anteriores, serão apresentadas as qualidades e condições necessárias para o progresso científico individual.

O prazer do conhecimento

É preciso desfrutar genuína satisfação fazendo o que se faz. É necessário vibrar com a compreensão de um determinado fenômeno ou mesmo com uma ideia abstrata, caso contrário a tarefa de estudar, de pesquisar, de escrever e de comunicar-se na área científica torna-se um fardo insustentável. Nem todas as pessoas desfrutam dessa qualidade. Ela é a mesma que alimenta as artes – música, pintura, literatura. É a mesma que impulsiona qualquer atividade humana de sucesso. Trata-se da ambição sadia. Assim, a primeira condição para progredir cientificamente é ter amor pelas ideias e pelo desafio do desconhecido; só assim é possível que as exigências da carreira de pesquisador sejam aceitas com naturalidade.

Capacidade de associação

A ciência médica tornou-se tão complexa e vasta que, sozinho, é impossível abranger todos os seus ramos. Portanto, nunca o trabalho de equipe foi tão necessário para o avanço científico como nos nossos tempos. Através da associação, o pesquisador mais experiente ganha o estímulo dos jovens que trazem novas interrogações, disposição e energia. Por outro lado, o jovem beneficia-se da maturidade que a vivência carrega. Sobretudo, a experiência de uma linha de pesquisa que já vem sendo desenvolvida constitui-se em um ambiente ideal para que o jovem investigador se associe.

Além disso, a convivência com pesquisadores de áreas afins é necessária para que haja revisões críticas de trabalho. A pesquisa tende cada vez mais a ser multidisciplinar, requerendo, portanto, a associação de mais de um pesquisador. Essa associação nem sempre é fácil. Dentre as causas que mais prejudicam a formação de equipes estão a competição profissional – que impede as pessoas de se ajudarem mutuamente – e a intolerância em relação às características de personalidade de outros colegas. Diferenças de temperamento, motivação, capacidade de trabalho ou persistência devem ser aceitas com naturalidade. De fato, todos têm alguma habilidade. Compete ao coordenador da equipe identificar tais potencialidades em seus colaboradores e estimulá-las para que haja satisfação individual e progresso do grupo. O talento deve ser respeitado. É necessário compreender que o progresso alcançado individualmente beneficia a todos. A associação entre pesquisadores não é uma forma de diluir a produção científica, mas, sim, de multiplicá-la. A arte está em fazê-lo combinando talentos e respeitando necessidades individuais de afirmação e reconhecimento.

Estabelecimento de objetivos definidos e concretos

É preciso ter uma definição clara dos objetivos das atividades a curto e a longo prazo, de modo que os trabalhos individuais e da equipe se encaixem em uma perspectiva geral que busque fins específicos. A limitação do campo de atividade é da maior importância. Um dos erros fundamentais que impedem o progresso científico é a dedicação a várias frentes ao mesmo tempo, procurando atingir objetivos díspares e que, a longo prazo, acabam por se tornar elusivos. Muitos acreditam que devem opinar sobre tudo e, como consequência, acabam se tornando superficiais, sem entender de nada a fundo e sem ter contribuído com algo relevante em qualquer área; é o culto da erudição improdutiva. Há de se evitar essa tendência, procurando tornar-se objetivo na definição dos seus propósitos de trabalho. Feito isso, é necessário ser realizador, completando sempre os projetos começados, pois, na verdade, o que mais conta é produzir ativamente.

O estabelecimento de objetivos claros, porém, não pode ser confundido com inflexibilidade que impeça inovações justificadas em função de observações novas ao longo do trabalho. Tais observações imprevistas, que requerem reorientação de rumo de uma pesquisa, não são infrequentes.

Disciplina

Em ciência, não basta apenas trabalhar. É preciso disciplina. Sem disciplina não há trabalho profícuo. Essa disciplina vai desde o cumprimento rígido de horário até aspectos relacionados ao meio físico do trabalho. Talvez a regra mais importante em relação à disciplina seja fazer uma coisa de cada vez, fazê-la bem e levá-la até o fim. Entre nós, quantos projetos não saem do protocolo? Quantos ficam sem publicação, embora os dados tenham sido obtidos? A sistematização do trabalho tem um componente essencial para a produção intelectual: a capacidade de concentração. É necessário abster-se de tudo que possa distrair a atenção para pensar constantemente.

Persistência

Nem sempre se obtém resultados rápidos em pesquisa. Pelo contrário: são os trabalhos de longo alcance que têm maiores probabilidades de êxito. Portanto, é preciso persistir, começar de novo, não se deixar abater pelos inevitáveis fracassos que ocorrem ao longo de uma carreira de investigador. Thomas Edison, que patenteou mais de mil invenções, observou: "O gênio é noventa e nove por cento transpiração e um por cento inspiração". Ele certamente tinha autoridade para dizê-lo. A observação da vida de grandes expoentes das ciências e das artes invariavelmente mostra que eles persistiram sem esmorecer ao longo de muitos anos, com frequência a vida inteira, absortos no objeto de seu trabalho.

Uso proveitoso do tempo

Quando se trabalha numa instituição de pesquisa, várias atividades de interesse acontecem ao mesmo tempo, tais como reuniões clínicas e conferências. É necessário selecionar a atividade que se quer realmente acompanhar e não assumir compromissos excessivos, a fim de poder executar um plano de trabalho proveitoso dentro de um cronograma razoável.

Espírito crítico

Essencialmente, ciência é a capacidade de avaliar criticamente o próprio trabalho e aceitar críticas a ele. Isso requer boa dose de humildade e aquilo que Huxley chamou de "o dote intelectual mais raro, que é ver as coisas tal como elas são". É compreensível que o homem se enamore de suas ideias e, por fim, admire a própria obra. A produção científica, que começa apenas como uma ideia, consome tempo e impõe sacrifícios até materializar-se como um fato. Nesse processo, pode adquirir um colorido, uma beleza que exagera seu verdadeiro significado de contribuição à verdade. Quantas vezes se vê isso acontecer! São índices, técnicas, interpretações que satisfazem apenas seus criadores. É preciso precaver-se contra essa armadilha do sentimento.

Ouvidos atentos

Três pesquisadores de grande prestígio deram-me conselhos que se revelaram da maior utilidade ao longo da minha carreira. O dr. Elliot Corday orientou-me: "Procure primeiro a sua formação científica; dinheiro virá mais cedo ou mais tarde". O tempo tem se encarregado de mostrar que isso é verdadeiro. Já o dr. Max Weil aconselhou-me: "Não se case com uma técnica" – uma forma de dizer que um profissional não deve se limitar a apenas um procedimento, uma técnica, qualquer que seja. Sempre há a possibilidade de que as técnicas sejam superadas, substituídas por novidades mais interessantes.

O que realmente significa conhecimento, em medicina, é o entendimento do fenômeno biológico, e não apenas o aprendizado de uma maneira de estudá-lo. O dr. H.J.C. Swan sugeriu-me: "Ligue o seu nome a um fenômeno biológico", indicando que cada pessoa deve ter uma área de conhecimento na qual seja realmente uma autoridade. Ele não poderia estar mais certo. Como cardiologista, por exemplo, é possível ter formação ampla, que permita o atendimento de pacientes com patologias variadas. Mas, dada a complexidade dos conhecimentos em cada área, torna-se virtualmente impossível ser autoridade em várias delas. É preciso, portanto, limitar o campo de interesse no que concerne à pesquisa.

O médico e seus pacientes

Tenho observado que existem vários tipos de médicos no que concerne às características predominantes de personalidade. Há o tipo formal e delicado, o professoral, o informal e humano, o compreensivo e paternal, o autoritário, o calado e também o prepotente e agressivo. Há profissionais de grande sucesso em todas essas categorias. O que eles têm em comum? A competência, a responsabilidade e a dedicação. O universo de pacientes também é constituído por pessoas dos mais diferentes perfis psicológicos, que procurarão profissionais de acordo com as suas próprias características de personalidade.

Observando a questão por outro ângulo, verifica-se que as causas do insucesso profissional são deficiência na formação técnica, falta de profissionalismo e inexpressivo relacionamento humano com os pacientes. A deficiência de formação técnica, que, infelizmente, é notória entre nós, sobretudo entre profissionais oriundos de escolas médicas sem estrutura hospitalar e quadro gabaritado de professores, é agravada pela escassa reciclagem do médico prático brasileiro.

Não havendo qualquer política institucional que incentive reciclagens periódicas, grande número de profissionais afasta-se totalmente dos meios de ensino uma vez obtida sua diplomação. É fácil compreender, diante da alta velocidade com que ocorrem mudanças na medicina moderna, o quanto esse comportamento prejudica a capacitação técnica do profissional. Nesse particular, faz-se necessária uma política de incentivo à reciclagem médica, e todas as sociedades médicas têm grande responsabilidade nessa área.

Outro fato comum é que muitos médicos não se dispõem a trabalhar arduamente; querem cumprir horário de segunda a sexta-feira, das 8 às 18 horas. Isso não coaduna com as necessidades da medicina clínica. A doença não conhece calendário nem leis trabalhistas. O paciente que não encontra no seu médico apoio suficiente e segurança para as ocasiões em que precisa de atendimento tende a abandoná-lo. A esse respeito, um estudo publicado por Cousins[5] é muito elucidativo. Como professor de medicina da Universidade da Califórnia, Cousins foi solicitado a discutir com seus estudantes alguns aspectos da relação entre médico e paciente. Baseando-se em uma pesquisa realizada em Los Angeles, ele descobriu que 85% das pessoas que responderam ao questionário mudaram de médico nos últimos cinco anos. A maioria delas estava satisfeita com a mudança feita. Apenas 25% dos que haviam mudado de médico citaram incompetência como a causa dessa mudança. As principais razões que os levaram a procurar outro médico foram: incapacidade de comunicação, atmosfera desorganizada no consultório, inabilidade do médico em inspirar confiança ao paciente e levantar-lhe as esperanças, e hábitos pessoais/estilo de vida, tais como obesidade, fumo e falta de higiene. Alguns dos comentários específicos foram particularmente elucidativos, tais como: "As escolas médicas deveriam ajudar os médicos na arte da comunicação"; "Os médicos deveriam tentar antecipar os efeitos do que dizem, especialmente quando seu estilo de informar a respeito do diagnóstico pode prejudicar emocionalmente o paciente".

É provável que tais comentários fossem feitos também por pacientes brasileiros. O doente é ansioso, talvez injusto, algumas vezes, além de compreensivelmente despreparado para captar aspectos técnicos. Entretanto, ele percebe se está ou não sendo tratado com honestidade e compreensão. Ora, entre as causas de frustração dos médicos está o pouco retorno que eles recebem dos pacientes em função dos serviços prestados. Mas seria também útil considerar que esses serviços e a maneira como eles são prestados nem sempre correspondem às expectativas dos pacientes. É curioso que, no estudo citado, não se questionou a competência dos médicos, visto que a competência era tida como tácita pelo simples fato de que o indivíduo estava naquela profissão e tinha um diploma dependurado na parede. No entanto, em nosso meio é questionável se tal grau de confiança existe.

A importância do aspecto humano no relacionamento médico-paciente é inquestionável, mas frequentemente negligenciada. O fato é que, para se ter sucesso em clínica, é preciso gostar de gente. É necessário encontrar satisfação no convívio com as pessoas e, portanto, aceitar suas limitações, características, ansiedades e exigências nos momentos de aflição que a enfermidade gera e amplia. A não percepção desse fato ou a incapacidade de lidar com ele realmente causa decepções importantes entre os médicos. No entanto, é uma ocorrência muito comum. Em princípio, os médicos, que têm formação técnica, deveriam ter a capacidade de atrair clientes, já que possuem os meios para curar suas doenças. Entretanto, o que se vê frequentemente são profissionais de menor qualificação com consultórios repletos e outros, com formação profissional considerável, sem conseguir obter sucesso em sua área.

A explicação para esse fenômeno está no aspecto humano do tratamento com os doentes. A postura imprópria dos médicos tem muitas nuances, mas uma das mais nefastas é a arrogância com que o profissional trata o paciente. A falta de humanidade do médico cria uma distância muito grande entre ele e o paciente, impede a comunicação e deixa o enfermo numa situação de inferioridade, agravando sua posição já desvantajosa pela própria doença. O paciente precisa de amparo, e não de demonstração de conhecimentos técnicos e de arrogância.

Por fim, um aspecto dos mais delicados no exercício da medicina é a relação de um médico com outro médico, tendo como pano de fundo casos em comum. É frequente os doentes reclamarem de um profissional para o outro. É preciso muita cautela para não endossar essas críticas. Urge ter o máximo de cuidado na interpretação daquilo que o doente diz a respeito de outro profissional. Várias vezes, essas interpretações são fruto do despreparo do leigo em relação a problemas técnicos ou de mal-entendidos oriundos de termos que o doente não compreende. Outras vezes, a crítica ocorre porque um paciente foi visto por um médico e tempos depois, por outro, no curso da mesma doença. É natural que, nessas circunstâncias, possam existir divergências de opinião quanto ao diagnóstico e ao tratamento. Aquilo que não é claro hoje pode ser inteiramente óbvio depois. Mas os doentes não têm a obrigação de perceber isso, visto que não são formados em medicina.

Outro aspecto curioso é que os doentes mudam de opinião a respeito dos médicos com grande frequência. Assim, não é incomum ouvir-se queixas sérias a respeito de determinados profissionais num dia e, poucas semanas depois, o mesmo profissional ser chamado pela mesma família para tratar do mesmo caso. Portanto, as opiniões de doentes a respeito de outros médicos devem ser recebidas com cautela e, de preferência, em silêncio. Lembre-se: aquele que está na sua frente criticando um colega seu fará o mesmo com você na próxima visita a outro consultório.

O jovem estudante pode sentir-se desencorajado pela magnitude da tarefa de tornar-se um médico; as dificuldades podem parecer-lhe insuperáveis. Mas não se deixar abalar! Pelo contrário: sonhe, ouse, almeje o melhor, lute. Lembre-se da sabedoria do provérbio chinês: *"Mesmo uma jornada de mil milhas começa pelo primeiro passo"*. Considere, também, que o tempo passa do mesmo modo, com você trabalhando ou não. Você se surpreenderá com o quanto pode alcançar por meio de um trabalho persistente e organizado.

21. PESQUISA CLÍNICA E INDÚSTRIA FARMACÊUTICA*

Ao abordar esse tema atual e importante, vou enfatizar três perguntas cujas respostas poderão lançar luzes sobre o tema. Primeiro, academia e indústria precisam um do outro? Segundo, qual é o objetivo dessa associação? Terceiro, como é possível ter progresso científico e lucro sem ferir a ética médica?

Quanto à primeira pergunta, minha impressão é que sim, tanto a indústria precisa da academia quando a academia precisa da indústria. Há várias razões para essa mútua necessidade. De um lado, as universidades privadas e estatais não podem arcar com os custos de estudos clínicos frequentemente muito dispendiosos. Os fundos universitários são, em geral, bastante limitados e advêm de parte das mensalidades nas escolas privadas, dotações orçamentárias de suas instituições mantenedoras ou de orçamentos governamentais nas universidades públicas. Mais raramente, podem proceder do próprio trabalho da instituição quando esta tem condições de prestar serviços comunitários passíveis de remuneração, como é o caso de alguns hospitais universitários. Os fundos de pesquisa são limitados pelas agências financiadoras estatais e, além disso, não cobrem todas as necessidades dos programas de pesquisa. É o caso da Financiadora de Estudos e Projetos (Finep) e do Conselho Nacional de Desenvolvimento Científico e Tecnológico (CNPq),

---

* Texto publicado originalmente em: Rev Médicos 1999; 1:106-8.

entre outros. Ademais, esses fundos devem ser distribuídos entre pesquisas clínicas e básicas.

Por outro lado, muitas universidades não têm estruturas assistenciais que permitam recrutar grande número de pacientes para a execução de estudos clínicos. Notoriamente, em nosso país, muitos hospitais universitários são deficitários mesmo em estruturas assistenciais fundamentais, quanto mais em estruturas necessárias para pesquisas mais sofisticadas. Outro aspecto é que as universidades têm compromissos de ensino e assistência médica que as obrigam a distribuir seus recursos humanos e materiais também para essas áreas. Assim, não podem se concentrar exclusivamente em determinados programas de pesquisa sem correr o risco de se desviarem fundamentalmente de seus objetivos educacionais amplos.

Por fim, existe um aspecto filosófico de grande impacto. Grande parte do prestígio das universidades advém de trabalhos em ciência básica. Um exemplo exuberante disso é o Prêmio Nobel, a mais prestigiosa láurea acadêmica no campo da atividade humana. Em medicina, ele tem sido concedido para contribuições envolvendo a criação de novos procedimentos ou técnicas e também o esclarecimento de mecanismos fisiopatológicos, e não para contribuições como as realizadas por estudos clínicos. Isso faz com que grande parte de recursos humanos e materiais das universidades seja orientada para pesquisa básica, deixando de lado a pesquisa clínica. O próprio interesse de alguns pesquisadores volta-se mais para a pesquisa básica. Assim, em certa medida, a pesquisa básica compete com a pesquisa clínica. E a pesquisa básica naturalmente tem de ser apoiada, visto que dela advêm os grandes desenvolvimentos conceituais que revolucionam a prática médica. Assim, a pesquisa básica é uma obrigação da universidade. Nesse sentido, a criação de condições de realização de pesquisas clínicas com estruturas paralelas é bem acolhida pelas universidades. Sobra, portanto, um campo aberto que precisa ser ocupado por pessoas interessadas nesse tipo de estudo.

Do outro lado está a indústria farmacêutica, que também necessita da universidade por razões igualmente significativas. Em primeiro lugar, a universidade tem o conhecimento científico indispensável que dá credibilidade aos achados clínicos dos estudos. No que concerne a relevância dos problemas a serem investigados, passando pelo planejamento do protocolo, escolha de métodos confiáveis, análises de dados, avaliações estatísticas, interpretação de resultados e divulgação em revistas científicas de qualidade, a competência está com a universidade, e a sua chancela garante a qualidade do estudo. Os professores universitários, por exemplo estão entre as autoridades de maior credibilidade em todas as atividades humanas, principalmente porque detêm o conhecimento de suas áreas em profundidade. Essa credibilidade é também desfrutada pelos médicos junto aos seus pacientes e ao público em geral. Eles são formadores de opinião.

Assim, professores universitários e médicos são parceiros ideais e veículos perfeitos para se atingir o alvo da indústria farmacêutica: o público consumidor. Essa realidade seguramente não escapa à percepção dos responsáveis pela indústria farmacêutica.

Nos últimos anos, acumularam-se evidências de que tal parceria pode ser singularmente frutífera. Foram realizados grandes estudos de prevenção primária e secundária na área de aterosclerose, como o 4S (Scandinavian Simvastatin Survival Study), que demonstrou grande redução de eventos cardiovasculares e da mortalidade total em pacientes com doença coronária estabelecida; o estudo WOSCOPS (The West of Scotland Coronary Prevention Study), que demonstrou redução significativa de eventos cardiovasculares em pacientes portadores de dislipidemia, mas sem evidência de doença coronária estabelecida; e o estudo italiano GISSI (The Gruppo Italiano per lo Studio della Sopravvivenza nell'Infarto Miocardico), que demonstrou claramente o valor da reperfusão miocárdica com o trombolítico estreptoquinase, terminando assim uma controvérsia que durara anos e que impedira o uso de uma estratégia de tratamento que é hoje amplamente reconhecida como a melhor forma de abordagem do infarto agudo.

Subsequentemente, inúmeros estudos continuam sendo realizados em busca de agentes mais eficientes e mais seguros. Dentre esses agentes, destaca-se o ativador tecidual de plasminogênio, que, em muitas circunstâncias, parece ser mesmo o agente ideal. Ainda podem ser citados os estudos envolvendo diversos tipos de instrumentos para a realização de angioplastia coronária, que estabeleceram conceitos fundamentais para o tratamento da doença coronária. Um deles é o estudo CAVEAT (Coronary Angioplasty Versus Excisional Atherectomy Trial), que testou a eficácia da aterectomia rotacional em comparação à angioplastia com balão. Partindo do princípio de que, quanto maior a dilatação do vaso, maior a luz posterior e, portanto, maior a probabilidade de o vaso permanecer aberto, pensou-se que a remoção pura e simples da placa de ateroma seria preferível a seu esmagamento e dilaceração pelo balão de angioplastia. Esse raciocínio, que *a priori* parecia correto, foi sonoramente negado pelos resultados do CAVEAT, que demonstrou igual índice de reestenose pós-angioplastia praticada por aterectomia e por balão simples. Ainda na área de reestenose pós-angioplastia, inúmeros trabalhos experimentais demonstraram que dezenas de substâncias diminuíam a reestenose em modelos experimentais; entre elas, incluem-se vitaminas, bloqueadores de canais de cálcio, inibidores da enzima conversora de angiotensina, antioxidantes, drogas hipolipemiantes, antitrombóticos e outras. Quando esses agentes foram testados em estudos clínicos aleatorizados, a imensa maioria revelou-se sem qualquer significado clínico.

Todos os exemplos citados são de estudos clínicos subsidiados por laboratórios da indústria farmacêutica. Além de cumprirem o papel de afirmar ou negar o valor de procedimentos terapêuticos da maior importância, esses estudos salientaram as dificuldades de extrapolar dados experimentais diretamente para a área clínica, indicando claramente a complexidade do sistema orgânico humano. Embora esse conceito já fizesse parte dos princípios fundamentais de uma ciência sadia, as demonstrações dos estudos serviram como uma ilustração ímpar, didática e eloquente. Essas contribuições atingiram tal relevância na prática médica que se criou, na classe acadêmica, o conceito de medicina baseada em evidências para indicar a necessidade de se adotar, como válidos, apenas procedimentos médicos que tenham sido testados em estudos clínicos propriamente conduzidos.

Além disso, a indústria tem contribuído grandemente para a divulgação de importantes achados clínicos por meio da realização de simpósios e encontros científicos dos quais se beneficiam muitos profissionais. Também é importante salientar que os estudos multicêntricos, justamente pela diversidade dos grupos participantes, garantem a aplicabilidade de seus resultados a um grande número de pacientes e em diversas condições clínicas e ambientais. A participação de centros nacionais e internacionais também propicia e estimula a excelência do trabalho científico, dadas as exigências dos protocolos utilizados. Portanto, não há como negar a importância da indústria farmacêutica no desenvolvimento científico da medicina moderna.

Quanto aos objetivos da associação indústria/universidade, convém separá-los entre os acadêmicos e os da indústria. Os objetivos médicos incluem: a) testar hipóteses científicas baseadas em achados experimentais ou observações não controladas, que não podem ser extrapoladas para a clínica sem teste prévio em protocolos propriamente planejados e executados; b) investigar doses adequadas de medicamentos; c) verificar a ocorrência de efeitos colaterais indesejáveis; d) verificar subgrupos de pacientes que podem ou não responder a determinado tratamento (p. ex., mulheres diabéticas submetidas a angioplastia têm pior evolução do que homens não diabéticos); e) verificar efeitos eventuais de associação de drogas; f) desenvolver princípios de prática médica que possam ser aplicados em larga escala pela comunidade.

A importância desses objetivos pode ser exemplificada por vários estudos. Assim, investigações dirigidas à insuficiência cardíaca que procuraram elucidar o papel de vasodilatadores periféricos – como nitratos, inibidores da enzima de conversão da angiotensina, bloqueadores de receptores de angiotensina e betabloqueadores – só puderam ser realizadas mediante a associação da indústria farmacêutica com pesquisadores acadêmicos. Desnecessário salientar que tais estudos causaram profundo impacto na maneira como a insuficiência cardíaca é conduzida hoje. Mais ainda, esses estudos produziram, no seu conjunto, grandes benefícios para a humanidade, já que permitiram melhorar consideravelmente o prognóstico dos pacientes portadores de insuficiência cardíaca. Essa revolução de conceitos é especialmente evidente quando se pensa no que ocorreu com os betabloqueadores, drogas que durante muito tempo foram contraindicadas em pacientes com insuficiência cardíaca e que hoje são recomendadas para certos indivíduos portadores dessa síndrome.

Por outro lado, os objetivos da indústria farmacêutica são outros. Lucro é o primeiro, mas certamente não é o único. Avanços científicos e divulgação dos novos conhecimentos para a comunidade médica e sociedade em geral são alguns dos propósitos. Não há nada de errado com o lucro em si. É inteiramente apropriado quando auferido em função de prestação legítima de serviços ou oferecimento de instrumentos que beneficiem a comunidade. Aliás, o lucro também é obtido pelas próprias instituições hospitalares e pelos médicos, particularmente. Como se vê, no entanto, a legitimidade do lucro está condicionada a uma postura ética. Portanto, o lucro não pode ser obtido com base em dados falsos ou interpretações tendenciosas.

Essa constatação nos leva ao terceiro ponto desta discussão. Como é possível conciliar os interesses científicos/humanitários da academia com os interesses predominantemente econômicos da indústria farmacêutica? A verdade é que isso é perfeitamente possível. Várias universidades e institutos médicos da maior respeitabilidade, em todo o mundo, têm se associado à indústria sem qualquer mácula para a reputação dessas entidades.

Várias estratégias podem ser seguidas para assegurar a lisura dessa relação. Primeiro, é mister trabalhar por meio de instituições com comissões de ética que possam opinar sobre os vários aspectos dos protocolos. Segundo, convém desvincular a parte econômica dos contratos de trabalho do pesquisador individual e fazê-la por meio da instituição que executa o protocolo. Terceiro, a indústria farmacêutica deve procurar instituições ou grupos de pesquisa de reconhecida competência e idoneidade para a execução dos protocolos científicos. Isso garante a credibilidade de todo o trabalho. Dados falsos ou tendenciosos são mais nocivos do que a ausência de dados; eles não só apontam na direção errada, como tendem a impedir que a busca pela verdade continue. Quarto, a indústria deveria apoiar laboratórios de investigação em projetos de pesquisa e atividades desvinculadas de produtos farmacêuticos ou instrumentos, o que asseguraria que a indústria está interessada em progresso científico, formação de pesquisadores e desenvolvimento científico geral, e não apenas na propagação de seus produtos. Nos EUA, grandes empresas da indústria farmacêutica têm contribuído com substancial apoio financeiro para a American Heart Association e o American College of Cardiology. Essas entidades utilizam esses fundos, segundo seus próprios critérios, para incentivos à pesquisa sob a forma de bolsas de estudo, auxílios à pesquisa e outros programas do gênero. Finalmente, a vinculação do pesquisador com a indústria, em qualquer nível, deve ser sempre divulgada, como fazem hoje as entidades americanas mencionadas acima, a fim de alertar o público quanto a possíveis conflitos de interesses.

Por fim, as considerações aqui expostas não devem ser interpretadas como restrições absolutas à cooperação indústria/universidade. Pelo contrário, acredito que, conduzindo essa cooperação dentro de princípios éticos, cuja filosofia básica seja a proteção do interesse do paciente e a busca pela verdade científica, preserva-se um valor fundamental da própria profissão médica: sua credibilidade. Credibilidade que é igualmente prezada pela indústria farmacêutica. Respeitadas tais condições, a associação indústria/universidade continuará a produzir benefícios para a classe médica e, sobretudo, para os doentes.

Estudos recentes como o FOURIER, o CANTOS e o PARADIGM ilustram a grande importância da colaboração entre indústria e universidades no desenvolvimento de medicações essenciais na área cardiovascular.

22. ÉTICA EM CLÍNICA*

No passado, quando o médico de família era uma figura venerada a quem ninguém ousava contestar, a ética era aplicada especialmente para proteger os doentes contra a ignorância e as más intenções. Hoje, o médico é frequentemente questionado, inclusive juridicamente. Nesta nova realidade, a ética tem de ser vista também como um instrumento de proteção ao próprio médico.

A ética está enraizada na medicina desde os seus primórdios, já que esta trata de valores fundamentais do homem: não apenas sua vida, no que concerne à sobrevivência ou à morte, mas também quanto à qualidade de vida, que depende da saúde física e mental. A qualidade de vida diz respeito a capacidade de trabalho, ausência de sofrimento, felicidade, produtividade, convivência familiar e integração social, entre outros aspectos. A saúde é um bem inestimável, que via de regra só é adequadamente apreciado quando se perde. Já se disse: "A saúde é uma coroa na cabeça do indivíduo sadio, mas que só os doentes percebem". Portanto, a medicina não cuida de bens materiais. Ela cuida de valores fundamentais, que, se acaso perdidos, podem não ser passíveis de ressarcimento. Nesse sentido, a Medicina é uma profissão única e peculiar e, portanto, necessita ser regida por uma ética própria.

---

* Texto originalmente apresentado no LII Congresso da Sociedade Brasileira de Cardiologia, SP, 1997, na Sessão Especial: Erro e ética em Medicina.

Mais do que qualquer outra profissão, a Medicina baseia-se num compromisso embasado na confiança recíproca. Esse compromisso consiste na disponibilidade do médico para prestar auxílio quando o paciente necessita e também em atualização constante para ofertar conhecimentos contemporâneos, técnicas adequadas e tratamentos eficientes e seguros. A grande velocidade com que novos conhecimentos e técnicas são gerados atualmente exige dos médicos considerável esforço para se manterem atualizados. A área da biologia molecular talvez seja a que melhor ilustra uma situação em que novos conhecimentos precisam ser absorvidos rapidamente; caso contrário, o profissional ficará logo defasado.

A ética varia dependendo da época, costumes e conhecimentos. Assim, embora a ética, que deve ser voltada para o bem do paciente, não mude em sua essência, certos aspectos podem variar. Condutas aceitas no passado distante podem não ser bem vistas hoje em dia.

A ética médica está sujeita a inúmeras influências: econômicas, decorrentes de necessidades e aspirações do próprio médico; da tecnologia responsável por equipamentos para diagnósticos e procedimentos; da indústria farmacêutica, responsável por novos produtos; e da própria sociedade, que atualmente recebe uma avalanche de informações em relação à saúde e, assim, exige bastante dos profissionais. Essas informações são frequentemente parciais ou, até mesmo, grosseiramente incorretas. Elas criam expectativas nos pacientes, que, por sua vez, esperam que os médicos possam supri-las. A noção de que o mais moderno é a melhor opção também pode afetar a prática médica, levando profissionais a admitirem procedimentos mais recentes sem suficiente espírito crítico. Às vezes, tais procedimentos não são melhores que outros já estabelecidos, mais antigos. No caso de medicamentos, ainda se corre o risco de efeitos colaterais que podem ser realmente danosos.

Na análise da ética médica, é preciso considerar dois aspectos básicos: a prática médica e a pesquisa. Na prática clínica, alguns exemplos de influências econômicas que causam desvios do comportamento ético podem ser facilmente identificados. Um exemplo é a solicitação de exames complementares desnecessários, como testes de estresse quando há outras manifestações típicas de angina associadas a fatores de risco definidos; o uso do ecocardiograma como rotina simples quando o paciente não apresenta quaisquer dados sugestivos de cardiopatia; a realização de coronariografias em pacientes com mínimas probabilidades de ter doença coronária; e a indicação de cinecoronariografia em mulheres jovens com dores precordiais atípicas, que frequentemente só têm prolapso mitral. O fato de que certos profissionais são donos dos aparelhos e recursos nos quais tais exames seriam realizados certamente contribui para essas indicações desnecessárias. Há de se considerar, ainda, que mesmo quando não existe vantagem econômica direta na realização de tais exames, como é o caso de pacientes do Sistema Único de Saúde (SUS), essa prática é imprópria. Ela sobrecarrega o sistema e tira o lugar de pacientes que realmente necessitam.

Também questionável é a prescrição de tratamentos desnecessários e não estabelecidos, tais como: quelação, antioxidantes e vitaminas, remédios para emagrecer, remédios para retardar o envelhecimento, entre outros. Na maioria dos casos, não existem documentações científicas que comprovem a eficácia desses tratamentos. Às vezes até há evidências experimentais sérias em animais de laboratório, porém, a transposição desses conhecimentos para a área clínica não pode ser feita por falta de estudos clínicos adequados. Mesmo assim, não raro tais procedimentos são usados em clínica como se fossem verdades absolutas. Em parte, isso é incentivado pela própria exigência da população que busca uma quimera, tal como a juventude permanente. Certos médicos se aproveitam dessa ilusão para usufruir vantagens econômicas. O uso de antioxidantes contra envelhecimento é um típico exemplo. A busca por remédios milagrosos e a exploração da ingênua crença popular são fenômenos antigos na história da humanidade, mas nem por isso devem ser admitidos como corretos.

Já há associação de profissionais médicos com laboratórios para encaminhamento de exames. Não é raro, hoje em dia, que laboratórios de análises ofereçam porcentagens dos custos dos exames para médicos em troca do encaminhamento preferencial de solicitações. Essa situação é inadmissível. A livre escolha do paciente e a qualificação técnica dos laboratórios devem prevalecer. Sobretudo, é necessário seguir o princípio de que o médico deve ganhar por serviços prestados, e não por troca de influências.

Igualmente criticável é a associação extemporânea com outros médicos para serviços desnecessários. A complexidade da medicina justifica as especialidades e, portanto, a ação conjunta de vários profissionais para tratar de certos casos. Mas há um limite regido pelo bom senso. Hoje, é possível ver quatro ou cinco profissionais prestando serviços que poderiam ser realizados por um ou dois. Já tive uma experiência próxima, em que a família do doente, percebendo essa manobra, recusou-se a pagar honorários a médicos que diziam estar "acompanhando" o caso. Portanto, essa prática não é tão sutil que possa escapar à percepção do paciente!

Essas situações têm como base o desejo do médico de aumentar seus proventos. Ser remunerado por trabalhos honradamente prestados é lícito, é um direito profissional, mas transformar a atividade médica numa troca de gentilezas... Não, de jeito nenhum.

Outra área em que a ética sofre arranhões é o não esclarecimento dos riscos, de complicações inerentes a testes diagnósticos ou procedimentos. Exames como cinecoronariografia e testes que envolvem estresse físico ou farmacológico sempre apresentam algum risco, por menor que seja. O risco pode ser pequeno quanto à frequência, mas pode ser muito grande pela sua importância. Por exemplo, a perda de uma artéria central da retina no cateterismo é infrequente, mas tem consequências devastadoras. Por outro lado, procedimentos terapêuticos, como angioplastia coronária e cirurgias cardíacas, têm riscos próprios que devem ser discutidos a fundo com o paciente. Convém ainda lembrar que, em relação a complicações, o risco é sempre do doente, não do médico. O médico, no entanto, está arriscando sua reputação, o que não é pouco.

Aqui cabe uma observação. O doente tende a comparar o tratamento com o seu "normal". Na verdade, o tratamento é uma solução para um problema que o doente tem, e seu resultado deve ser comparado à evolução natural da doença, não necessariamente ao normal! É claro que o desejável seria restituir completamente a normalidade ao órgão tratado, mas isso nem sempre é possível, seja porque houve alterações irreversíveis ou porque a correção em si é imperfeita. De qualquer forma, a base da proposta terapêutica é que o tratamento seja mais benéfico do que a evolução natural da doença.

Uma outra questão polêmica é a participação do doente na escolha de certos tratamentos. Por exemplo, na escolha entre angioplastia e cirurgia para certas lesões coronárias ou entre próteses valvares metálicas ou biológicas. Entendo que o paciente tem o direito de conhecer as vantagens e desvantagens de uma ou outra opção, mas acredito que compete ao médico adotar uma posição, dar um conselho, em vez de deixar que o paciente decida inteiramente por si. Isso significaria sobrecarregar o paciente com uma responsabilidade para a qual ele não está preparado. É claro que a vontade explícita do doente deve ser respeitada, porém, uma vez perguntado, o médico não deve omitir-se nem transferir a responsabilidade de escolha para o paciente. Deve opinar com base na literatura, na experiência pessoal e nos recursos de que dispõe em seu ambiente de trabalho.

Ética na pesquisa

Os resultados de pesquisas em animais de experimentação ou *in vitro* são indicativos, ou até cabalmente demonstrativos, de fenômenos biológicos, mas não podem ser diretamente transpostos para a área clínica. Os modelos e as circunstâncias experimentais são evidentemente diferentes. Por esse motivo a investigação clínica é fundamental para a medicina. E com base na investigação clínica grandes progressos têm sido realizados. Os estudos de regressão da aterosclerose coronária e os de tratamento da insuficiência cardíaca são demonstrações cabais do valor desse tipo de investigação. Eles mudaram radicalmente a maneira como essas entidades são hoje tratadas.

Entretanto, a ética em pesquisa precisa ser seguida. Alguns pontos são fundamentais:

- *Esclarecimento do caráter investigatório de procedimentos:* é essencial que o paciente seja informado do caráter experimental do procedimento; que o tratamento poderá não lhe trazer benefícios pessoais; que os benefícios

poderão ser alcançados somente a longo prazo; que ele poderá cair no grupo controle e, portanto, só receber placebo.
- *Dependência do paciente em relação ao hospital:* não pode ser usada para forçar pacientes a participarem de estudos, sobretudo em pacientes do SUS ou aqueles que, por qualquer razão, sintam-se dependentes da organização hospitalar.
- *Os riscos de procedimentos:* no caso de pesquisas, o possível benefício de um procedimento poderá não ser imediatamente alcançado. Portanto, o paciente tem o direito de saber claramente do que se trata.
- *A relevância da questão pesquisada:* não se pode submeter alguém a qualquer teste ou procedimento por uma razão banal. É preciso que haja uma questão importante a ser elucidada e que isso não possa ser feito por outros meios. Basicamente, relevância aqui se entende como uma informação, um conhecimento que influencia significativamente o comportamento médico.

Na pesquisa médica, uma atribuição insubstituível está reservada às comissões de ética hospitalares: elas devem desenvolver um papel fundamental no encaminhamento adequado de programas de pesquisa. Devem ser independentes e constituídas por diferentes membros da área biológica, e não apenas por médicos. Devem evitar o corporativismo e assegurar que a comunicação com o doente seja feita em termos acessíveis, deixando de lado os termos técnicos rebuscados que o leigo não compreende.

Assim, para adequar-se às exigências da ética, o médico, diante de problemas concretos, deve fazer perguntas que o protegem:

- "E se o procedimento não for feito, o que acontece?". É o confronto com a história natural das doenças. Muitas vezes a resposta será "nada!".
- "A informação baseada num certo teste muda o procedimento terapêutico?". Na prática, testes devem ser feitos para confirmar diagnósticos ou orientar terapêutica. Não sendo para esses fins, devem sempre ser questionados.

- "Há risco para o paciente? Quão importante ele é? Esse risco se justifica?". Em pesquisa, qual é a relevância, o grau de entendimento do paciente e o risco?
- "Em uma escala de valores, o teste em questão é o mais apropriado?". Por exemplo, por que fazer teste ergométrico num paciente que já tem angina típica?

Em conclusão, hoje estamos, com muita propriedade, na era da medicina baseada em evidências, mas também na era do respeito à individualidade e da contenção de gastos. Atualmente, antiético é não pesquisar, não esclarecer e, portanto, não oferecer ao doente os benefícios da ciência moderna. A ética médica precisa de uma relação médico/paciente honesta e aberta. A boa comunicação com o paciente é um instrumento insubstituível no exercício profissional. O respeito à individualidade do paciente e o desvelo por seu sofrimento e insegurança são as melhores garantias de que a ética está sendo respeitada.

23. WILLIAM OSLER, MÉDICO

Em maio de 1989, a Johns Hopkins Medical School, de Baltimore, nos EUA, comemorou cem anos. Várias solenidades foram realizadas em homenagem à magnífica instituição que tanta e tão benéfica influência tem tido sobre a medicina americana e mundial. Hopkins foi a primeira universidade a adotar o currículo médico de quatro anos, que até hoje perdura nos EUA, e também a primeira escola médica a aceitar mulheres[1]. Foi a casa de Florence Nightingale, a inspiradora das enfermeiras de todo o mundo. Inúmeras inovações da maior relevância foram introduzidas em Hopkins ao longo dos anos e ela certamente continua sendo um dos centros médicos mais avançados do mundo. Pois bem, à época do centenário, o New England Journal of Medicine dedicou mais espaço a William Osler do que à instituição que ele presidiu. De fato, a vida de Osler e a de Hopkins se confundem. Fye[2] e Wheeler[3], em magníficos artigos sobre o aniversário da instituição, ocuparam-se quase exclusivamente de Osler, reconhecendo que ele foi, e ainda é, o paradigma do médico americano, o exemplo a ser seguido, o herói que inspira os jovens, dignifica a profissão e orgulha os seus contemporâneos. Foi, segundo esses relatos, o médico mais importante do fim do século passado não só nos EUA, mas também no mundo todo. Mas por que Osler é considerado tão importante? Por que sua influência se estende de modo tão vivo sobre a medicina americana atual, mesmo tendo atuado há praticamente cem anos?

---

* Texto publicado originalmente em: Arq Bras Cardiol 1999; 57:231-36.

Embora Osler fosse um clínico notável, ímpar mesmo no seu tempo, não se têm notícias de nenhuma descoberta sua que, de fato, o tenha singularmente distinguido entre as pessoas que fizeram contribuições fundamentais para a cura das doenças, para a criação de novas técnicas diagnósticas ou para a elucidação de mecanismos fisiopatológicos. Ele não criou nenhuma teoria que tivesse revolucionado o pensamento e o modo de agir da humanidade, como Einstein com sua teoria da relatividade. Osler também não ganhou nenhum Prêmio Nobel. No entanto, sua influência tem sido a mais marcante entre os médicos americanos nos últimos cem anos. Não são tantos os feitos científicos de Osler que são lembrados pelos seus contemporâneos, biógrafos e admiradores. É o homem Osler, o médico na acepção mais pura da palavra, que é reverenciado. Esse fato, em si, torna sua vida e sua obra especialmente fascinantes.

A vida de Osler

William Osler nasceu em 1849, na cidade de Bond Head, em Ontário, no Canadá. Seu pai era um oficial da marinha real inglesa que se tornou ministro da Igreja da Inglaterra e emigrou para o Canadá logo que casou. Foi exercer seu sacerdócio na rude fronteira do Canadá, onde a família enfrentou dificuldades econômicas, eventualmente até passando fome e frio. Assim, Osler foi acostumado desde criança com rígidos princípios religiosos, morais e de trabalho. Era o oitavo dentre nove irmãos. Apesar das árduas condições de vida, a família de Osler parece ter enfrentado tudo com ânimo forte e sem lamentações. Osler mesmo nunca deu demonstrações de que sua infância tenha sido menos feliz. Nos seus primeiros anos escolares, sofreu grande influência do padre William Johnson, que, além de naturalista, era um artista e professor de humanidades. Foi ele que introduziu os clássicos da literatura inglesa a Osler e quem o induziu a ler *Religio Medici*, de Sir Thomas Browne, um famoso médico do século XVII. Osler considerava essa obra sua bíblia, o livro mais valioso de toda sua biblioteca, seu livro de cabeceira. Quando Osler morreu, o livro foi colocado em seu caixão.

A influência do padre Johnson foi tão grande que, de fato, ele queria inicialmente ser ministro. Com ele, Osler também fez suas primeiras investigações biológicas, coletando espécimes biológicas em excursões escolares pelos campos da agreste região onde moravam. Outras importantes influências na vida de Osler foram James Bovell e Palmer Howard. Bovell era médico e naturalista. Encorajou Osler a usar seu microscópio e sua excelente biblioteca. É importante notar que, nos anos de 1860, o microscópio era um grande luxo a que poucos médicos podiam se permitir. Howard era um médico astuto e professor apaixonado de clínica da McGill Medical School, de quem Osler mais tarde falou com grande admiração e entusiasmo. Quando, em 1892, Osler publicou seu clássico livro *The principles and practice of medicine*, dedicou-o a esses três mentores que moldaram seu caráter de médico e pesquisador e desenvolveram-lhe o gosto pela leitura de humanidades, pela ciência e pela prática da medicina.

Em 1874, com apenas 25 anos, Osler tornou-se professor de medicina na McGill Medical School. Dez anos mais tarde, assumiu a cadeira de Medicina clínica na Universidade da Pensilvânia. Em 1889, com 40 anos, tornou-se professor de medicina na recém-criada Johns Hopkins Medical School, que se tornaria o protótipo das escolas médicas americanas contemporâneas. Em Baltimore, casou-se com Grace Osler e teve um filho. Nos 16 anos que ficou em Baltimore, fez suas grandes contribuições à medicina, ao ensino e ao desenvolvimento da Universidade Hopkins. Sua última posição acadêmica foi a de *Regius Professor of Medicine*, em Oxford, Inglaterra, para onde se mudou aos 55 anos e onde viveu os últimos 14 anos de sua vida. Morreu em 29 de dezembro de 1919.

Enquanto exercia cada um desses cargos, Osler recebeu várias propostas de outras universidades que queriam sua colaboração. Em sua passagem por Hopkins, foi contemporâneo de Halsted, professor de cirurgia, Kelly, professor de ginecologia, e Welch, professor de patologia e primeiro reitor. Osler, Halsted, Kelly e Welch foram pioneiros no desenvolvimento de programas de graduação e residência e exerceram enorme impacto na prática médica de suas especialidades. Osler foi o mais famoso e o mais influente de todos.

A razão de sua influência
O grande médico

Osler foi o mestre clínico de sua época. Era incontestavelmente o mais sábio, o mais arguto clínico; sua habilidade em diagnosticar era lendária. Sua biografia, escrita por Reid[4], levou o título de *O grande médico*. Curioso como, numa época em que não havia recursos terapêuticos eficazes, Osler conseguiu se notabilizar como milagreiro. Parece que seu segredo era compreender muito bem as pessoas, além das doenças. Ele entendia o sofrimento humano e o respeitava. Seus esforços para compreender o mecanismo e as consequências das doenças iam além dos aspectos físico e químico e penetravam no espírito das pessoas, partilhando suas aflições. Tinha genuíno otimismo e grande compaixão. Seu elo pessoal com os pacientes adquiria formas de seita, de religião. Era como se Osler abençoasse os doentes e eles melhoravam. Ele prescrevia poucas drogas e foi descrito como um niilista no que diz respeito à terapêutica. Mas era um crente no gênero humano. Tinha sempre bom humor com os pacientes e lhes transmitia grande segurança. Foi um devoto da medicina de beira de leito. Suas visitas médicas nas enfermarias da Hopkins chegaram a assumir proporções incômodas tal o número de pessoas que vinham para ouvi-lo. Teve uma clínica gigantesca para a época, que lhe rendeu considerável soma em dinheiro. Era o médico dos médicos.

Paradoxalmente, o motivo principal que o levou a deixar Baltimore e se mudar para Oxford em 1905 foi justamente a sobrecarga de trabalhos clínicos que lhe roubavam excessivo tempo, tempo esse que desejava dedicar aos estudos e à pesquisa[1]. Nancy Astor, membro da realeza inglesa que havia sido sua paciente no Hospital Hopkins e depois trabalhado como voluntária num hospital militar inglês durante a Primeira Guerra Mundial, onde Osler atuou como consultor, descreveu a atuação do médico: "Seu trabalho no hospital foi como toda sua vida, totalmente desprendida... E cada 'Tommy' [soldado britânico comum] ganhava a mesma atenção que o Príncipe de Gales receberia dele. Os pacientes esperavam por ele e aceitavam sua palavra como final, e não era nunca de desencorajamento. Essa era a parte maravilhosa dele. Ele realmente trazia cura e saúde. Vida, não morte"[5]. A palavra humanismo tem sido frequentemente usada para descrever a atuação de Osler. Isso parece apropriado, mas é importante salientar que humanismo não se resume apenas a compaixão e vontade de ajudar. Humanismo é também "uma arte de palavras e de atitudes", como disse Wheeler. Como mestre das palavras, Osler era capaz de se comunicar de maneira clara e profunda com seus pacientes. Assim, despertava fé e transmitia confiança.

Thomas Cullen, que o conheceu bem na Hopkins, sumarizou sua atuação da seguinte forma: "Com seu modo de vida, sua personalidade, seus ideais, sua alegria e sua gentileza, consolidou a profissão médica em Maryland e no país inteiro, de modo que o amor fraternal se tornou sua nota dominante. Isso, na minha opinião, foi a melhor e mais duradoura contribuição de William Osler à medicina americana" (*apud* Wheeler[3]).

Assim, pode-se concluir que Osler foi o melhor médico do seu tempo por dois motivos: ele sabia mais medicina do que os outros e amava mais seus pacientes.

O educador

Osler considerava que sua mais importante função era ensinar estudantes na enfermaria. Segundo Wheeler[3], Osler chegou a sugerir que, no seu epitáfio, se escrevesse simplesmente: "Eu ensinei estudantes de medicina nas enfermarias".

Osler tinha ideias claras a respeito do ensino médico nas faculdades de medicina. Acreditava também que a função do ensino era desenvolver o gosto pelo conhecimento, e não encher a cabeça dos estudantes com meros fatos. Esse pensamento contrasta com o que vemos atualmente, com estudantes sendo treinados principalmente para serem técnicos e pouco para cuidarem de pessoas.

Escreveu extensamente sobre várias facetas da medicina. Ministrou conferências e deu aulas em muitos lugares. Aconselhou estudantes ensinando-lhes não apenas conhecimentos técnicos, mas também maneiras de agir, princípios de moral e ética médicas e, sobretudo, humanismo. Uma de suas peças mais conhecidas é uma conferência de 1913, quando viajou da

Inglaterra para ministrá-la aos estudantes da Yale University[6]. É um verdadeiro sermão leigo, preparado durante a viagem de navio para os EUA e que foi impresso com o título *A way of life*. Nele, Osler essencialmente prega disciplina constante e atenção aos deveres de cada dia, sem grandes preocupações com o futuro nem entraves pelo que aconteceu no passado; e, sobretudo, sem devaneios sobre coisas que podem nunca se realizar. Osler era um homem prático, um homem de ação. Essa pregação foi o desenvolvimento de um conceito que aprendera com Thomas Carlyle, ainda nos seus anos de formação na McGill Medical School, segundo o qual "**nossa obrigação principal não é ver o que está vagamente à distância, mas, sim, fazer aquilo que está claramente à mão**"[3]. Osler fez disso seu lema de vida. Ele enfatizou repetidamente a importância de se adquirir bons hábitos de estudo e comportamento no dia a dia a fim de se obter os resultados desejados, realçando como essa disciplina é essencial para o médico. Ele acreditava em Plutarco, para quem "caráter é o hábito de longa duração".

Seu livro *Aequanimitas*[7], uma coletânea de conferências que pronunciou em várias ocasiões, trata de vários tópicos. É uma obra que os atuais dirigentes da Johns Hopkins guardam e divulgam com grande carinho e que me foi presenteada por Myron Weisfeldt, então chefe de cardiologia da Johns Hopkins.

Osler também se ocupou da educação profissional dos médicos que praticam medicina fora dos ambientes universitários. Chamou a atenção para a necessidade de atualização constante e para os problemas que a sobrecarga de trabalho pode trazer para a atualização profissional. Sua preleção aos colegas da New Haven Medical Association[7], em 1903, por ocasião da celebração do centenário dessa associação, impressiona devido à atualidade dos conceitos de Osler sobre a educação continuada. Ele salienta a necessidade de o médico prático combater a preguiça intelectual que tende a se instalar à medida que sua clínica cresce e o tempo de estudo diminui. Ele prega que as sociedades médicas devem assumir um papel primordial no aprimoramento da educação do médico prático tanto quanto as escolas médicas na formação dos estudantes. Cita Platão, para indicar que "educação é assunto para a vida inteira", e Hipócrates, para combater a excessiva confiança na experiência pessoal, notando que "a experiência é falha e o julgamento, difícil". Enfatiza, sobretudo, que medicina é uma arte extremamente difícil, que cada caso tem suas próprias peculiaridades e que a variabilidade é a lei da vida. Portanto, o médico precisa se aperfeiçoar sempre para cuidar adequadamente do bem maior, que é a vida humana. Essa é certamente uma visão que cem anos passados não puderam desmerecer!

O cientista

Osler foi talvez o primeiro médico-pesquisador na concepção que temos hoje, ou seja, o indivíduo que procura conhecer a fundo as causas e mecanismos das doenças que trata em seus próprios pacientes. Consta que, quando trabalhava na McGill Medical School, realizou pessoalmente mais de 1.000 necropsias, das quais vários espécimes podem ser apreciados ainda hoje no museu da universidade. Procurou o conhecimento profundo das doenças da época. Era um arguto observador. Descreveu os nódulos de Osler – sinal quase patognomônico de endocardite infecciosa[8] – bem como a síndrome de Osler-Weber-Rendu, constituída por telangiectasias da metade superior do corpo e hemorragias renais e gastrointestinais[9]. Suas observações pioneiras em endocardite infecciosa foram fundamentais para o entendimento da doença, que é conhecida também como enfermidade de Osler[10]. Escreveu um tratado – *The principles and practice of medicine* – indispensável para médicos e acadêmicos de sua época, tornando-o reconhecido no mundo inteiro. Num tempo em que os grandes avanços tecnológicos de diagnóstico, como tomografia computadorizada, radioisótopos e ressonância magnética, ainda não existiam, Osler foi um mestre da sistematização da anamnese e do exame físico.

O episódio da ida de Osler para a Inglaterra[2] ilustra bem o tipo de pessoa que ele era e o valor que dava à sua atividade acadêmica. Em 1904, Osler recebeu uma oferta para a posição de *Regius Professor of Medicine* em Oxford e escreveu em seu diário: "Isto parece a chance de eu escapar de uma crescente pressão de trabalho... Apesar de cuidadosa regulagem do meu tempo e saúde, eu frequentemente me sinto exaurido no final de semana e a questão é por quanto tempo eu poderia me aguentar sob esta tensão". Harvey Cushing[5], que era seu vizinho de porta, afirmou: "Na medida em que o tempo foi passando em Baltimore, ele se tornou mais e mais sobrecarregado com trabalho estritamente profissional e, na primavera de 1904, quase chegou à exaustão. Reconhecido de Hudson Bay ao Golfo, da Nova Escócia à Califórnia como o médico dos médicos, mesmo que pudesse reduzir algumas consultas regulares, isso não podia ser feito quando algum membro imediato da família de um médico estava envolvido". Assim, em grande parte premido pela demanda de trabalho que a fama lhe trouxera, Osler aceitou a cadeira em Oxford. Tratava-se de uma posição acadêmica, altamente dignificada e sem trabalho hospitalar, mas com quanta ocupação de ensino ele quisesse. Quantos seriam capazes de deixar uma posição de tanto prestígio e dinheiro em Baltimore para ser acadêmico em Oxford?

Numa época como a nossa, em que se procura integrar conhecimentos básicos a conceitos clínicos para transformar as conquistas da ciência básica em instrumentos de aplicação clínica imediata, a atuação de Osler simboliza perfeitamente a concepção de medicina unificada. Ilustra como o homem de ciência básica também pode ser um clínico que trata e um professor que ensina. Afasta a ideia do médico prático que simplesmente aplica o que os outros descobrem, mas sem de fato saber o porquê. Brown e Goldstein (*apud* Motulsky[11]) ilustram a versão moderna e mais expressiva do médico-pesquisador que Osler foi. Sendo médicos e professores em essência, nem por isso deixaram de dar uma contribuição fundamental em ciência básica ao descobrirem os receptores de colesterol, pelo que ganharam o Prêmio Nobel de Medicina. Pelo seu interesse nos mecanismos e causas últimas das doenças, seria de se prever que, se Osler vivesse hoje, estaria certamente interessado em fenômenos celulares e subcelulares, pois seguramente identificaria nessas matérias o que buscava em seus estudos de patologia de então, ou seja, a causa última das enfermidades. Na ocasião, ele recomendava o contato constante com os pacientes e os estudos de necropsia. Dizia que aprendia com os pacientes e que medicina se aprendia à beira de leito, não em conferências. Se vivesse hoje, certamente acrescentaria genética, engenharia genética e biologia molecular à sua lista de tópicos de maior interesse na busca de um entendimento mais profundo dos mecanismos e das causas das doenças.

O líder da comunidade médica

Osler participou diretamente da organização do Hospital e da Universidade Johns Hopkins, ajudando a transformá-la num centro de dedicação à ciência, aos doentes e ao bem-estar da humanidade. Como sempre acreditou que os médicos deveriam participar dos assuntos de saúde pública, sua ativa participação em sociedades médicas e organizações hospitalares levou-o a se envolver vigorosamente em campanhas para erradicar a tuberculose. Foi contra uma proposta de lei que colocaria o licenciamento médico sob o controle de pessoas leigas, e opôs-se com energia a uma legislação antivivissecção[3].

Para alcançar tantas realizações, Osler tinha algumas qualidades especiais. Principalmente, enfeixava em sua personalidade um somatório de boa vontade, força e determinação que os homens chamam de liderança. Acreditava numa palavra-chave que pensava ser o "abra-te, Sésamo" para tudo. Essa palavra era simplesmente "trabalho". De fato, Osler era um trabalhador incansável e metódico.

Era extremamente dedicado à medicina. Tinha um entusiasmo contagiante pela profissão que considerava sagrada, um sacerdócio que não poderia ser maculado pela inveja, pela injúria, pela preguiça ou pela ganância.

Tinha, também, férrea disciplina – lia alguma coisa diariamente, mesmo depois de dias de longo esforço. Acreditava piamente no seu código do dia a dia bem feito, que aprendera com Thomas Carlyle, e praticava o que dizia. Era um homem coerente, e, por isso, seus ensinamentos tiveram tanta força e produziram tanto impacto. Osler escrevia praticamente tudo o que falava; dessa forma, suas palavras tinham sempre duas formas de impacto: quando as pronunciava e quando eram lidas.

Por fim, da leitura de declarações em cartas e do seu diário, fica claro que Osler obtinha grande satisfação com o seu trabalho, fosse acadêmico ou com pacientes. Inúmeras referências elogiosas foram feitas aos seus colegas da universidade e aos estudantes, a quem dedicava particular afeição. Talvez essa característica lhe tenha ajudado a granjear fama e admiração: era certamente um homem que irradiava força positiva por onde passava, gerando entusiasmo e motivando a todos.

Osler é um exemplo até hoje porque aplicou como ninguém a ciência da investigação na medicina ao cuidado à beira de leito, empregando sempre calor humano e compaixão. De fato, foi um médico de pessoas antes de ser um técnico de sistemas do corpo humano.

A medicina de hoje e o espírito de Osler

O paradoxo do progresso científico *versus* o desprestígio social que vive a profissão médica no Brasil atual angustiaria Osler. Por um lado, nunca se obteve tanto avanço diagnóstico e terapêutico, assim como nunca se compreendeu tanto a natureza das doenças e os mecanismos que causam a morte. Também nunca se dispôs de tantos recursos para prolongar a vida. De fato, o sofrimento humano por causas orgânicas tem sido grandemente diminuído. Seria, pois, lógico esperar que isso se refletisse num respeito e admiração maiores da sociedade pela profissão médica. Afinal, os objetivos principais da atuação médica, que são diminuir o sofrimento e prolongar a vida, vêm sendo cumpridos como nunca na história da humanidade.

Entretanto, esse não é o caso. Nunca houve tantas críticas, tantas denúncias de incompetência e desonestidade, tantos processos contra médicos que visam mais a obter vantagens econômicas do que ao bem-estar dos doentes. Certamente, é um conjunto de fatores que é responsável por essa situação de descrédito da profissão médica junto ao público. O problema não é só brasileiro. Spencer[12], em notável alocução dirigida a seus colegas do Colégio Americano de Cirurgiões, em 1990, salientou que, nos EUA, pesquisas de opinião revelaram que a estima do público pelos médicos vem diminuindo sensivelmente. As causas para isso não são de ordem científica ou tecnológica, mas referem-se ao comportamento dos médicos no exercício da profissão. Na ótica desses cidadãos americanos, o lado humanitário da profissão vem sendo esquecido.

A medicina é uma profissão exercida individualmente; pacientes são vistos e tratados um a um. Portanto, não se pode desprezar o impacto da atitude pessoal do médico no trato com os enfermos, independentemente da qualidade das técnicas que empregue. Os médicos e suas instituições profissionais não podem eximir-se de suas próprias responsabilidades. E, como muito bem analisou Spencer[12], "ciência só não resolve". Apesar de ser mais eficiente do que nunca para diagnosticar e tratar doenças físicas, a ciência se mostra ineficaz no que diz respeito a oferecer o calor humano que todo doente precisa. Spencer[12], que ardorosamente defendeu o compromisso com o paciente como essencial para o exercício da profissão, cita Osler várias vezes em seu artigo como forma de ilustrar como o cuidado gentil e sinceramente dirigido ao homem doente é a parte mais nobre da profissão médica. De fato, é hora de invocar o espírito de Osler, seguir seu exemplo e exercer a medicina com amor fraternal, para o doente, visando a mitigar o sofrimento em primeiro lugar. Tal conduta certamente ajudará a resgatar o bom nome da nossa profissão.

Essa é também a essência do mito de Osler – que, após mais de um século, continua a ser uma inspiração para seus pares.

24. GENÉTICA E BIOLOGIA MOLECULAR: MÉDICOS DIANTE DA GRANDE REVOLUÇÃO

Em 1999, os médicos e historiadores americanos Meyer Friedman e Gerald W. Friedland[1] publicaram o interessante livro As dez maiores descobertas da medicina, *em que listam o que consideram grandes descobertas. Citam, entre outros, Andreas Vesalius, pela descrição da anatomia moderna; William Harvey, pela descoberta da circulação sanguínea; Edward Jenner, pela descoberta da vacina antivariólica; Antonie Leeuwenhoek, pela primeira identificação de vários microrganismos; Wilhelm Conrad Röentgen, pela descoberta dos raios-X; Godfrey Hounsfield, pela descoberta da tomografia computadorizada; Ross Granville Harrison, por praticar culturas de células; Nikolai Anitschkov, pelo desenvolvimento do primeiro modelo de aterosclerose; Alexander Fleming, pela descoberta da penicilina; Maurice Wilkins, por seus estudos básicos sobre DNA; e Watson e Crick[2], que desvendaram a estrutura da molécula do DNA. Embora se possa discordar aqui e ali, não se pode negar que foram ótimas escolhas, pois todas essas contribuições mudaram definitivamente aspectos básicos da medicina. No entanto, acredito que a maior revolução de nossos tempos é a biologia molecular. Não é a revolução de uma pessoa nem de uma equipe, mas um salto gigantesco que teve muitos impulsionadores, um projeto constituído de múltiplas facetas e que está mudando inteiramente a maneira como a medicina será praticada em um futuro próximo. O grande desafio para os médicos será incorporar esses conhecimentos à sua prática. Isso exigirá um conjunto de habilidade especiais que precisam ser adquiridas.*

Estima-se que o genoma humano seja constituído de aproximadamente 20.000 genes, formados por três bilhões de bases químicas e distribuídos em 23 cromossomos. Os genes são segmentos específicos de DNA compostos basicamente por éxons, que codificam proteínas, e representam menos de 2% do DNA total; e por íntrons. Durante muito tempo, os íntrons não tiveram suas funções compreendidas e eram considerados "lixo". Hoje, sabe-se que componentes dos íntrons exercem importantes funções regulatórias na expressão dos genes. O Projeto Genoma Humano[3], iniciado em 1990 e finalizado em 2003, teve por objetivo sequenciar todos os genes humanos.

Talvez a mais notável descoberta médica dos últimos séculos tenha sido o esclarecimento da estrutura do DNA por Watson e Crick[2]. Igualmente visionária e humilde foi a frase final deles: "**Não escapou à nossa atenção que o pareamento específico que postulamos sugere imediatamente um possível mecanismo de cópia para o material genético**", indicando o mecanismo de transmissão de informação genética. Claro que tal descoberta representou enorme revolução e abriu portas para muitos dos grandes progressos da medicina contemporânea.

O Projeto Genoma Humano sequenciou praticamente todo o genoma e representou enorme avanço[3]. Atualmente, graças a ele, é possível sequenciar o genoma individual rapidamente e a baixo custo. A grande expectativa era entender as causas genéticas das doenças. O fato de os genes encontrados no DNA de células brancas do sangue periférico serem os mesmos das células cerebrais, cardíacas, pulmonares e de todos os órgãos transforma o procedimento diagnóstico num passo de incrível simplicidade. Teoricamente, com uma simples amostra de sangue é possível saber, por exemplo, se uma criança tem maior propensão a sofrer infarto do miocárdio no futuro.

Por outro lado, estudos como o *GWAS* (*Genome Wide Association Studies*) mostraram que muitas doenças são poligênicas e que certas alterações isoladas têm influência muito pequena no fenótipo. Estudo recente do CARDIoGRAMplusC4D Consortium[4], que incluiu 194.427 pessoas, identificou 15 novos loci associados, de modo estatisticamente significativo, à doença coronária, elevando a 46 o número de loci associados a essa enfermidade. Além disso, outros 223 genes foram identificados, especialmente ligados a metabolismo lipídico, hipertensão e inflamação. No entanto, esses achados genéticos explicaram apenas 10,6% dos 63.746 casos de doença coronária. Isso enfatiza a importância dos fatores ambientais como dieta, fumo e atividade física, mas também salienta o papel fundamental da epigenética.

Nos últimos dez anos, houve grande avanço na identificação de genes específicos responsáveis por doenças cardíacas. Mais de 50 genes relacionados a doenças cardíacas foram localizados em cromossomos específicos[5]. Cardiomiopatia hipertrófica familiar, displasia arritmogênica do ventrículo direito e fibrilação atrial são alguns exemplos de defeitos genéticos já identificados. No caso de cardiomiopatia hipertrófica, até mutações especialmente associadas à morte súbita já são conhecidas, como a Arg403Gln.

Particularidades fisiopatológicas também começam a ser conhecidas. A hipertrofia ventricular da cardiomiopatia familiar, por exemplo, afeta quase exclusivamente o ventrículo esquerdo, embora a densidade dos genes seja a mesma nos dois ventrículos. Por outro lado, a displasia arritmogênica do ventrículo direito afeta, como o próprio nome diz, o ventrículo direito, mas os genes estão também no ventrículo esquerdo. Essas observações indicam a importância de fatores ambientais, que influenciam definitivamente a expressão dos genes. É necessário, portanto, conhecer a função dos genes e sua regulação, e não apenas a sua presença. Sabemos, hoje, que 20 doenças são responsáveis por 80% das mortes no mundo ocidental; é razoável supor, portanto, que apenas cem a duzentos genes estejam envolvidos nessas doenças. O campo da genética funcional representará área de grande interesse em pesquisa nos próximos anos.

Recentemente, a ***epigenética*** vem ganhando proeminência[6,7]. *Epigenética diz respeito a todas as alterações herdadas na expressão da regulação de genes que não se referem à sequência de nucleotídeos e à organização da cromatina – ou "alterações no fenótipo sem alterações no genótipo"*[6]. Ainda segundo os mesmos autores, os estudos levaram ao conceito de que material genético idêntico pode ser mantido em diferentes estados de *on* e *off* no mesmo núcleo. Ou seja, é possível ativar ou silenciar genes.

Epigenética inclui metilação de DNA, modificações de histonas e microRNAs. Aproximadamente três mil miRNAs já foram identificados no genoma humano. As funções de vários miRNAs são motivo de intensas investigações, cobrindo regulação de múltiplas funções celulares ou como biomarcadores[8,9]. Áreas cardiológicas nas quais a epigenética tem grande importância incluem hipertrofia cardíaca, insuficiência cardíaca, arritmias, aterosclerose, vasculopatia diabética e envelhecimento.

Exemplo prático significativo do estudo da genética é o desenvolvimento de *anticorpos monoclonais contra a enzima PCSK9* (pró-proteína convertase subtilisina/kexina tipo 9) para tratamento de hipercolesterolemia[10]. Tal desenvolvimento decorreu da identificação de variante genética dessa enzima. Verificou-se que indivíduos portadores dessa variante tinham LDL-colesterol mais baixo e menor frequência de doença coronária em consequência da inativação dessa enzima. Outras patologias, como hipertrigliceridemia, também deverão ser objeto de processos semelhantes em futuro próximo[11].

Portanto, estudos de epigenética são e continuarão a ser uma das áreas de pesquisas mais inovadoras. O NIH Roadmap Epigenomics Consortium e outros semelhantes na Europa e Ásia são organizações multidisciplinares destinadas a desenvolver e propagar pesquisas em epigenética, o que dá ideia da importância desse campo de investigação.

A identificação do genoma tem importância não apenas em medicina. Por exemplo, a identificação do genoma da *Xylella fastidiosa*, praga da laranja, por um grupo brasileiro coordenado por Fernando Perez e Fernando Reinach[12] representou um grande avanço científico com enorme repercussão econômica para a indústria laranjeira mundial, que, a partir desse conhecimento, tornou-se capaz de planejar estratégias eficientes para preservar as plantações.

Por outro lado, a manipulação genética para curar doenças ou para modular o comportamento de sistemas ou órgãos é da maior importância e tem perspectivas muito alvissareiras. Por exemplo, o grupo de Tsien[13] manipulou geneticamente componentes da memória de camundongos, tornando-os mais "inteligentes". Transportados para o ser humano, os conceitos de que a capacidade intelectual de um indivíduo possa ser influenciada por manipulação gênica gera especulações ao mesmo tempo promissoras e preocupantes. Tentativas têm sido feitas para criar novos vasos coronários em pacientes com insuficiência coronária. Além disso, fatores de crescimento podem ser induzidos ou reprimidos por manipulação gênica na tentativa de impedir a hipertrofia cardíaca ou de induzir o crescimento de miócitos em pacientes com insuficiência cardíaca.

Avanços recentes relatam algumas estratégias para a *regeneração tecidual*. Assim, células pluripotenciais embrionárias, células progenitoras endoteliais, células pluripotenciais induzidas e a transformação direta de fibroblastos em miócitos fazem parte de novidades que têm sido testadas com relativo sucesso. Embora sejam ainda propostas baseadas em achados de experimentação, é inegável que abrem auspiciosa perspectiva para a regeneração tecidual com amplo espectro de aplicação, incluindo doenças degenerativas, metabólicas, envelhecimento, aterosclerose e diabetes[14].

Além disso, modelos experimentais pela eliminação de genes (*knockout*) ou pela transferência de certos genes em células (animais transgênicos) vêm sendo utilizados com sucesso para o entendimento fisiopatológico mais refinado de certas doenças. Modelos *knockout* para o receptor de Apo E de partículas de LDL são muito úteis nos estudos de aterosclerose, bem como o são aqueles *knockouts* para o receptor de angiotensina no estudo do sistema renina-angiotensina.

A *criação de órgãos inteiros* a partir de animais geneticamente manipulados também já é uma realidade, ao menos experimentalmente. Com isso, corações, fígados ou rins poderão estar disponíveis em grande quantidade, solucionando o grave problema atual da falta de doadores. É de se imaginar que as laboriosas e caras tentativas de criar órgãos artificiais possam ser, no futuro, vistas como exercícios despropositados. A clonagem de animais também já é uma realidade e tem dado motivos para acirradas discussões devido à possibilidade de que possam, um dia, ser estendidas a seres humanos. Muito menos controversa é a formulação de vacinas que possam ser usadas em grande escala para a prevenção de doenças transmissíveis ou endêmicas, como doenças de Chagas, malária e dengue.

Acredito que a área mais promissora a curto prazo é a *farmacogenética*[15,16], que diz respeito à identificação das características de cada indivíduo em relação aos sistemas envolvidos na absorção e no metabolismo de medicamentos. Tal identificação permite a previsão da resposta terapêutica e, consequentemente, o uso de doses individualizadas, com respostas bastante previsíveis. No caso de hipertensão arterial, por exemplo, será possível saber antecipadamente qual o paciente que responderá melhor a um inibidor de ECA, a um bloqueador do receptor de angiotensina ou a um betabloqueador com base nas características genéticas de seus sistemas enzimáticos responsáveis pela metabolização de medicamentos ou nos defeitos básicos que causaram a hipertensão.

Acredita-se que, em um futuro não tão remoto, as informações sobre o código genético constarão de um *chip* que cada paciente carregará, como um cartão de identidade. Associados a programas apropriados de informática, esses dados poderão ser processados imediatamente, fornecendo ao médico elementos objetivos para a formulação de tratamentos realmente individualizados. Nossas receitas atuais parecerão aproximações empíricas e grosseiras. É fácil compreender o impacto de tal conhecimento, que deverá reduzir custos e aumentar a eficiência das prescrições.

Outra área que deverá sofrer importantes modificações por conta dos avanços da biologia molecular é o ensino médico. Atualmente, nosso ensino é baseado no reconhecimento de manifestações fenotípicas, para as quais procuramos interpretações nos conhecimentos fisiológicos e fisiopatológicos de órgãos, sistemas, tecidos e células. Apenas ocasionalmente temos informações precisas sobre as causas verdadeiras das doenças. E mais: estamos acostumados a tratar doenças quando elas aparecem clinicamente. Oferecemos curas ou alívio para afecções existentes comparando os riscos e benefícios de nossas ações contra a evolução natural das doenças. Isso traz uma grande vantagem para o médico, porque, quando ele erra, pode sempre alegar que estava tentando evitar um mal maior, aliviar um sintoma. Ou seja, a evolução natural da doença estabelecida é o padrão contra o qual a propriedade do ato médico é comparada. Já a terapêutica do futuro, baseada em engenharia genética e identificação precoce de doenças potenciais, representará um problema completamente diverso.

Acredito que a medicina será basicamente reescrita e que essa nova realidade terá de ser enfrentada pelos responsáveis pelo ensino da profissão. Sou da opinião que as escolas médicas do país deveriam enviar seus professores para estágios em centros onde a biologia molecular seja exercida rotineiramente, para que aprendam os novos rumos do conhecimento médico e, assim, possam instruir seus alunos.

É inegável, porém, que existem inúmeros problemas a serem resolvidos antes que a biologia molecular cumpra as expectativas levantadas com o seu aparecimento. Há questões éticas relacionadas ao próprio conhecimento de características genéticas das pessoas que potencialmente poderiam ser usadas para fins discriminatórios. Por esse motivo, a questão do uso de manipulações genéticas permanece ainda aberta a grandes discussões. As técnicas de manipulações genéticas, por meio das quais se pretende modificar o comportamento de células, podem ainda ser vistas como embrionárias. É preciso que seja feita uma ligação entre a existência dos genes e suas funções, assim como é necessário entender como essas funções são reguladas. Uma *genética funcional*, se assim pudermos chamá-la, deve emergir dos estudos dessas relações.

Está claro, também, que a expressão dos genes depende de complexos sistemas reguladores e que uma determinada função de uma estrutura ou organismo não é regulada apenas por um gene, mas provavelmente por mais de um, e de maneiras que ainda não compreendemos. A relação das funções dos genes com fatores ambientais também está ficando mais evidente. Isso tem implicações fundamentais, por exemplo, na prevenção e no controle de fatores de risco coronários. Estendendo esse conceito, poderíamos dizer que, mesmo tendo componentes genéticos que possam induzir certas doenças, esses traços não necessariamente são uma fatalidade inexorável, pois dependem do ambiente adequado para que se materializem. Por outro lado, não possuindo esses fatores genéticos determinantes, a pessoa não estaria automaticamente vacinada contra certas doenças, as quais poderiam depender exclusivamente de fatores ambientais. É evidente que esses são conceitos gerais e que a natureza íntima dessas relações, em situações específicas, é campo aberto para pesquisa.

Entretanto, é inquestionável que pesquisadores e médicos precisam adquirir novos conhecimentos para poderem atuar nesse novo campo da medicina. A própria linguagem da biologia molecular representa uma barreira a ser vencida. Trata-se de um novo paradigma que está sendo rapidamente adotado.

25. A NECESSIDADE MAIS URGENTE: ADQUIRIR NOSSA PRÓPRIA EXPERIÊNCIA

Enquanto assistia ao Congresso da American Heart Association, em Anaheim, Califórnia, EUA, em 2017, fiquei pensando sobre a situação do Brasil no contexto da cardiologia mundial, sobre as responsabilidades que cada um de nós tem sobre isso.

Somos um país de aproximadamente 210 milhões de habitantes. No Brasil, temos mais de 190 centros médicos, que, apenas no ano de 2015, realizaram mais de 130.000 cateterismos cardíacos ao custo de mais de 82 milhões de reais, segundo dados do Sistema de Informática do Sistema Único de Saúde (Datasus). Nas regiões Sudeste e Sul, concentra-se a maior parte desses centros, onde também é realizada a maioria das cirurgias cardíacas, intervenções percutâneas e outros procedimentos invasivos.

Escolas médicas são um problema. Na Tabela 1, compara-se o número de escolas médicas em quatro países: Índia, Brasil, China e Estados Unidos.[1] Nota-se que a relação população/escolas é a mais baixa no Brasil e que a diferença com os outros países é monumental.

TABELA 1 Estudo comparativo mundial de escolas por país

País	Número de escolas	População/escolas
Índia	460	≅ 2.631.000 habitantes/escola
Brasil	328	≅ 613.000 habitantes/escola
China	150	≅ 9.026.000 habitantes/escola
Estados Unidos	147	≅ 2.160.000 habitantes/escola

Fonte: adaptada de Escolas Médicas do Brasil.[1]

É obvio que temos escolas em demasia e, claro, muitas altamente deficitárias em termos de professores, laboratórios e estrutura geral. A ideia que se pode melhorar o sistema de saúde simplesmente criando escolas médicas de baixa qualidade é simplesmente absurda. Temos muitos laboratórios, bem equipados e de subespecialidades importantes, como eletrofisiologia e imagens, incluindo radioisótopos, ecocardiografia e ressonância magnética. Além disso, temos mais de 80 escolas médicas e 156 hospitais universitários. Ou seja, a variedade de serviços prestados está entre os maiores do mundo, assim como o volume de pacientes.

No entanto, há poucos dados nacionais adequados sobre fatores de risco coronarianos e sobre morbidade e mortalidade de muitas das doenças cardíacas mais comuns, como insuficiência cardíaca ou cardiopatias congênitas. Não temos dados concretos sobre recursos e custos de nossas atividades médicas. Não temos registros satisfatórios que permitam o seguimento de pacientes submetidos a investigações e tratamentos enquanto hospitalizados. Assim, faltam-nos dados evolutivos de crianças operadas de cardiopatias congênitas, de pacientes com infarto, de cirurgias cardíacas de adultos (revascularizações, cirurgias valvares e vasculares) ou pós-angioplastias. Por isso, não há experiências nacionais verdadeiramente abrangentes e confiáveis em essencialmente nenhuma área da cardiologia. Também não temos sistemas de avaliação objetiva quanto à propriedade das indicações e da qualidade técnica de procedimentos. Assim, quando precisamos discuti-los quanto à prevalência, incidência ou custos, temos de recorrer a dados estrangeiros.

Também não temos contribuído em nível mundial, testando hipóteses científicas importantes que necessitam de comprovação clínica, como seria de se esperar de um país tão vasto como o Brasil, com tal volume de serviços médicos e com tamanho potencial universitário. Como consequência, nosso país não é reconhecido como uma potência científica mundial, embora algumas contribuições recentes, como o estudo genômico da *Xylella fastidiosa*[2], tenham merecido destaque na ciência internacional. Por outro lado, alguns de nossos profissionais são conhecidos e respeitados por sua formação básica e suas contribuições em áreas específicas do conhecimento ou ensino. Certas instituições são respeitadas não apenas por fazerem medicina de ponta, mas também por possuírem, em seus quadros, profissionais capacitados, facilidades e equipamentos atualizados. Entretanto, esses aspectos dizem mais respeito à aplicação de conhecimentos médicos e ao exercício profissional do que à geração de conhecimento científico. Como um todo, e no que tange à ciência como tal, nossa participação no cenário científico mundial é pequena, embora, felizmente, seja crescente. Formam-se aproximadamente 20.000 doutores/ano no Brasil, sendo 10 a 15% deles médicos. Publicam-se aproximadamente 60.000 trabalhos/ano; isso representa 2,7% da produção mundial (TR Incites 2012), um acréscimo considerável em relação à década anterior.

Por outro lado, o número de patentes brasileiras continua muito baixo, o que representa sério desequilíbrio no sistema inovação/tecnologia. Portanto, embora estejamos melhorando, é forçoso reconhecer que ainda falta bastante para adquirirmos notória credibilidade no cenário científico internacional – falha, aliás, não apenas brasileira, mas da América Latina como um todo.

E o que tem nos levado a essa posição? Claro que são muitos fatores, mas três parecem mais evidentes. Primeiro, seria uma questão cultural. Por formação e natureza, não temos o senso apurado de organização, crítica, disciplina, precisão e determinação que o trabalho científico requer. Somos mais propensos a negócios; nossa economia está entre as dez maiores do mundo, mas nossa ciência, não. Na maioria das áreas do conhecimento, o Brasil ocupa entre o 20º e o 30º lugares no mundo de publicações indexadas pelo Citation Index. Fator cultural, no entanto, pode ser verdadeiro apenas em parte, pois não se aplica a muitas universidades e instituições de ensino que contam com pessoas treinadas e com vocação para a investigação.

Em segundo lugar, evoca-se a questão da capacidade científica: teríamos poucos profissionais capacitados para produzir cientificamente. Mas isso também não é mais de todo verdadeiro. Pode ter sido no passado, porém, atualmente, muitos de nossos profissionais são bem treinados e cursaram formação complementar em grandes universidades do exterior, onde aperfeiçoaram sua capacidade científica. Todos os indicadores disponíveis mostram que a produção científica brasileira tem aumentado. E mais: nossas instituições participaram recentemente de inúmeros projetos clínicos multicêntricos internacionais. Exemplos são os estudos HOPE, OPUS, RAVEL, CADILAC, PAMI e RALES, entre muitos outros. Portanto, massa crítica de pesquisadores não é uma limitante crucial.

Em terceiro lugar vem a questão do financiamento. De fato, o financiamento de pesquisa no Brasil é restrito, difícil de ser obtido. Gasta-se cerca de 0,7% do PIB com ciência e tecnologia, em comparação aos 3% gastos em países como EUA ou Japão. A indústria farmacêutica, que é grande parceira de pesquisa de instituições respeitáveis, como a American Heart Association, não investe muito no Brasil porque não acredita que seus investimentos proporcionem retorno. Essa atitude da indústria farmacêutica deriva também do comportamento médico. Compete a nós mostrarmos que temos capacidade para fazer pesquisa e, assim, atrair o financiamento da grande indústria. Fontes privadas de recursos, sejam individuais ou de empresas, são ainda precárias no Brasil. Aqui também falta um sistema profissionalizado, dedicado à captação de recursos para ensino e pesquisa junto a fontes privadas. Precisamos de leis que favoreçam objetivamente pessoas e empresas que queiram contribuir para o desenvolvimento científico do país.

Precisamos reverter essa situação toda. Precisamos das nossas próprias experiências para tratar melhor nossos pacientes, para resolver problemas que nos são próprios, como a doença de Chagas, a doença reumática ou miocardiopatias. Precisamos de experiências próprias porque a farmacogenética está mostrando que indivíduos respondem diferentemente aos mesmos remédios dependendo de sua constituição genética[3]. Temos uma população constituída por uma miscigenação peculiar de brancos, negros, índios e asiáticos, que pode ser única no mundo. Precisamos de experiências brasileiras para racionalizar custos e gastos, empregando recursos nas áreas em que eles sejam mais necessários. Necessitamos conhecer melhor nossa realidade para otimizar procedimentos e evitar desperdícios. E podemos fazer tudo isso? É possível adquirir experiências genuinamente brasileiras e, ao mesmo tempo, elucidar problemas clínicos relevantes? Minha resposta é um categórico "sim". Atuando assim, estaremos também impulsionando o desenvolvimento científico *lato sensu*.

Dois estudos genuinamente brasileiros ilustram essa capacidade: The GATEWAY Randomized Trial[4], que analisou os efeitos da cirurgia bariátrica em obesos hipertensos, e o ReHOT (Resistant Hypertension Optimal Treatment)[5], que avaliou opções terapêuticas na hipertensão resistente. A Sociedade Brasileira de Cardiologia (SBC) está também fazendo levantamentos nacionais sobre doenças coronárias, insuficiência cardíaca e arritmia, entre outros. Entretanto, é necessário muito mais. Precisamos de um esforço nacional consciente, de uma associação de lideranças em torno de projetos bem definidos, especialmente na área de investigação clínica. Praticamente todas as áreas da cardiologia necessitam e podem congregar-se em torno de projetos específicos sem que cada serviço perca sua individualidade. Se podemos participar de projetos estrangeiros, por que não fazemos os nossos próprios? É hora de um esforço conjunto, aproveitando as potencialidades de cada grupo para criar experiências e capacitações que ajudarão a todos.

É difícil conceber outra iniciativa da cardiologia brasileira que produza, ao mesmo tempo, tantos dividendos em termos de atendimento médico, análise de recursos, produção científica e prestígio internacional. Considere-se, ainda, que a realização de projetos dessa ordem resultaria em importantes ensinamentos e capacitação técnico-científica para os grupos envolvidos, traduzindo-se fatalmente em melhor atendimento médico, com repercussões positivas tanto para os pacientes como para o sistema de saúde em geral. Além disso, considero que tal realização é um dever que a classe médica brasileira – que representa, sem dúvida, uma elite social – tem para com a sociedade brasileira como um todo.

26. CONDIÇÕES PARA O SUCESSO DAS INSTITUIÇÕES MÉDICAS*

Tenho observado a trajetória de muitas instituições médicas no nosso país. Algumas atingiram graus de desenvolvimento notáveis, contribuindo para o progresso da medicina brasileira, seja na assistência ao paciente, no ensino ou na geração de novos conhecimentos. Outras, não. Algumas tiveram um brilho passageiro e sumiram. Outras nunca chegaram a ter brilho algum. Certamente quem as criou imaginou para todas um futuro radioso. O que diferencia essas histórias?

O fenômeno não é só brasileiro. Trajetórias semelhantes podem ser observadas no exterior também. Instituições fortes, duradouras e criativas são fundamentais para o progresso do país, da ciência e para o desenvolvimento de sistemas de saúde que realmente beneficiem a população. Trabalhando há anos em instituições americanas e brasileiras e tendo participado da condução de vários processos, venho refletindo sobre esse tema. Esses conceitos não se referem a um tipo específico de instituição, seja particular ou pública, hospital universitário ou instituto de pesquisa. Referem-se, isto sim, a concepções que se aplicam a quaisquer categorias de instituições.

Aqui não serão explorados pormenores de tópicos específicos, como o fator orçamentário. É evidente que o orçamento é de máxima importância,

---

* Texto publicado originalmente em: Arq Bras Cardiol 2004; 82:277-80.
* Agradecimento ao prof. Eduardo Moacir Krieger, pelas oportunas sugestões.

mas ele, por si só, não assegura o sucesso da instituição. O problema é mais amplo; muitas outras variáveis condicionam a trajetória das instituições. Assim, este texto pretende dar uma visão geral e o mais abrangente possível do problema da criação e desenvolvimento de instituições médicas.

As condições para o sucesso de uma instituição médica são apresentadas a seguir.

Ter um plano de metas

As realizações não acontecem por acaso. É preciso uma deliberação político-administrativa para se construir uma instituição. As decisões não devem ser tomadas aleatoriamente. É imperioso definir a missão da instituição: ensino, pesquisa e/ou assistência. As necessidades são diferentes para cada situação e requerem planejamento e ações específicas. Qualquer que seja a missão, a excelência deve dominar como característica. Hospital universitário, instituto de pesquisa ou faculdade de medicina devem ter sua missão principal claramente definida. Deve-se reconhecer que, quaisquer que sejam as características da instituição, seu mérito social pode ser indiscutível desde que suas ações sejam adequadas.

É fundamental que esse plano seja compartilhado pelas pessoas que compõem a instituição, de tal maneira que o objetivo maior seja comum a todos. Por exemplo, a melhor instituição social brasileira, segundo Flávio Toledo[*], que era um grande mestre em organização empresarial, é a escola de samba! A escola reúne até 10.000 sambistas, gente da favela e arredores, que comparecem pontualmente durante semanas ao mesmo local. Ensaiam coreografias, decoram letra e melodia de músicas complicadíssimas, fazem pesquisas históricas e confeccionam milhares de adereços. Pagam a fantasia do próprio bolso. Lá, ninguém falta nem deixa de cumprir estritamente o seu dever. Até mesmo indivíduos que, em seus trabalhos, não são nenhum modelo de eficiência, na escola de samba são perfeitos. Isso acontece porque todos, do presidente à costureira, sabem exatamente o que querem: ganhar

---

[*] Citado por Ribeiro J. Fazer acontecer. São Paulo: Cultura Editores Associados, 1994. p.111.

o desfile. Os objetivos e os valores dos sambistas são os mesmos da diretoria. Eles estão engajados de corpo e alma no objetivo comum.

A endogenia – sistema no qual cargos são preenchidos por pessoas da mesma instituição – prejudica o conceito de identidade de propósitos. Como nas empresas, nem sempre a segunda geração tem os mesmos interesses e habilidades que os seus antecessores. Por isso, muitas das melhores universidades americanas buscam gente de fora para preencher postos acadêmicos. E aí contratam com base em duas premissas principais: competência e objetivos comuns. Fora desses princípios, corre-se o risco de ter profissionais que se servem da instituição para obter vantagens pessoais em vez de servirem à instituição.

Henri Poincaré disse: "Ciência são fatos. Como casas são feitas de tijolos, ciência é feita de fatos. Mas, da mesma forma que um monte de tijolos não faz uma casa, só fatos não fazem ciência". Nas instituições ocorre algo semelhante. Alguns bons profissionais, nem mesmo muitos deles, são suficientes para fazer um fato se transformar em uma realidade institucional. Sobretudo, é necessário um compromisso com a instituição.

Nesse particular, os cursos de pós-graduação oferecem oportunidades ímpares para se identificar os indivíduos realmente capacitados que irão preencher os postos nos serviços universitários. Eles permitem a identificação dos profissionais que têm formação científica adequada, bem como daqueles que de fato se identificam com a pesquisa ou o ensino.

Um aspecto fundamental diz respeito à parte administrativa, que é tão importante quanto a parte acadêmica. É necessário que se preserve uma continuidade administrativa para assegurar, a longo prazo, a consecução dos objetivos traçados. A finalidade dessa continuidade administrativa é garantir que a linha-mestra de objetivos da instituição seja assegurada, evitando que o processo recomece do zero periodicamente. Deve-se aperfeiçoar processos ou reorientá-los, sem necessariamente abandonar o objetivo primário. Saliente-se, aqui, a contribuição indispensável de profissionais de administração que, atuando em consonância com a área médica, podem assegurar o bom andamento da instituição.

Tolerância para formar a equipe

Formar equipe requer tempo e sobretudo habilidade para identificar pessoas adequadas para as tarefas propostas. É preciso concentrar-se nas qualidades positivas das pessoas, não nos defeitos. Todos são diferentes, mas cada um tem qualidades especiais. É mister aproveitar essas diferenças, já que numa instituição vários talentos são necessários. Hoje, na instituição universitária, há uma tendência a valorizar a figura do médico-pesquisador, ou seja, daquele que tem competência para prestar assistência adequada e, ao mesmo tempo, desvendar as fronteiras da ciência. E isso é correto. Entretanto, aqueles que são exclusivamente bons médicos, os que fazem só pesquisa ou os que se dedicam primordialmente ao ensino são igualmente indispensáveis. A instituição precisa de muitas habilidades, e nem todos os profissionais precisam fazer de tudo. Aliás, a força de uma equipe de trabalho frequentemente repousa na diversidade de competência dos seus componentes.

Além disso, é necessário aceitar as características peculiares da personalidade de cada um. É o conceito da *avis rara* de que falava Jeremy Swan quando diretor de Cardiologia no Cedars-Sinai Medical Center, em Los Angeles. Um dia, ele me disse que William Ganz poderia "fazer as coisas que quisesse, quando quisesse e como quisesse" porque ele era uma *avis rara*. O talento e a liderança merecem um tratamento especial porque produzem coisas especiais, ideias inéditas. Se, durante a formação básica, existem cursos diferenciados para os excepcionalmente dotados, por que depois, quando já estão na vida profissional, eles não podem também ser tratados de maneira especial? Não se trata de mimá-los, mas de aceitá-los como são, como a natureza os fez. Trata-se de aceitar as pessoas sem transgredir os princípios éticos ou legais que regem a instituição. Por exemplo, certas pessoas criativas têm verdadeiro pavor de rotinas burocráticas. Por que, então, obrigá-los a tais rotinas? Não seria mais inteligente criar uma estrutura que permita tomar conta das rotinas e liberar o tempo dos talentosos para as atividades criativas? Mais econômico, até?

Renovação de pessoal

O crescimento ininterrupto do conhecimento e as novas técnicas requerem atualização constante. Assim como é necessário experiência para usar o que é bom e descartar o que não é, também é mister renovar. A renovação permite inovação. A velocidade em que surgem novas técnicas e conhecimentos é impressionante. Os critérios para renovação devem incluir competência, afinidade de objetivos e motivação. Com motivação, aprende-se qualquer coisa. Não é apenas a atualização técnica que está em jogo. É a motivação. O indivíduo jovem traz energia nova e uma força que, às vezes, os mais antigos já perderam pelo desgaste natural do tempo. O jovem está construindo uma carreira e, portanto, está ávido de ação, de empreender. É, assim, indispensável ao progresso da instituição.

Espírito crítico

É indispensável avaliar criticamente o que está sendo feito. A ausência da crítica leva à perpetuação do erro, à criação de vícios de interpretação que tendem a minimizar os erros e acentuar os acertos. A ausência de crítica é sinal de imaturidade, de arrogância. A crítica deve ser construtiva, visando à análise de fatos e dados, e não focando em deficiências pessoais. Uma aplicação prática desse espírito crítico pode ser exemplificada pela aferição periódica da produtividade dos componentes da instituição. Essa análise é de suma importância e deve ser feita por mecanismos internos e externos. É uma prestação de contas que os grupos e os profissionais individualmente devem fazer. Trata-se de um processo analítico que permite sedimentar e aperfeiçoar os procedimentos que estão bem, assim como também corrigir ou eliminar os que não estão. E vários processos podem necessitar de correções. Por exemplo, como norma, não deve haver posições vitalícias, pois elas levam facilmente à acomodação. No entanto, é preciso levar em consideração as mudanças no perfil da população, com envelhecimento crescente e melhora da qualidade de vida dos idosos; isso deve ser ponderado em casos excepcionais. Não se deve dispensar talentos, mas também não cabe manter indivíduos improdutivos em posições que poderiam ser ocupadas por outros mais ativos. É preciso boa dose de objetividade, separando claramente os interesses individuais – e, até mesmo, certo sentimentalismo – das necessidades reais de desenvolvimento a longo prazo, imprescindível ao bem comum. É possível criar alternativas funcionais que permitam o aproveitamento de profissionais que estão encerrando formalmente a carreira em outras atividades que não as originais, sem que isso implique entraves ao progresso científico. Em outras palavras, é possível mudar sem desprestigiar.

Busca da excelência

O corolário natural da crítica é a busca da eficiência máxima, talvez a perfeição. É a educação continuada. É o treinamento constante para a execução de tarefas rotineiras que devem ser feitas da melhor maneira. É o aprendizado de novas técnicas e procedimentos. Isso leva à diminuição de complicações e de mortalidade, no caso dos hospitais, e à produção científica, no caso da pesquisa. Os médicos, em geral, ao se formar, deixam de se exercitar na sua arte. Em comparação, os atletas profissionais são obrigados a treinar sempre. Os atletas têm índices de aferição, que são justamente os resultados das competições. Os profissionais da saúde, não; mas deveriam. Essa busca pela excelência deve ser incentivada.

Ter um orçamento

Nada se faz sem dinheiro, especialmente o que depende da tecnologia moderna. Portanto, recursos financeiros adequados e permanentes são fundamentais. De onde vêm e quem deve arrecadá-los merece uma discussão ampla, porém à parte. Assim, hospitais devem demonstrar competitividade para participar do mercado prestador de serviços de saúde, afinal, é uma fonte de renda legítima. Agências de financiamento estatais são indispensáveis à pesquisa, bem como o é a indústria farmacêutica. A sociedade civil, sejam empresas ou pessoas físicas, também deve participar, pois as entidades médicas nada mais fazem do que oferecer serviços essenciais à comunidade. Combater o obsoletismo de equipamentos e renovar instalações custa muito caro – estima-se que 20% do valor da construção a cada cinco anos. Pessoal técnico e profissionais em geral também custam caro.

Em síntese, o que pretendo destacar aqui é o conceito de que um orçamento adequado é indispensável ao funcionamento da instituição médica. Independentemente da origem desse orçamento – se governamental, autogerado, oriundo da sociedade civil, de agências financiadoras estatais de pesquisa ou da indústria farmacêutica via projetos de pesquisa –, o fato é que a continuidade da atividade médica assistencial, de ensino ou de pesquisa necessita da garantia de um orçamento adequado, consistente e ininterrupto.

Manter contato com outros centros

Não se pode ficar isolado. Outras pessoas frequentemente estão fazendo coisas importantes que a gente deve saber. Muitas coisas não são publicadas; é preciso ir atrás. Multidisciplinaridade é uma característica marcante da medicina moderna, fruto da complexidade crescente dos temas e também do progresso tecnológico. Assim, aprender com outros e juntar esforços significa andar mais depressa. Por exemplo, hoje em dia, a participação de técnicas de biologia molecular ou de diagnósticos por imagem, como ressonância magnética, tomografias ou radioisótopos, é um alicerce essencial para a aquisição de novos conhecimentos. É preciso, pois, estar atualizado sobre esses desenvolvimentos para poder acompanhar o progresso científico e tecnológico.

Permitir o desenvolvimento individual

O progresso pessoal e a realização individual são críticos para que o profissional produza no seu campo de ação. O indivíduo sempre pensa em si mesmo; é natural. Isso precisa ser reconhecido e atendido. Deve-se incentivar o progresso econômico que permita, ao profissional, manter um padrão adequado de vida, sustentar a família, prover educação aos filhos, atualização para si mesmo e um certo conforto e tranquilidade. Em suma, não se pode exigir que a atividade educacional ou científica seja um ato heroico e, portanto, episódico. É imperativo que seja traçada uma carreira profissional digna e com continuidade. Portanto, a instituição deve formular políticas que assegurem esse tipo de ambiente.

Segurança

Cada um deve sentir que não está sendo simplesmente usado, mas que será eventualmente reconhecido por seus esforços. A instabilidade gera ansiedade, angústia e desânimo. Assim, os membros da instituição devem sentir que, respeitadas as normas de funcionamento institucionais, têm segurança em seus empregos. Servidores mais antigos ou já aposentados devem ser tratados com respeito e agradecimento pelas contribuições à instituição. Trata-se de uma parte importante da história da instituição e sinaliza aos membros atuais que eles também serão lembrados carinhosamente no futuro.

Ter uma perspectiva de futuro

É importante ter o sentimento de que se está fazendo história. Isso faz parte da noção de perenidade da vida. Todos querem deixar uma marca de sua passagem pela terra.

Uma maneira de buscar essa perspectiva do futuro é identificar áreas de conhecimento que ofereçam oportunidades reais de desenvolvimento e sejam, portanto, propícias a realizações duradouras. No momento, a biologia molecular, com suas múltiplas possibilidades de diagnóstico, de engenharia genética, de estabelecimento de prognósticos, de farmacogenética, do entendimento de mecanismos fisiopatológicos no nível subcelular – todas aplicáveis a todos os ramos da medicina – certamente representa uma dessas áreas. Convém estar pronto para acompanhar as mudanças.

Disciplina/trabalho

Nada se constrói sem disciplina e trabalho. Ideias são necessárias, mas obras também. E o trabalho é o que constrói. Não é demais enfatizar, mais uma vez, a importância do trabalho sistemático, ainda que feito passo a passo. É simplesmente impressionante o quanto se consegue obter realizando um pouco a cada dia. Tal preceito não se aplica apenas a entidades médicas.

Gustav Mahler, tido como talvez o maior regente de orquestra que já existiu, disse: "Para o sucesso, nada pode tomar o lugar da persistência; talento só não será bem-sucedido; nada é mais comum que o homem sem sucesso e com talento. Educação sozinha não será bem-sucedida; o mundo está cheio de tolos educados. Persistência e determinação são, por si sós, onipotentes".

Profissionalização

As pessoas que trabalham nas instituições médicas devem ser verdadeiros profissionais, ou seja, ter uma dedicação primordial bem definida. Não se pode ser muitas coisas ao mesmo tempo. Como em tudo na vida, não há como evitar escolhas – e, quando se faz uma escolha, deixam-se de lado outras tantas possibilidades. A profissão médica é exigente em qualquer de suas formas. Por isso, essa profissão tem sido chamada frequentemente de sacerdócio. Ela realmente exige um posicionamento filosófico, mas é a natureza da profissão.

Vincular a vida do médico ao hospital/instituição

Na realidade, não se pode dissociar a vida do profissional do curso da instituição. Quando a instituição vai bem, o profissional vai bem e vice-versa – essa deveria ser a norma. Nas grandes capitais, onde os problemas de transporte são imensos, fixar o médico na instituição é indispensável. No entanto, não é o que se observa em muitas localidades brasileiras.

A importância de estruturas/profissionais não médicos

Técnicos, engenheiros, fisioterapeutas, enfermeiros, psicólogos, serviço social; todos esses profissionais fazem parte do contexto global do serviço médico, contribuem para o desenvolvimento e devem ter seus méritos reconhecidos. O serviço médico é, de fato, um conjunto de ações, realizadas em diferentes estruturas, que devem ter todas a mesma qualidade, a mesma excelência. É como uma corrente, e a resistência total dessa corrente é igual à do seu elo mais fraco. Assim, serviços auxiliares precisam ser bem qualificados quando se pretende que uma instituição seja bem conceituada. Na avaliação dos hospitais pelos pacientes, é muito comum que os resultados positivos dos tratamentos ou procedimentos sejam esquecidos. Isso é tido como mínimo, nada mais do que a obrigação. No entanto, outros aspectos que ocasionalmente não foram adequados são lembrados para sempre! É comum ouvir: "A operação foi bem, mas a comida...". Essas críticas não devem ser menosprezadas.

A atuação dos líderes

Líder é o indivíduo que desperta confiança nos outros, que tem visão do futuro, que é capaz de estimular as melhores qualidades em cada um de seus associados e com força interior e energia para lutar por princípios. É uma qualidade inata que a experiência aperfeiçoa. É ele que dá o exemplo e assume responsabilidades. Os membros da instituição devem saber que alguém é responsável, tem autoridade e, portanto, pode distribuir tarefas e também exercer cobranças. A postura corajosa, visionária e decidida dos líderes dá credibilidade à instituição. Nada estimula mais nem capta mais seguidores do que o exemplo abnegado.

Meios, recursos e produção

Evidentemente, numa era como a atual, repleta de tecnologias, a disponibilidade de equipamentos adequados é fundamental para o desempenho de inúmeras tarefas, especialmente pesquisas avançadas e procedimentos sofisticados. No entanto, um problema comum é simploriamente atribuir a ausência de produção científica à inexistência de certos equipamentos. É preciso lembrar que as estruturas, os institutos, os sistemas de trabalho não nascem do nada. Instituições existem porque, um dia, alguém tomou uma decisão, porque alguém se encarregou de executar uma tarefa e a completou. É cômodo simplesmente dizer que não existem meios. Muitos que assim o fazem são os mesmos que deveriam trabalhar para criá-los. A atitude positiva, criadora e realizadora é o que diferencia a quimera da realidade. Claro, é preciso ter um sonho. Mas é fundamental ter energia, força, determinação e coragem de correr riscos para transformar sonhos em fatos.

Comissão científica/ética

Trata-se de uma necessidade ética e legal. Boas intenções não são o suficiente para manter a integridade e a segurança dos pacientes. As atividades de pesquisa em seres humanos, bem como em animais, precisam de regulamentações. As comissões não contemplam apenas a parte ética, mas também prestam grande auxílio oferecendo críticas construtivas aos projetos científicos. Embora comissões de ética sejam tacitamente aceitas nas universidades, elas nem sempre estão presentes nas instituições médicas.

Conclusões

A criação e a manutenção de entidades médicas a longo prazo não são fáceis. Muitos problemas, além dos estritamente médicos, precisam ser enfrentados. Ter um plano de metas, formar equipes competentes, assegurar continuidade administrativa e estabelecer um compromisso dos profissionais com a instituição são alguns dos aspectos essenciais que condicionam o desenvolvimento continuado. Acima de tudo, é preciso que haja comunhão de propósitos entre os vários componentes da instituição.

A criação e a preservação de instituições médicas pujantes são grandes desafios que devem ser enfrentados pela comunidade médico-científica, visto que tais instituições influenciam fortemente o desenvolvimento do país, abrindo caminhos para a juventude e amparando as pessoas que sofrem.

27. DISCURSO NA UNIVERSIDADE DE PASSO FUNDO

Discurso proferido na solenidade de recebimento do título de Professor Honoris Causa, na Universidade de Passo Fundo, RS, em 12 de julho de 1997.

Senhoras e senhores,

A presença dos mentores da Universidade de Passo Fundo transforma uma simples reunião familiar numa solenidade acadêmica cheia de simbolismo. Sinto-me emocionado e profundamente honrado ao receber o título de Professor *Honoris Causa* que com tanta generosidade me outorgou a Congregação da Universidade de Passo Fundo (UPF). Parece-me, de certo modo, paradoxal que os senhores o façam, porque, afinal, os senhores estão me homenageando por fazer aquilo que sempre fiz com o maior prazer: exercer medicina.

Sua atitude me sensibiliza especialmente porque vem de meus pares, pessoas que podem propriamente aquilatar os vários aspectos de nossa profissão. Eu lhes agradeço sinceramente. A realização desta cerimônia aqui em Lagoa Vermelha, onde realizei os primeiros três anos de estudos no Ginásio Duque de Caxias, evoca, em mim, muitos fatos marcantes e de gratas lembranças.

Permitam-me dizer uma palavra a meus familiares e meus amigos. Dedico esta comenda especialmente à minha mãe, à memória de meu pai, à minha esposa, Rosália, e aos meus filhos, Salvador e Raphael. De meu pai, que faleceu quando eu tinha quatro anos, só ouvi referências lisonjeiras de seus contemporâneos. Assim, a mais decisiva influência que tive na infância foi de minha mãe. Sobretudo pelo exemplo, ela me passou perenes lições de amor ao trabalho, serena coragem, bondade e respeito aos outros. Ao longo da vida, não se deixou contaminar pela amargura mesmo diante dos sacrifícios mais penosos. Ela é um exemplo, uma lição de otimismo para nós. Minha mulher e meus filhos criaram, em prejuízo muitas vezes de seus próprios desejos, um ambiente sadio e estimulante em casa, no qual pude dedicar-me com afinco à medicina.

Sempre mantive com meus familiares e amigos aqui presentes uma profunda ligação afetiva. A amizade, a solidariedade humana, é uma coisa curiosa. Na adversidade, ela divide o sofrimento, reduzindo-o; na alegria, tem um efeito oposto, multiplicador. Por isso, a presença de vocês todos aqui alegra o meu coração.

Não posso deixar de fazer algumas considerações sobre a Universidade de Passo Fundo, porque suas características peculiares impressionam e devem ser salientadas.

A Universidade de Passo Fundo completou, em 1997, apenas 29 anos de existência. Apesar de muito jovem, é de uma pujança admirável. Atualmente, oferece 40 cursos de graduação e 29 cursos de pós-graduação nas mais diversas áreas de conhecimento. A UPF tem, hoje, aproximadamente 10.000 alunos, dos quais 80% são oriundos de municípios da região. A UPF serve a uma população de aproximadamente dois milhões de pessoas nos estados do Rio Grande do Sul, Santa Catarina e Paraná. A fim de melhor executar sua missão de desenvolvimento educacional, a UPF abriu *campi* nas cidades de Carazinho, Palmeira das Missões, Soledade, Casca e Lagoa Vermelha, o que permite a realização de atividades acadêmicas nesses locais, com evidentes vantagens para a população.

O caso da Faculdade de Medicina, criada dois anos após o estabelecimento da própria Universidade, é ainda mais notável. Diferentemente de muitas escolas novas no Brasil, que não têm estrutura adequada para o ensino médico, a Faculdade de Passo Fundo dispõe do Hospital São Vicente de Paulo, com 500 leitos, do recém-inaugurado Hospital de Olhos, de aparelhagem moderna para diagnósticos por imagem, de laboratórios bioquímicos, enfim, de uma estrutura física adequada para a prática e o ensino médicos. Sobretudo, dispõe de um corpo de profissionais gabaritados nas suas diversas áreas, exercendo atendimento médico, ensino e pesquisa. A faculdade mantém um programa de residência e já formou aproximadamente 1.000 médicos, o que representa uma enorme contribuição para o desenvolvimento intelectual do meio e para a saúde pública. Em razão de minha especialidade, tenho tido a oportunidade de seguir de perto a trajetória da cardiologia em Passo Fundo e posso atestar positivamente quanto à competência, à seriedade e ao progresso que a tem caracterizado.

Mas o que singulariza a UPF como um todo é o conceito da sua integração comunitária, como bem salientado pelo Reitor Alcides Guareschi em vários de seus pronunciamentos. A UPF procura auxiliar a comunidade de várias maneiras e também conta com sua ajuda. Considero essa interação da maior importância e um exemplo a ser seguido. De um lado, os governos estaduais e federal não dispõem de recursos financeiros suficientes para arcar com as responsabilidades das nossas várias universidades. Por outro lado, a universidade é um bem público, e, portanto, a comunidade tem direito a opinar sobre seus destinos e auferir benefícios que decorrem de suas atividades, como as qualificações profissionais de seus formandos ou produtos de suas pesquisas. Mais ainda: as universidades se ocupam de nossos filhos, influenciam seus pensamentos e suas atitudes. Se nos preocupamos com as companhias de nossos filhos, muito mais devíamos nos preocupar com aqueles que os ensinam. Portanto, é lógico que a interação entre universidade e comunidade deve existir. No entanto, não é prática comum em nosso país. Ao contrário, o comum é que a universidade se mantenha distante do povo. E que os profissionais, uma vez formados, desapareçam do convívio acadêmico, indo cuidar de suas vidas particulares como se nada devessem à instituição que os preparou. Na verdade, ficam ligados à universidade somente os que perseguem uma carreira acadêmica, e estes são uma minoria. Há uma grande perda coletiva nesse distanciamento. Em contraste, nos EUA, universidades tradicionais como Harvard, Stanford, Yale e Johns Hopkins foram criadas e são, em grande parte, mantidas com contribuições de pessoas físicas e jurídicas. No Brasil, não temos essa tradição de amparo às atividades acadêmicas, sejam de pesquisa ou assistência, por entidades privadas ou por indivíduos. **Infelizmente, muitos brasileiros com imensos recursos veem os problemas da educação, da saúde pública e do desenvolvimento tecnológico como problemas do governo. É um equívoco. O país é nosso, é dos cidadãos. Nós é que precisamos cuidar dele. Precisamos participar, exigir e contribuir, cada um a seu modo, mas nunca nos omitir. E nesse sentido é que vejo a grandeza da participação da universidade junto à comunidade, buscando a integração, dando exemplos de dedicação e competência e, assim, conclamando todos à construção de uma sociedade mais justa**.

Quando vejo filas de doentes aguardando atendimento médico em nossos ambulatórios e a carência de recursos para a saúde e, ao mesmo tempo, testemunho os escândalos financeiros de certos membros governamentais e a soberba indiferença dos poderosos diante do sofrimento dos menos aquinhoados, ocorre-me o que Victor Hugo disse em situação semelhante na França: "Senhores, eu vos trago uma grande novidade: o gênero humano existe!".

Senhores professores, as universidades brasileiras têm sido duramente criticadas, entre outros motivos, por serem discriminatórias, incompetentes e mercantilistas. Infelizmente, sabemos que isso é verdade em muitos casos. Os resultados do provão, recentemente patrocinado pelo Ministério da Educação, comprovaram isso em muitas situações. Vejo essa questão, em parte, dentro de uma perspectiva histórica. Enquanto a primeira universidade do mundo, tal como essa organização é conceituada hoje, foi criada em Bolonha no fim do século XI, a primeira no Brasil, a Universidade do Rio de Janeiro, surgiu apenas em 1926. E a USP, a maior universidade brasileira, tem apenas 63 anos. Oito séculos de tradição universitária fazem diferença. No meu entender, uma universidade deve seguir pelo menos três princípios básicos. Em primeiro lugar, **deve dar exemplos de comportamento ético em todos os seus atos**. Não é fácil. Vaidade e arrogância são doenças graves no meio acadêmico. Segundo, **uma universidade deve não apenas ensinar o conhecido, mas gerar novos conhecimentos através de pesquisas**. A maioria de nossas universidades é deficiente nesse quesito. Terceiro, **uma universidade deve ser um elemento importante de progresso social, seja promovendo saúde pública ou impulsionando o desenvolvimento tecnológico**.

No entanto, a UPF é uma universidade nova. Os senhores têm a oportunidade ímpar de moldá-la segundo os princípios mais elevados e protegê-la de vícios que já conhecemos. É preciso evitar que os interesses pessoais sobrepujem a competência e a honestidade; não se deve permitir que a inveja sufoque os talentos. É preciso manter um sonho de excelência e grandeza sem se desligar das realidades contemporâneas; é preciso manter uma mente inquisitiva e aberta, humilde e não conformada. É preciso acreditar no trabalho não como substituto do talento, mas como cinzel daquele. O trabalho faz do talento uma joia cintilante, mas a indolência o transforma em joio imprestável.

Como complemento de suas atividades internas, endosso com entusiasmo seu conceito de participação comunitária. Ao nosso país também se aplicam as palavras de **John Kennedy**: "**Não pergunte o que o seu país pode fazer por você; pergunte o que você pode fazer pelo seu país**".

Por fim, desejo fazer alguns comentários sobre a profissão médica. Ela tem sido muito criticada ultimamente: massificação do atendimento, ganância dos médicos, excesso de tecnologia em detrimento da atenção pessoal ao doente, custos altos e recursos inadequados, sobretudo aos mais carentes. Por outro lado, os médicos também se queixam: excesso de trabalho, baixa remuneração, antagonismo dos doentes, perda de prestígio social, necessidade de custosas atualizações. No entanto, os vestibulares apontam a medicina como uma das profissões mais procuradas: até cem candidatos por vaga têm sido registrados. Há algumas explicações possíveis para esse paradoxo: o progresso médico sempre estimula o espírito humano, e a medicina tem progredido como nunca nas últimas décadas. Os desafios intelectuais são constantes – biologia molecular e engenharia genética com criação de clones animais são manchetes no mundo inteiro.

Mas a razão principal, a meu ver, é a própria mística da medicina. E essa mística deriva do seu objeto, que é o ser humano e seu sofrimento. No dizer do prof. Adib Jatene: "A medicina, diferentemente de outras profissões, não cuida das coisas das pessoas; cuida das pessoas". Ela é baseada em compromisso, não em papéis assinados. Alguns a consideram uma profissão de sacrifícios; pode ser, mas só para quem a faz por obrigação. Eu sempre a exerci com gosto e nunca me considerei sacrificado.

Senhores, encerro minhas palavras renovando meus agradecimentos a todos por esta comovente homenagem.

28. SAUDAÇÃO AO PROFESSOR LUIZ VENERE DÉCOURT

Discurso pronunciado no Incor em novembro de 1999.

Estamos aqui para, num ato simples mas repleto de simbolismo, homenagear professores que contribuíram de modo significativo para nossa medicina. Dedicar uma biblioteca ao professor Luiz Décourt é um gesto dos mais apropriados. Sua eloquência, sua importância, vêm do simbolismo. A biblioteca simboliza o conhecimento, algo que Luiz Décourt sempre reverenciou e também representa com perfeição. Portanto, a biblioteca sempre fez parte da vida de Luiz Décourt. Esta homenagem *é também um ato de justiça. E quanto a isso tenho certeza de que conto com a unanimidade de todos* que conheceram e conhecem o professor Luiz Décourt.

A humanidade sempre reverenciou valores morais elevados, princípios filosóficos e, sobretudo, a coragem de persegui-los, de sujeitar-se a eles, de viver, em suma, de acordo com convicções altruístas. Luiz Décourt sempre foi um homem de princípios e que viveu coerente com esses princípios. E isso é o que lhe valeu sempre o respeito de todos. Tais valores incluíam honestidade intelectual, dedicação ao trabalho, espírito comunitário, respeito ao semelhante, busca incessante do conhecimento não só científico, mas também histórico, filosófico e artístico, além de amor ao próximo refletido especialmente pela enorme afeição aos doentes menos favorecidos, aos pobres.

Esses princípios sempre alicerçaram sua atuação como professor, como cientista e como médico. Como professor, tem sido o paradigma máximo: aquele que transmite a palavra com maestria e que valida as palavras pelo exemplo cotidiano ao longo de toda a vida. Aqui cabe lembrar suas sábias intervenções em inúmeras situações em que a ética médica precisava ser mantida. Como médico, sempre se destacou pela grande competência, mas sobretudo pelo humanismo. Como cientista, foi crítico imparcial de ideias, mas sempre generoso com as pessoas.

Essas características fizeram dele o mais influente líder de cardiologia de sua geração. Sua influência persiste intocada muitos anos após deixar a cátedra. Isso porque sua liderança não se alicerçava no cargo, mas, sim, em suas qualidades pessoais.

Professor Luiz Décourt, parafraseando Lincoln,[1] afirmo: *nada que façamos aqui hoje se compara, nem de longe, ao legado de sua trajetória na medicina brasileira*. No entanto, aceite este preito simbólico. Estamos felizes em homenageá-lo porque nossos corações exultam ao sentir que praticamos um ato de justiça.

Entretanto, o preito maior que lhe prestamos é o compromisso que assumimos de seguir propalando os princípios de amor à ciência, devoção ao ensino e à juventude e profundo respeito ao ser humano sofredor que o senhor nos ensinou.

Que esta homenagem seja o símbolo desse compromisso.

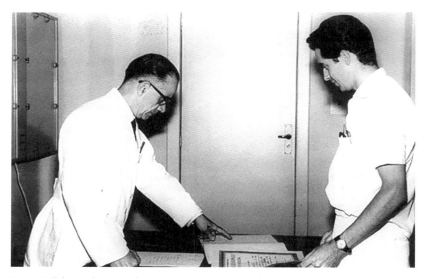

Luiz V. Décourt e o autor no encerramento do curso de especialização em Cardiologia, em 1969.

29. DISCURSO DE POSSE NA ACADEMIA BRASILEIRA DE CIÊNCIAS

Discurso proferido durante a posse na Academia Brasileira de Ciências, no Rio de Janeiro, em 14 de junho de 2000.

Sr. ministro de Ciência e Tecnologia, Ronaldo Sardenberg.

Sr. presidente da Academia Brasileira de Ciências, professor Eduardo Moacyr Krieger.

Demais autoridades, senhoras e senhores.

Obrigado, professor Nussenzveig, por suas generosas palavras.

Agradeço a honra de ser recebido nesta veneranda Academia, bem como a distinção de representar meus ilustres pares. Esta é uma solenidade carregada de profundo simbolismo. Aqui se presta culto às ideias, e ideias têm extraordinária força. Newton, Descartes e Einstein mudaram o mundo não pela força, mas pelo poder das ideias.

Historicamente, as academias de ciências têm se notabilizado pela singular missão de promover e honrar o pensamento, singularizando o caráter mais distinto do homem: o seu espírito. A Academia Brasileira de Ciências não é exceção – ao longo de seus 80 anos, tem feito isso com competência invulgar. No passado, teve fundamental atuação na criação do CNPq e da FINEP, órgãos essenciais para as universidades brasileiras. Atualmente, suas ações na divulgação da ciência, seu apoio ao governo no estabelecimento de políticas de ciência e tecnologia e, mais recentemente, sua intensa ação internacional, participando no programa de desenvolvimento sustentado, atestam essa vocação.

Uma de suas características principais é a diversidade. E o que une pessoas de formações tão diversas, como matemáticos, físicos, químicos, biologistas, cientistas de área agrária, humanas e, agora, pela primeira vez, médicos? Em primeiro lugar, valores como a busca pela verdade científica, a transcendência do ensino aos jovens, o valor intrínseco do conhecimento. Depois, nos unem em nossos sonhos, com a esperança, talvez ingênua e pretensiosa, de que possamos criar algum fato novo e, de alguma forma, contribuir para o bem da humanidade. Esses são os ingredientes essenciais da atividade científica. Isso é o que nos une.

No Brasil, a atividade científica não tem sido fácil. Muitas de nossas universidades têm grandes dificuldades de desenvolver atividades realmente científicas, no sentido de propiciar ambiente adequado para a criação de novos conhecimentos. Isso se reflete na ausência de verdadeiras experiências brasileiras, como se constata na área médica. Felizmente, observa-se um interesse crescente dos jovens pela formação acadêmica, bem como um crescimento da produção científica. No entanto, ainda não é suficiente. Temos um longo caminho pela frente. A compreensão que muitos setores da sociedade têm da ciência é equivocada. A ciência não é um luxo esotérico de intelectuais insensíveis. **A ciência é um instrumento vivo e poderoso que promove o desenvolvimento das pessoas, aumenta sua compreensão do mundo e alicerça o progresso das nações**. Não é por acaso que os países mais desenvolvidos têm os sistemas de ciência e tecnologia mais fortes, como os EUA, alguns países da Europa e o Japão. Por isso, o sistema de ciência/tecnologia brasileiro precisa ser protegido e implementado. Devemos trabalhar com entusiasmo, mas também com o pragmatismo dos grandes realizadores. Devemos cultivar carinhosamente novas ideias e, ao mesmo tempo, criar condições práticas para testá-las, com laboratórios, universidades, institutos e orçamentos que permitam sua implantação.

Vivemos tempos de grandes mudanças. O avanço do conhecimento humano passou pelo empirismo, pela intuição pura e pelo individualismo, sendo até perseguido e condenado. A ciência, porém, sedimentou-se quando se alicerçou na experiência científica. Com o tempo, tornou-se multidisciplinar, globalizada, cara e até impessoal, por vezes, quando associada ao desenvolvimento tecnológico, mas também mais visível ao homem leigo. E é a ciência que tem contribuído extraordinariamente para o progresso e o bem-estar da humanidade. Hoje se vive mais tempo, com mais saúde e com mais conforto. Desfrutamos de facilidades nunca antes vistas. As comunicações e a informática são algumas das mais notórias. Entretanto, essas facilidades não são usufruídas por todos; ao contrário, são restritas aos mais aquinhoados. Um de nossos maiores problemas é a aplicação prática do conhecimento. Não é tanto que sabemos pouco, mas pouco do que sabemos é usado.

Ainda mais, **o objeto final da ciência, o homem, continua solitário e inseguro, sofredor e, paradoxalmente, pressionado pelo próprio progresso**.

No entanto, notáveis perspectivas existem mesmo a curto prazo. Os avanços da biologia molecular, para citar um exemplo, são quase ilimitados. O conhecimento da base genética das doenças, órgãos inteiros produzidos por animais geneticamente modificados, todas essas descobertas estão praticamente ao alcance da mão. Precisamos estar preparados para esses novos desafios, inclusive os éticos e morais. As novas oportunidades requerem educação, trabalho e associação de várias potencialidades e talentos para transformá-las em realizações concretas. Não existe receita única para o sucesso.

No plano individual, o grande *compositor Mahler* enunciou com propriedade: *"Para o sucesso, nada pode tomar o lugar da persistência; talento apenas não será bem-sucedido; nada é mais comum do que o homem malsucedido com talento. Educação apenas não será bem-sucedida; o mundo está cheio de tolos educados. Persistência e determinação sozinhos são onipotentes"*.

Gandhi, por outro lado, apontou os grandes defeitos sociais:

- riqueza sem trabalho;
- conhecimento sem sabedoria;
- prazer sem escrúpulo;

- comércio sem moral;
- política sem idealismo;
- religião sem sacrifício;
- ciência sem humanismo.

De fato, sabedoria e humanismo devem emoldurar nossos esforços.

Nossa chegada aqui, hoje, não é apenas um prêmio; mais do que isso, é uma adesão e um compromisso. Adesão aos princípios da Academia, e compromisso de nunca nos rendermos à ignorância, ao subdesenvolvimento e à injustiça, para que no grande projeto de desenvolvimento nacional não falte a contribuição da ciência. Nosso anseio é que os embates contra a ignorância, as doenças, o atraso tecnológico, a indiferença e a pobreza não endureçam nossos corações. A alma humana não é feita de átomos tangíveis, mas de sentimentos, angústias, ansiedade e também de amor.

Certa vez, perguntou-se a dois homens que trabalhavam numa construção o que eles faziam. Um respondeu: "Carrego pedras". O outro disse: "Estou ajudando a construir uma catedral". O trabalho era o mesmo, mas o espírito, diferente. **Vosso trabalho, ilustres cientistas, também é duro e solitário, mas se destina a construir uma majestosa catedral do conhecimento, onde os jovens possam pedir as graças da sabedoria e de onde as bênçãos do progresso se derramem por toda a nação**. Esse é o espírito que deve presidir nossas ações nas ciências e nas universidades e o espírito com que ingressamos nesta Academia. Agindo assim, contribuiremos para fazer deste país uma grande nação, com base na elevação dos espíritos, no trabalho, na ciência e na justiça.

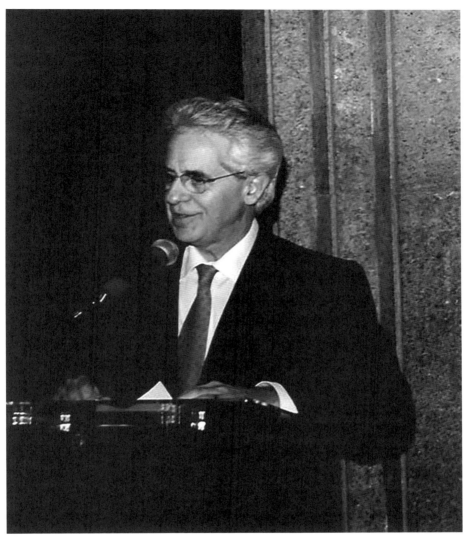

Posse na Academia Brasileira de Ciências, em junho de 2000, representando os novos acadêmicos.

30. DISCURSO DE POSSE — DOUTOR *HONORIS CAUSA* NA BAHIA

Discurso proferido na solenidade de entrega do título de Doutor Honoris Causa *na Escola Bahiana de Medicina e Saúde Pública, em Salvador, BA, em 25 de abril de 2002.*

Senhoras e senhores!

Sinto-me profundamente honrado em receber esta homenagem que tem imenso significado para mim, visto que vem de meus pares, personalidades dignas do maior respeito e que bem avaliam os diversos aspectos da profissão médica e das lides acadêmicas. Estou ciente que a concessão do título de Doutor *Honoris Causa* nesta casa segue princípios rígidos há muito estabelecidos. Por isso, sua atitude me alegra e me sensibiliza ao extremo. Agradeço-lhes com humildade, e de todo o coração, esta distinção ímpar.

Desejo compartilhar esta homenagem com meus colegas da Unidade de Aterosclerose do Incor, alguns dos quais me acompanham há anos, compartilhando sonhos e dividindo lutas em nossas tarefas de pesquisar, instruir estudantes e cuidar de pacientes.

A Escola Bahiana de Medicina e Saúde Pública é uma instituição de merecido renome em todo o país graças à sua atuação decisiva nos campos de ensino e atendimento médico. É amparada administrativamente pela Fundação para o Desenvolvimento das Ciências, que lhe dá indispensável apoio. É reconhecida nacionalmente graças à excelência de seu corpo docente. Conta com cerca de 290 professores, dos quais aproximadamente 40%

possuem doutorado ou mestrado. Em funcionamento desde 1953, formou aproximadamente 6.000 médicos, 750 fisioterapeutas e 300 terapeutas ocupacionais. Mantém intenso programa de pós-graduação nas áreas de medicina e administração hospitalar. A Fundação para o Desenvolvimento das Ciências é responsável não apenas pela Escola Bahiana de Medicina e Saúde Pública, mas também pelos cursos de fisioterapia, terapia ocupacional e odontologia, além da Escola Bahiana de Administração. Tem programas comunitários de grande relevância, dando mostras da preocupação louvável em integrar a universidade à comunidade social. Por isso tudo, é uma honra pertencer a seus quadros.

Tendo V. Sas. me honrado com esta admissão, sinto-me na obrigação, e também com a permissão, de externar algumas ideias que tenho sobre as escolas médicas, sobre o papel do professor de medicina e sobre a função do próprio médico.

Corro o risco, como disse Vieira, de *"pregar aos convictos"*. Mas a observação diária da vida acadêmica e a prática da medicina me sugerem que precisamos analisar nossos problemas comuns, reavaliar nossos conceitos e buscar novas ideias se quisermos contribuir para o progresso não só de nossas instituições acadêmicas, mas também do nosso sistema de saúde, e para o bem-estar dos doentes. Assim como os conceitos religiosos são semanalmente reavivados, os conceitos acadêmicos também devem ser constantemente relembrados, discutidos e atualizados, para que não os esqueçamos e para que os incorporemos ao nosso comportamento. Comparadas às universidades europeias, algumas das quais têm ao redor de oito séculos de vida, nossas universidades estão apenas começando a construir uma tradição. A famosa Faculdade de Medicina da Bahia, a mais antiga do país no gênero, não tem ainda um século. A Universidade de São Paulo, a maior universidade brasileira, tem apenas 68 anos. Assim, talvez não seja demais refletirmos sobre o que somos.

Abordarei três pontos: o que uma escola de medicina deve ser, o que um professor de medicina deve ser e o que um médico deve ser.

Penso que a **escola de Medicina** deve:

- *Ensinar o básico*, isto é, os fenômenos biológicos que governam as funções do organismo e suas leis essenciais – do coração, dos pulmões, do fígado. Muitos hoje se fiam na tecnologia, nos resultados computadorizados de gases sanguíneos, do débito cardíaco – mas não sabem de onde vêm esses números, as leis físicas ou químicas que governam esses fenômenos. As técnicas evoluem e se aperfeiçoam, mas o fenômeno biológico não muda. Sabendo a essência do fenômeno biológico, é fácil absorver as inovações tecnológicas e as novas descobertas. Na ausência do conhecimento básico, inovações conceituais e novas técnicas são difíceis de absorver e, de fato, podem representar apenas mais uma área de confusão.
- *Ensinar a fisiopatologia das doenças*, pois sem isso não se entendem os sintomas, não se compreendem os diagnósticos, não se justificam os tratamentos. É preciso evitar as "receitas de bolo", infelizmente tão comuns hoje entre nossos estudantes. Essa é uma das deficiências mais comuns que encontro hoje entre médicos jovens, nas visitas que faço na minha enfermaria.
- *A escola médica deve ensinar a buscar as causas*, já que o fundamento essencial da cura biológica é justamente a eliminação das causas. Claro que isso nem sempre é fácil; mas é preciso que o ensino médico tenha por filosofia esse ensinamento. Hoje estamos na era dos genes, da biologia molecular, do genoma funcional; esses conhecimentos devem nos guiar para o entendimento das causas, criando uma verdadeira revolução no entendimento das doenças.
- *Criar novos conhecimentos*, pesquisar, e não ser apenas uma estação repetidora do que já se sabe. Tenho ouvido, recentemente, que existe uma incompatibilidade entre ensinar e pesquisar, que não é possível associar os dois aspectos. Eu não poderia discordar mais dessa ideia. Para mim, a escola médica deve incentivar a pesquisa, alimentar o espírito inquisitivo, reavaliar seus próprios procedimentos, ser crítica de si mesma e criar soluções inovadoras para problemas que ocasionalmente lhe são peculiares e que são de sua exclusiva responsabilidade. Além do mais, aquilo que se

sabe hoje tende a mudar amanhã; só o espírito de investigação reinante numa verdadeira escola permite a atualização constante. Portanto, ensinar e pesquisar são atividades indissociáveis, embora deva ser reconhecido que a pesquisa sistemática em nosso país é mais recente e enfrenta desafios que precisam ser vencidos por todos.

- *Ensinar o aluno a pensar criticamente*, pois é necessário questionar para errar menos. É preciso praticar a primeira das leis do método científico de Descartes: "Não aceitar coisa alguma por verdadeira que eu não conheça como evidentemente verdadeira". Pensar criticamente serve também para a prática clínica, ou seja, na indicação de tratamentos e exames, que devem ser baseados sempre em razões específicas e claras.
- *A escola médica deve estar na fronteira do conhecimento, da técnica e da ciência.* É preciso incorporar criticamente os avanços conceituais e tecnológicos, ser um filtro que separe o realmente novo e útil daquilo que é apenas um modismo promovido pela propaganda. Atualmente, a propaganda tem uma força muito intensa; direta algumas vezes, subliminar em outras, mas poderosa sempre. A escola médica deve ser o lugar onde se aprende a reconhecer esses meandros do mundo econômico moderno.
- *Ser um lugar onde talentos possam ser descobertos*, onde se encontrem os diamantes da natureza humana, onde os líderes possam ser identificados, onde se descubram habilidades manuais, talentos matemáticos, tendências para boas relações humanas. A escola médica deve ter lugar para a inteligência emocional, para o reconhecimento do talento não catalogado nos regulamentos. É o último reduto para essa garimpagem. Daí em diante, o jovem já ingressa numa profissão. A escola não deveria ser uma linha de montagem que recebe matéria-prima bruta e, ao final, entrega centenas de produtos rotulados, todos com a mesma forma. Deveria, antes, ser um jardim onde vicejam as flores mais diversas, todas com o frescor da primavera, mas cada uma salientando a individualidade, a exuberância e a beleza de cada espécie.

Por outro lado, penso que o **professor de medicina** deve:

- *Mostrar ao aluno as possibilidades da profissão*: assistência, ensino e pesquisa. Mostrar, também, as peculiaridades de cada aspecto da medicina e fazer ao estudante a pergunta: "O que você quer ser no futuro?". É muito comum o aluno simplesmente seguir o currículo, fazer o que lhe é imposto sem questionar o objetivo amplo de sua própria formação do ponto de vista prático, profissional. É importante ter mais clareza quanto ao propósito final, já que o treinamento não é igual para todas as áreas. É preciso que, ao longo do treinamento, o aluno tenha uma definição do que vai exercer no futuro. Embora cada uma dessas atividades tenha nobreza equivalente, a preferência do aluno deve ser respeitada e sua inclinação, obedecida.
- *Inspirar*, dar exemplos de dedicação, conhecimento e aperfeiçoamento continuado. O professor é um líder, um paradigma.
- *Facilitar intercâmbios*, visto que o contato com outras culturas e diferentes experiências é uma das grandes fontes de aprendizado. Isso se aplica a situações nacionais e internacionais. Pessoalmente, considero que meu estágio de cinco anos nos Estados Unidos foi o melhor investimento que poderia ter feito para minha formação profissional. Os ganhos científicos e culturais de um estágio no exterior são incalculáveis.
- *Preparar o aluno para a prática da moderna medicina*, incluindo aspectos éticos, legais, administrativos e gerenciais. Hoje, a sociedade brasileira tornou-se mais reivindicativa, cônscia de seus direitos constitucionais. Isso tem impacto direto no exercício profissional. Assim, os médicos precisam de conhecimentos amplos, que vão além da área científica.
- *Estimular o aluno a exercitar seu poder criativo*; o mundo não está acabado. O que não sabemos ainda é possivelmente bem maior do que o conjunto de tudo o que pensamos conhecer. O fato de ser aluno não impede a pessoa de ter ideias novas. A história da medicina está recheada de contribuições importantes feitas por alunos e investigadores jovens. As bibliotecas

de hoje podem ser apenas a antessala da grande biblioteca do futuro. As mentes jovens estão livres de preconceitos, uma condição essencial para a inovação.
- *Formar equipes* para aproveitar as potencialidades de cada um de seus colaboradores, juntar talentos para buscar soluções de problemas complexos e importantes. Em suma, o professor de hoje precisa estimular o conceito de multidisciplinaridade.

Além disso, há a relação universidade/sociedade que o professor deve considerar. Urge transmitir os conceitos de que a universidade e a profissão médica em geral se inserem no contexto amplo da sociedade e de que os médicos têm responsabilidades sociais para com o país e outros seres humanos. É preciso transmitir, difundir e operacionalizar o conceito de que as instituições de ensino não podem mais sobreviver sem o apoio concreto da comunidade. Os problemas da saúde de um país não se resumem aos aspectos técnico-científicos, mas estão intimamente ligados ao desenvolvimento e à participação da sociedade. Também não são de alçada exclusiva do governo. É preciso, pois, estabelecer parcerias com entidades privadas, pessoa e empresas para enfrentar os grandes desafios do mundo moderno. Esses desafios implicam custos e requerem qualificações diversas. A universidade deve se abrir para a sociedade e a sociedade deve adotar a universidade como seu patrimônio, amparando-a, apoiando-a e colaborando concretamente com a sua tarefa de criar progresso e amparar a juventude.

Compete ao professor de medicina exercer liderança nessa área, motivando outros líderes da comunidade para, juntos, realizarem a grande empreitada de desenvolver o país em saúde, ciência e tecnologia. No Brasil, ao contrário de outros países, especialmente os EUA, a associação entre universidade e comunidade está apenas se esboçando. Considerando as limitações do governo para enfrentar os problemas da saúde e do desenvolvimento científico/tecnológico, o papel do complexo universidade/comunidade é de imensa importância.

Por fim, considero que o **médico** deve:

- *Conhecer bem o seu ofício e ser competente.* Não se conhece o ofício sem estudo e prática constantes. À medicina se aplica o que Camões disse da arte militar:

  > Não se aprende, Senhor, na fantasia
  > Sonhando, imaginando ou estudando
  > Senão vendo, tratando, pelejando.

- *Ser afetivo, sensível, bom comunicador, conscient cioso, honesto, bom ouvinte.* É preciso lembrar que não tratamos apenas doenças, mas também pessoas que circunstancialmente estão doentes. Essas pessoas precisam de compreensão tanto quanto de nossa ciência. Por isso, acredito que, para fazer Medicina, cuidar de doentes, é preciso gostar de gente. Se o médico só gostar de ideias, o que não é pecado, que faça ciência. A medicina de hospital e de consultório é a medicina das pessoas. O médico deve ver o doente com um compêndio numa mão, o estetoscópio na outra e um poema de amor no coração.
- *A mais importante criação de Deus* não é o mar e seus peixes; não são as montanhas que tocam o céu; não são as florestas e sua imensa variedade de árvores; não são os desertos com sua imensidão de areia e suas miragens; não é a fauna com todos seus animais e lindos pássaros; não são os campos verdejantes que ondulam no horizonte; não é o Sol que ilumina o mundo nem a Lua que inspira os poetas – *a mais extraordinária obra do Criador é o ser humano*, com todas as suas incoerências, grandezas e criatividade. E os médicos são os guardiões dessa magistral obra-prima. É uma tarefa honrosa, mas delicada, que requer muita sabedoria. E, para cumprir esse papel, os médicos deveriam imitar Salomão, que não pediu ao Senhor poder, dinheiro nem a morte de seus inimigos, mas simplesmente disse: "Dá-me, Senhor, um coração compreensivo, para que eu possa governar teu povo, e discernir o bem do mal". Ou seja, sabedoria para separar o certo do errado, o fantasioso do real, a miragem do concreto. Disso precisa o médico.

- *Aceitar que a medicina é um compromisso moral*, não simplesmente um meio de vida. É preciso estar disposto a certos sacrifícios pessoais para atender às exigências da profissão.
- *Aperfeiçoar-se sempre*. O treinamento médico jamais acaba. Carece treinar continuamente para chegar o mais próximo possível da perfeição. O exemplo da biologia molecular, que hoje permeia todos os campos da medicina com suas novas técnicas e terminologias, ilustra bem essa necessidade.
- *O médico precisa trabalhar em equipe* a fim de acompanhar a complexidade dos conhecimentos modernos. As especialidades progrediram de modo extraordinário. Ninguém mais sabe tudo.
- *Ser crítico da mídia, da indústria e da própria comunidade científica* para não aceitar facilmente modismos.
- *Viver com a certeza de que a profissão é um legado de Deus*, que o médico é o guardião dos bens supremos, a saúde e a vida. Como na Oração de São Francisco, o médico deve pedir a ajuda divina para que sua missão seja "um instrumento de paz":

> Onde houver dúvida, que eu leve a fé
> Onde houver desespero, que eu leve a esperança
> Onde houver tristeza, que eu leve a alegria
> Onde houver trevas, que eu leve a luz.

Para finalizar, agradeço mais uma vez esta comovente homenagem. Agora me integro oficialmente a esta terra baiana, cujo povo sempre se notabilizou pela alegria, inteligência, criatividade e generosidade, e que tem contribuído notavelmente para a ciência e a cultura brasileiras. A Bahia, que ensina o Brasil a sorrir, de fato conhece os caminhos do coração.

    Muito obrigado.

31. DISCURSO DE POSSE — DOUTOR *HONORIS CAUSA* NA UNIVERSIDADE FEDERAL DO PARANÁ

Discurso proferido na solenidade de entrega do título de Doutor Honoris Causa *na Universidade Federal do Paraná, em Curitiba, em 13 de maio de 2015.*

Professor Rogério Mulinari.
Magnífico Reitor da Universidade Federal do Paraná.
Demais autoridades.
Senhoras e senhores.

É uma indescritível emoção e honra receber esta magna distinção da tradicional Universidade Federal do Paraná, que tanto tem contribuído para a cultura do nosso país. Recebo-a com imensa alegria e humildade. Quero compartilhar esta homenagem com meus colaboradores, estudantes e familiares que sempre me apoiaram. Reconheço a inestimável compreensão e carinho de minha esposa Rosália e de meus filhos Salvador e Rafael. Eles criaram um ambiente familiar acolhedor, caloroso, indispensável para minha carreira. Quero compartilhar com o Instituto do Coração de São Paulo, em cujo ambiente intelectualmente pude trabalhar.

Agradeço especialmente ao professor Carlos Moreira, ex-reitor desta Universidade, pelas gentis palavras com que me saudou. V. Sa. faz-me lembrar de seu pai, prof. Carlos Moreira, quando nos dava aula de oftalmologia. Sou profundamente reconhecido à Congregação da Faculdade de Medicina pela indicação. Agradeço igualmente a oportunidade de falar a este egrégio conselho.

Os Srs. me colocam junto a nomes de maior expressão da cultura brasileira e mundial, como Adolfo Lopez Esquivel – Prêmio Nobel da Paz –, Zilda Arns e Cardeal Dom Evaristo Arns – dois proeminentes paranaenses –, Rubens Belfort e Ivo Pitanguy, entre outros não menos ilustres. É uma honra singular.

Cheguei em Curitiba em 1957 para estudar no Colégio Estadual do Paraná, vindo do planalto de Vacaria, RS. Nasci no sítio pelas mãos de uma simples parteira e lá fui criado junto à natureza. Minha mãe ficou viúva aos 26 anos, com quatro filhos pequenos para criar. Dela recebi profunda influência; uma mulher religiosa e batalhadora que costurava para fora e trabalhava no sítio para manter a família. Teve muita coragem e aceitou com humildade as vicissitudes da vida, sem se tornar amarga. Lembro-me dela sempre trabalhando, sem se queixar. Sua idade avançada não lhe permite estar aqui hoje, mas sei que, em espírito, ela está aqui conosco.

No Colégio Estadual do Paraná tive ótimos professores. Fiz política estudantil e acabei eleito presidente da União Paranaense dos Estudantes Secundaristas. Conheci Rafael Iatauro, Cândido Martins de Oliveira, José Richa. Mas decidi me afastar da política e deixar essa atividade para pessoas de mais talento, como meu amigo Roberto Requião, meu contemporâneo de CPOR.

Em 1960, ingressei na Faculdade de Medicina da Universidade Federal do Paraná. Foi um deslumbramento com o desconhecido mundo da medicina, conjugado a uma ânsia de aprender essa ciência nobre, complexa e infindável. A extensão de minha ignorância só se comparava à ambição de aprender e se juntava à insegurança de imaginar se os talentos que a natureza me fornecera eram suficientes para atingir os altos patamares que se exigem de um bom médico. Pela primeira vez estava diante da obra máxima do Criador, o homem, e devia ser capaz, em pouco tempo, de cuidar dele. Nunca havia convivido com o sofrimento humano. Percebi a injustiça da pobreza extrema e o fracasso do sistema social, que roubava do desafortunado os recursos necessários para lhe preservar os únicos bens transcendentais – a saúde e a própria vida. Só me restava uma saída: dedicar-me inteiramente à minha profissão. E foi o que fiz.

Na faculdade, convivi com grandes personalidades e testemunhei suas virtudes: Amilcar Gigante, Adyr Mulinari, Giocondo Artigas, Israil Cat, Mario de Abreu, Gastão Pereira da Cunha, Hélio Germiniani e muitos outros. Sobretudo, fui agraciado com a amizade do prof. Lysandro dos Santos Lima, síntese das qualidades do verdadeiro mestre pelos seus conhecimentos, humanidades, dedicação, tirocínio clínico invulgar, incentivo e inspiração aos alunos.

A faculdade marcou-me profundamente. Não tínhamos toda a tecnologia moderna – ultrassom, ressonância magnética, tomografias ou radioisótopos –, técnicas sem a quais não se imagina a medicina hoje. Várias especialidades estavam nos seus primórdios, e muitas, como a ecocardiografia, ainda nem existiam. A comunicação científica era lenta. Nada comparável à internet de hoje, que nos permite saber das descobertas científicas mesmo antes de serem publicadas e acompanhar congressos internacionais praticamente *on-line*.

No entanto, foram-nos transmitidos os fundamentos da prática médica: raciocínio clínico, experiência supervisionada, humanismo e ética profissional. A função principal do médico é pensar, e seu instrumento principal, o cérebro, processa e integra vastas informações. O humanismo, que se centra na compreensão do ser humano, seja rico ou pobre, é o que torna sagrada nossa profissão. Foi-nos transmitida a ética de Hipócrates: a medicina deve cuidar do interesse do doente em primeiro lugar, porque os valores de que ela cuida – a saúde e a vida – não podem ser substituídos. Esses foram os pilares da minha vida profissional, e devo a esta Universidade essa educação fundamental, que incidentemente, sendo pública, só me custou as taxas de inscrição.

A seguir, fui para o Serviço de Cardiologia do professor Luiz Venere Décourt, em São Paulo, em 1968, em busca de aperfeiçoamento. Decidiu-se, então, criar o Incor. Por indicação do prof. Fúlvio Pileggi, fui o primeiro pesquisador a estagiar nos EUA, onde passei cinco anos, de 1971 a 1976, preparando-me para uma nova etapa no Brasil.

Meu estágio nos EUA foi uma linha divisória na minha carreira. Lá adquiri as bases de minha formação científica sob a supervisão de mestres inigualáveis, como Max H. Weil, William Ganz, Harold Jeremy, Charles Swan, William Parmley e James Forrester, entre outros. Os fundamentos desse método científico podem ser assim resumidos:

- *conhecer bem o fenômeno biológico;*
- *fazer a pergunta certa;*
- *escolher modelo e métodos adequados;*
- *expressar-se com clareza e precisão;*
- *inovar;*
- *pensar grande.*

Tais conceitos permitem diferenciar verdadeiras contribuições científicas de simples publicações. Quanto a expressar-se com clareza, lembro aqui do coelho branco, de *Alice no País das Maravilhas*,[1] que perguntou ao Rei: *"Por onde devo começar, Majestade?"*, e o Rei respondeu: *"Comece pelo princípio, vá por todas as partes até o fim; então pare"*. Didática perfeita!

A formação acadêmica foi o que me permitiu contribuir para o desenvolvimento do Incor nos moldes de uma instituição avançada, capaz de produzir ciência, ensinar e prestar assistência médica de qualidade – como faz até hoje. O modelo Fundação Zerbini/Incor foi fundamental para construir um hospital competitivo e de alta competência. Dediquei-me especialmente à formação de pessoal, procurando cercar-me de pessoas competentes. Hoje, alguns de meus colaboradores se tornaram investigadores independentes e líderes da comunidade cardiológica, como Antonio Carlos Palandri Chagas e Francisco Rafael Laurindo. Conseguimos formar um grupo de pesquisa produtivo. Confesso que me orgulho disso.

Prossegui e ampliei minhas linhas de pesquisa, centradas nos estudos de aterosclerose e doenças coronárias, especialmente seu diagnóstico precoce, endotélio vascular e opções terapêuticas.

Após mais de quatro décadas de atuação na universidade, suponho que posso opinar sobre sua missão. Assim como no início de minhas atividades, continuo acreditando que trabalhar na universidade é extremamente gratificante. O papel essencial da universidade consiste em:

- *ensinar fundamentos das profissões, obviamente;*
- *avançar o conhecimento através de pesquisas, o que nem sempre ocorre;*
- *desenvolver e cultivar o pensamento crítico, capaz de discernir onde está a verdade e a utilidade de coisas novas, evitando modismos, repetições e influências espúrias ao interesse científico.*

Entretanto, algo menos compreendido é que a universidade deve ensinar e praticar cidadania em consonância com sua função social. A universidade tem importante papel no desenvolvimento social, cultural e econômico do país. Há necessidade, por exemplo de se associar ao setor empresarial para incentivar o desenvolvimento tecnológico. Cumpre divulgar os conhecimentos científicos para que sejam aproveitados pela comunidade. É preciso sair da "torre de marfim" acadêmica e devolver à sociedade, em forma de conhecimento, o que a comunidade gasta em recursos financeiros para manter a universidade.

A universidade moderna precisa ser universal, multidisciplinar e dedicada à educação continuada tanto quanto à formal. Principalmente, a universidade deve pautar-se pelo princípio da meritocracia em todos os seus níveis.

A ciência brasileira é jovem. Nossa primeira universidade, a Universidade do Brasil, no Rio de Janeiro, foi fundada em 1922. Nossa melhor universidade, a Universidade de São Paulo, foi fundada em 1934, portanto, há menos de cem anos. Bologna, a primeira universidade do mundo, foi criada em fins de 1100, ou seja, há mais de 900 anos. Assim, de certa forma, não surpreende que não apareça nenhuma universidade brasileira entre as cem melhores do mundo em nenhuma classificação publicada. Ciência não se faz de uma hora para outra; é preciso cultura e tradição.

No entanto, estamos progredindo rapidamente. O Brasil já é o 13º país em publicações científicas mundiais, e o sistema de ciência e desenvolvimento vem crescendo notavelmente. Hoje represento a Academia Brasileira de Ciência no Comitê Gestor do Fundo Setorial de Saúde. E lhes asseguro: temos verba suficiente para pesquisa, mais do que a capacidade de gastar. A boa nova, pois, é que governo e academia começam a trabalhar juntos.

Portanto, precisamos reconsiderar nossas ações na universidade. É preciso reavaliar o papel da universidade não apenas no ensino, mas nas suas relações com a sociedade, assumindo maior liderança na condução dos problemas nacionais.

Por outro lado, olhando nosso momento evolutivo como espécie humana, notamos um paradoxo. Num extremo, progresso científico inédito em todas as áreas da ciência. O homem vive mais e melhor. O genoma humano tornou-se conhecido. E, atualmente, o genoma individual pode ser conseguido por qualquer pessoa, por menos de 1.000 dólares, só com uma amostra da saliva. Em certas áreas progrediu-se mais na última década do que em toda a história humana. Em pouco tempo, esses avanços terão enorme impacto em nossas vidas.

No outro extremo, violência, disparidades sociais, crises religiosas e econômicas sucedem-se, desvios de comportamentos e preconceitos são estarrecedores. Parece que o entendimento entre as pessoas nunca foi tão precário. Nunca ficou tão claro que o progresso material nada tem a ver com ética, humanismo e compreensão entre os povos.

Einstein também parecia antever esses eventos quando disse: "Só existem duas coisas infinitas: o universo e a estupidez humana; e não estou certo quanto à primeira".

Resta saber quanto cada um de nós contribui para essas situações. Omissão dos bons, mais do que concordância, é provavelmente um grande fator.

Precisamos também vislumbrar o futuro, pensar nos jovens. Devemos transmitir-lhes exemplos e mensagens relevantes. Martin Seligman, em seu excelente livro *Felicidade autêntica*,[2] relata que educadores americanos decidiram ensinar conceitos fundamentais à juventude. Surgiu então a grande pergunta: ensinar o quê? Pesquisando três milênios de história de culturas e religiões, encontraram apenas seis conceitos reconhecidos por todos os povos, em todos os tempos:

- *Saber/conhecimento: os sábios sempre foram reverenciados;*
- *Coragem: a coragem moral dos idealistas;*
- *Amor/humanidade: a capacidade de se sacrificar pelo próximo sem exigir recompensa;*
- *Justiça;*
- *Moderação: quem tem valor não precisa se autopromover;*
- *Espiritualidade/transcendência: as coisas materiais, por mais importantes que pareçam, são transitórias; os valores maiores são os espirituais.*

Isso deve também estar no espírito dos educadores, de todos os mestres e de todos os pais.

Quanto ao nosso país, penso que estamos caminhando para ser uma grande potência mundial, porque temos riquezas naturais, polos de desenvolvimento, indústria produtiva e diversificada, povo criativo e empreendedor, democracia e grande população. Em suma, temos todos os componentes de uma grande nação. Segundo muitos analistas, essa é uma tendência irreversível.

Porém, precisamos de justiça em todos os níveis, privado e público, porque injustiças são incompatíveis com paz e progresso sustentáveis. Necessitamos de educação compatível com as exigências do mundo moderno. É preciso adquirir novas competências. No entanto, apenas 15% dos jovens brasileiros em idade acadêmica estão nas universidades. Nos Estados Unidos, são mais de 50%. Isso é urgente. Precisamos também cuidar melhor da saúde – ter alguns centros médicos muito desenvolvidos, aos quais poucos têm acesso, não é suficiente nem humano; é imprescindível ter o mínimo necessário para todos.

Para encerrar, sempre fui otimista. Acredito nas pessoas e acredito no Brasil. No entanto, nada será possível sem o engajamento dos cidadãos; o país é das pessoas, não é do governo. É preciso engajamento. É preciso compreensão e solidariedade. O dramaturgo *Bertold Brecht*, relatando o período nazista, colocou isso em termos dramáticos: *"Primeiro levaram os comunistas, mas não me importei; eu não era comunista. Em seguida levaram alguns operários, mas não me importei; eu também não era operário. Depois prenderam os sindicalistas, mas não me importei, porque não sou sindicalista. Depois agarraram uns sacerdotes, mas, como não sou religioso, também não me importei. Agora estão me levando, mas já é tarde".* Isso é o resultado da omissão. Não permitamos que aconteça em nosso país.

Somos uma só nação e, portanto, o que aflige nosso próximo também nos aflige. Precisamos nos unir em torno de ideais nobres e batalhar por eles. Só assim legaremos a nossos descendentes um país de liberdade e justiça, onde todos possam viver em paz, onde o amor predomine sobre a indiferença e o ódio, a verdade predomine sobre a mentira, a sabedoria sobrepuja a ignorância e o bem ofusque o mal.

Muito obrigado.

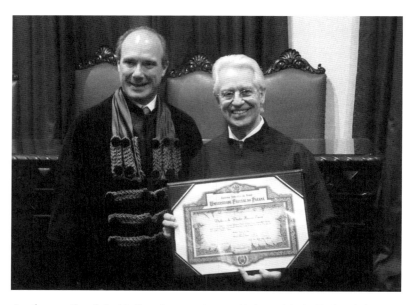

Professor Rogério Mulinari e o autor na Universidade Federal do Paraná, em Curitiba, em 13 de maio de 2015.

32. DISCURSO NA ASSEMBLEIA LEGISLATIVA DO PARANÁ – CIDADÃO HONORÁRIO

Discurso proferido na Assembleia Legislativa do Paraná na homenagem de Cidadão Honorário do Paraná, em 04 de junho de 2007.

Ilustríssimo Governador Roberto Requião.
Deputado Nelson Justus, presidente da Assembleia Legislativa.
Deputado Alexandre Curi.
Srs. Deputados.
Senhoras e senhores, meus amigos.

Estou imensamente grato e profundamente honrado com esta emocionante homenagem encabeçada pelo deputado Alexandre Curi e generosamente apoiada pelos seus ilustres pares. Sua presença aqui, caro governador Requião, me sensibiliza especialmente. Este será um dia inesquecível para mim.

Já faz longo tempo desde quando saí do planalto de Vacaria para vir estudar no Colégio Estadual do Paraná e depois na Faculdade de Medicina da Universidade do Paraná. Guardo vívidas lembranças de meus professores e amigos do Colégio Estadual, da época em que fui Presidente da União Paranaense de Estudantes Secundaristas, onde aprendi algumas artes e manhas da política. Por conta disso, muitos acharam que eu seria político. Felizmente, outros com mais talento, como meu amigo Roberto Requião, assumiram, com grande sucesso, essa árdua tarefa.

Eu sempre quis ser médico e fiquei felicíssimo quando passei no vestibular de Medicina. A Faculdade foi um tempo encantado; entrei num mundo novo, fascinante. Logo fui trabalhar no Hospital Nossa Senhora das Graças. Na faculdade, fui me familiarizando, inebriado, com os mistérios da Medicina. Conheci colegas maravilhosos, gente que vinha de todo o país, com os quais interajo até hoje. E aqui uma primeira observação: nada une mais as pessoas do que as dificuldades; éramos quase todos de origem modesta, estávamos longe de casa, mas tínhamos ideais, sonhos a realizar. Dessas circunstâncias brotaram amizades que perduram até hoje.

Trabalhei com professores talentosos que me forneceram as bases para o exercício da Medicina. Não posso deixar de mencionar um dos maiores clínicos que já conheci, um homem realmente superior, o Professor Lysandro dos Santos Lima, além de Gastão Pereira da Cunha, Amílcar Gigante, Adyr Mulinari, Israil Cat, Mario de Abreu, Giocondo Artigas e tantos outros ilustres. Portanto, vivi onze anos em Curitiba, sempre fui muito bem acolhido; recebi grande parte de minha educação aqui, sempre em instituições públicas, e daqui só guardo boas lembranças.

Depois fui para São Paulo, trabalhar no serviço do inesquecível Professor Luiz Décourt. Fiz pós-graduação em Los Angeles durante cinco anos e voltei em 1976, quando o Incor estava se iniciando. O Incor tornou-se essa instituição modelar que todos respeitam e me permitiu desenvolver minha carreira.

É instrutivo analisar alguns fatos ao longo desses anos, para se ter uma perspectiva pessoal e do país. Na medicina tínhamos parcos recursos diagnósticos e terapêuticos; tínhamos raio X simples, ECG e exames de laboratório modestos. Confiávamos muito no contato com as pessoas e no exame clínico. Os tratamentos eram paliativos ou muito radicais e agressivos. Não tínhamos ultrassom, radioisótopos, tomografias computadorizadas, ressonância magnética e os exames de sangue sofisticados de hoje. Não tínhamos cirurgia cardíaca, pontes de safena, transplantes, angioplastias de coronárias, nem as próteses mecânicas de joelho e quadris, nem as cirurgias de cataratas que hoje são feitas em minutos, e o doente recebe alta em duas horas e enxerga normalmente no outro dia. Não tínhamos o SUS; tínhamos indigentes, pessoas que dependiam da benevolência do Estado e dos hospitais como as santas casas.

Esses avanços, mesmo para os leigos, são hoje corriqueiros; mas, na realidade, são verdadeiros milagres da medicina que se devem a pesquisas intensas e custosas, a homens dedicados que buscaram o bem-estar da humanidade. A sociedade, que talvez nem saiba seus nomes, deve a eles um tributo de gratidão.

As estradas eram penosas. Eu demorava, de ônibus, um dia e meio para vir de Vacaria a Curitiba. Hoje, meu filho Raphael, que estuda em Barcelona, sai de São Paulo e chega lá em menos tempo. Curitiba tinha 450 mil habitantes, e o país, 80 milhões, aproximadamente, e apenas um terço vivia nas cidades. Hoje, mais de 80% da população é urbana. Brasília tinha sido recém-inaugurada; hoje é uma metrópole. Juscelino, um médico, tinha razão: o Brasil precisava de um choque de gestão.

As comunicações eram difíceis. Telefones particulares eram raros. As pessoas iam às centrais telefônicas para chamadas interurbanas. Hoje a internet permite comunicações instantâneas com o mundo todo. Falamos com nossos filhos na Europa pelo Skype®, podemos vê-los, saber se estão magros ou cortaram o cabelo! Daqui a pouco teremos o iPhone® que combina celular, computador e internet num só aparelho portátil. Os computadores mudaram o mundo; hoje, num *pendrive* que cabe na palma da mão, cabe uma biblioteca, como bem disse Thomas Friedman em seu magnífico livro *O mundo é plano*.

Nossa ciência avançou de modo significativo; a contribuição brasileira para o conhecimento da humanidade ainda é modesta, mas vem crescendo significativa e constantemente.

A formação de doutores cresceu 14% ao ano e as publicações científicas cresceram mais de 8% ao ano nos últimos 10 anos. Hoje o Brasil já é o 17º país do mundo em publicações internacionais.

Portanto, o país progrediu muito, nas últimas décadas de um modo geral, o que é razão de otimismo. Mas outros, como Japão, China e Coreia, progrediram ainda mais.

O que é impressionante nessas mudanças é a velocidade e as transformações sociais que causam; profissões e carreiras desaparecem e são substituídas por outras; no processo, são necessários ajustes que só a educação permite.

E, claro, daqui a cem anos as pessoas vão olhar para o que nós somos hoje e dizer: "Que primitivos, que bárbaros". Mas isso é com eles. Voltemos ao hoje.

Nas áreas em que atuo, saúde e educação, temos importantes desafios. Nossa educação é pobre no nível básico e superior. Além de qualidade baixa em muitos aspectos, apenas 13% dos jovens que deveriam frequentar a universidade de fato o fazem. Isto contrasta com os 50% observados nos países avançados. No nível superior, recentemente fizemos pela Academia Brasileira de Ciência um levantamento de nossas instituições de ensino médio; apenas 10% de nossas instituições foram consideradas como verdadeiras universidades, no sentido de não apenas transmitir conhecimento estabelecido, mas, sim, criar novos conhecimentos pela pesquisa e desenvolvimento inovadores. Temos 119 escolas médicas no país para 185 milhões de habitantes; muitas criadas por pressão política irresponsável. Os EUA têm apenas 125 para 301 milhões de habitantes... Nem por isso o ensino médico americano é pior que o nosso; muito pelo contrário.

Outrossim, a grande maioria de nossos alunos de graduação está nas universidades privadas, mas a pesquisa é desenvolvida pela universidade pública; as universidades privadas têm mais de 70% dos alunos de graduação, mas colaboram com menos de 5% de nossa produção científica. Essa é uma distorção séria do nosso sistema. Por outro lado, várias de nossas universidades são de caráter regional; muitas carregam componentes históricos e familiares. As grandes universidades do mundo, ao contrário, são globais, voltadas para o mundo, e se baseiam na meritocracia em todo seu funcionamento. Qual a implicação desses dados?

Não existe país desenvolvido no mundo sem educação eficiente, moderna. A China, Coreia e Japão estão investindo pesadamente em educação. EUA e União Europeia chegaram ao grau de desenvolvimento mais adiantado do planeta em grande parte por causa de uma educação sofisticada. Até já se cunhou a expressão: "Não existe país desenvolvido com universidade subdesenvolvida". Neste aspecto, portanto, precisamos melhorar.

Nosso sistema de saúde é sobretudo desigual, embora teoricamente universal. Ou seja, no país temos centros altamente diferenciados científica e tecnologicamente, onde se pratica medicina atualizada; outros locais, em zonas mais afastadas, trabalham em condições precárias. Segundo levantamento feito pelo dr. Adib Jatene, áreas ricas têm grande concentração de hospitais e uma proporção adequada de leitos para a população; já áreas pobres têm grande população e uma grande carência de leitos. Portanto, a minoria da população, melhor aquinhoada economicamente, está protegida; os pobres, não. E aí, como disse o dr. Adib, "o problema do pobre não é apenas que ele é pobre; é que os amigos dele também são pobres" e, portanto, não têm influência política para conseguir o necessário.

Salienta-se que ações relacionadas à saúde são responsáveis por 10 a 15% do processo de desenvolvimento de um país. O binômio saúde/educação é a base da cidadania, ao que hoje se acrescenta um mínimo de conhecimento científico que permite ao homem compreender o seu tempo e preparar-se para o futuro. Portanto, cuidar da saúde não é apenas uma questão humanitária; é uma questão econômica vital para o desenvolvimento do país.

Por que estou dizendo isso aos senhores aqui? Há duas razões: esta é uma casa dos representantes do povo, o foro mais apropriado para tais discussões. Segundo, temos aqui vários líderes de nossa comunidade. Há uma tendência no Brasil de considerar que os problemas do país são problemas do governo e dos políticos apenas. Eu discordo. O país é nosso, é dos cidadãos. Os cidadãos também são responsáveis. De alguma maneira os males que nos afligem são produto da cultura que nós criamos e mantemos; da nossa maneira de ser. Da mesma maneira, as soluções passam por uma consciência coletiva, por uma certa postura que sanciona certas coisas e impede outras.

Portanto, vamos usar nossos recursos intelectuais, nossas opiniões, nossos esforços para contribuir para o bem-estar geral; vamos criticar o descaso, a corrupção pública, a ineficiência, a injustiça. Vamos evitar o pessimismo sem cair na ilusão da felicidade sem trabalho, das vitórias sem lutas, das conquistas sem idealismo, das glórias sem sacrifícios. Quando alguém pensar que uma só atitude não faz diferença, pense também que os desertos são feitos de pequenos grãos de areia. Vamos, enfim, contribuir com nossa parcela individual para que o futuro de nossos filhos e netos seja melhor e para que tenhamos a consciência tranquila de ter feito tudo que estava ao nosso alcance.

Muito obrigado.

33. SAUDAÇÃO AOS APRIMORANDOS DE PSICOLOGIA DO INCOR — 2006

Agradeço sensibilizado o convite para lhes falar neste momento em que terminam seu aprimoramento hospitalar, especialmente por não ser psicólogo. Sem me arvorar em conselheiro, mas como médico e pesquisador, ofereço-lhes algumas sugestões.

A psicologia sempre me fascinou. Enquanto em medicina nos tornamos muito objetivos, medindo quase tudo e, portanto, achando que podemos fazer ciência, em psicologia os parâmetros são muito subjetivos. Qual é a medida para dor emocional, sofrimento, insegurança, medo ou ansiedade? Quem é normal? Enquanto os médicos se preocupam principalmente com o corpo, a psicologia lida com a alma, com a personalidade. Mas a alma é inatingível, incompreensível, imensurável. Não existem dois seres humanos iguais. Todos somos únicos. Portanto, por definição, psicologia é muito difícil. Os homens são muito difíceis. Assim, parabéns por não se acovardarem diante de desafios. Ser artesão provavelmente seria mais fácil... E talvez até mais rentável!

A psicologia vive momentos especiais, únicos na sua história. Distúrbios emocionais foram recentemente identificados como importantes fatores de risco para infarto do miocárdio. Sabe-se que depressão piora a evolução clínica de infartados e que pacientes deprimidos ou estressados têm pior função endotelial em suas artérias. Por outro lado, o riso melhora essa função. Genes específicos estão sendo ligados a comportamentos e doenças emocionais, e áreas cerebrais específicas são identificadas em relação a ações físicas e mentais. Em consequência dessas descobertas, vem surgindo a cardiologia comportamental, que visa a incorporar esses novos conceitos à prática clínica.

Assim, surgem provas objetivas de que emoções influenciam o comportamento de sistemas orgânicos, tais como o sistema imunológico e o cardiovascular. Falta comprovar se – e de que forma – técnicas psicológicas poderiam influenciar mecanismos fisiopatológicos e, sobretudo, o curso de doenças orgânicas. Por exemplo, é possível que a meditação module funções moleculares cerebrais. Se assim for, atitudes ou emoções modulariam funções cerebrais específicas e interfeririam em processos bioquímicos celulares, como a transmissão de sinais intracelulares que ativam e desativam genes. Isso seria a prova de que atitudes mentais são tão poderosas quanto medicamentos. Tais demonstrações dariam à psicologia um caráter mais científico, menos subjetivo. Trata-se de uma revolução de conceitos. E garanto que Freud, Jung e outros precursores da psicologia, se vivos estivessem, estariam utilizando técnicas de biologia molecular para entender os processos da mente. É a nova era da neuropsicobiologia que se descortina.

Este é um momento de grandes oportunidades para inovações. Um mar inexplorado estende-se à sua frente e ele precisa ser navegado. Novos continentes do saber serão descobertos, sem dúvida. E vocês, jovens, são os exploradores.

Mas, para isso, é preciso preparo. Ninguém que deseje o sucesso deve lançar-se a aventuras despreparado. No caso de vocês, é preciso estudo, formação profissional em pesquisa. E para isso não há atalhos. Dedicação e trabalho são o preço do desenvolvimento. Mas que um novo mundo do conhecimento científico em Psicologia existe, disso eu tenho certeza. A questão é quem vai chegar lá primeiro!

Mas não tenham medo. O mundo é dos audazes, não dos indecisos. Sonhem alto e busquem seus sonhos. Nada está além das possibilidades do homem determinado. É preciso, no entanto, escolher objetivos e não se agitar atabalhoadamente em todas as direções. Ouçam primeiro o coração, mas depois ponham o corpo e a mente em busca dos objetivos. Vocês ficarão surpresos com as conquistas alcançadas.

Além disso, vivam segundo princípios, tenham uma filosofia de vida. No mundo atual, cheio de novidades e modismos, o jovem pode ficar confuso, porque se tem a impressão de que não existem valores fundamentais, verdades em que acreditar. Tudo parece transitório. Mas não é assim. Há coisas na vida que são perenes, transcendentais.

Em seu livro *Felicidade autêntica*, Seligman[1] enumera as *seis virtudes* endossadas por todas as culturas e religiões que surgiram ao longo de 3.000 anos: *saber e conhecimento, coragem, amor e humanidade, justiça, moderação, e espiritualidade e transcendência*. Notem que poder e dinheiro, duas das coisas pelas quais as pessoas mais lutam, não fazem parte da lista.

Conta-se que um milionário texano, visitando o Pacífico, encontrou uma freira que cuidava de leprosos e observou: "Irmã, eu não faria isso por nenhum dinheiro no mundo". Ao que ela respondeu: "Nem eu, meu filho". Vou ser claro: não defendo a pobreza. Dinheiro é necessário porque assegura independência à pessoa. Mas fazer do dinheiro o principal objetivo de vida é um equívoco. A coragem real não é a coragem física para enfrentar perigos; é a coragem moral de lutar por ideias e causas nobres como a liberdade. É preciso, pois, ter princípios. Viver por eles resulta em respeito e tranquilidade de espírito.

Acima de tudo, procurem conhecer as pessoas. A prepotência dos ricos, a angústia dos injustiçados, a aflição dos doentes, a dor dos pobres e oprimidos, a insegurança dos ignorantes, a inveja dos descontentes, a desesperança dos velhos, a simplicidade e rudeza singela dos homens do campo, a tristeza dos que perderam pessoas amadas, a solidão dos viúvos, o inconformismo dos amores impossíveis, a inocência das crianças, a elevação dos espíritos idealistas, a dedicação dos abnegados, o desprendimento dos santos, a alegria das almas justas. Só assim vocês poderão, talvez, se colocar no lugar das pessoas que os procurarem e compreender seu estado de espírito. A psicologia é uma profissão *sui generis* na qual, à medida que a pessoa se prepara para melhorar seu desempenho, ela mesma se engrandece pela vivência dos problemas humanos. Portanto, abram-se para o mundo. Estudem, conheçam outras culturas, outros povos. Acima de tudo, procurem entender as grandezas e misérias da alma humana que nenhuma coisa terrena pode esconder.

Quando rezarem, e espero que o façam, lembrem-se de Salomão. Quando ainda adolescente, foi chamado por Deus para ser rei e, humildemente, disse: "Sou ainda uma criança e nada sei". Deus lhe respondeu: "Pede o que quiseres". E Salomão pediu: "Dai-me, Senhor, um coração compreensivo para que eu possa governar vosso povo e discernir o bem do mal". Deus, então, respondeu: "Como não pediste nada material, nem a morte de teus inimigos, um coração compreensivo te será dado, como nunca houve e nunca haverá outro depois". Essa é a origem de toda sabedoria e das decisões salomônicas, clássicas pelo equilíbrio. E é disso que vocês mais precisam na sua profissão: sabedoria. É como diz o velho ditado: *"Chega o conhecimento, tarda, porém, a sabedoria"*. Busquem-na.

Por fim, quando as pessoas os procurarem, não se sintam acanhados pela pouca idade ou inexperiência. A pessoa que sofre precisa menos da ciência de Freud, Jung ou Schopenhauer do que do calor humano de vocês. Ela precisa de compreensão, não de ordens; precisa que lhes mostrem os caminhos, não que se lhe escolham os caminhos. É essa solidariedade e compreensão que vocês podem dar. Sua juventude, alegria e entusiasmo serão seus aliados. E, ao fazer isso, vocês descobrirão esta outra verdade: que nada é tão gratificante quanto ajudar alguém. Assim vocês estarão preparados não somente para entender e talvez guiar pessoas, mas também para buscar a própria felicidade. Portanto, não se prendam aos obstáculos. Procurem alcançar as pessoas, entender seus sentimentos, dar-lhes a mão para cruzar os abismos da existência e aí, então, encontrarão a sua própria felicidade.

34. SOCIEDADE BRASILEIRA DE CARDIOLOGIA – UMA BELA JORNADA

Prefácio ao livro comemorativo 70 anos da SBC – 1943/2013.

Na década de 1940, a cardiologia brasileira só existia como serviços isolados e dentro das cátedras de Clínica Médica. Era assim nos principais centros médicos do país, como Rio de Janeiro, São Paulo, Salvador, Recife e Porto Alegre. Conforme relata o dr. Rubens Maciel[1], testemunha viva dos acontecimentos circundando a fundação da Sociedade Brasileira de Cardiologia (SBC), esses fatos tiveram a sequência relatada a seguir.

O dr. Dante Pazzanese, mineiro formado no Rio de Janeiro, criou o serviço de cardiologia no Hospital Municipal de São Paulo em 1937; ele já havia promovido cursos de eletrocardiografia, em São Paulo, desde os anos 1930. Em 1939, estagiou durante alguns meses no Heart Station, da Universidade de Michigan, dirigido por Frank Wilson, onde entrou em contato com novos conceitos e aplicações de eletrocardiografia. Em 1943, o dr. Pazzanese organizou o primeiro curso de cardiologia no Hospital Municipal de São Paulo, que foi muito bem frequentado. Numa atitude pioneira e de notável visão, o dr. Dante Pazzanese promoveu a reunião de fundação da Sociedade Brasileira de Cardiologia (SBC) em 14 de agosto de 1943, no mesmo local. Foi uma reunião sem pauta científica, apenas de fundação da sociedade, eleição da primeira diretoria e aprovação dos estatutos. Entre os 112 sócios fundadores, constam vários nomes expressivos da medicina brasileira, entre os quais Dante Pazzanese e seu irmão Olavo, Jairo Ramos, Luiz Décourt, Reinaldo

Chiaverini, Adriano Pondé, Leovegildo Mendonça de Barros, Quintiliano de Mesquita, Eurico Bastos, Horácio Kneese de Mello, Matos Pimenta, Vieira Romeiro, Bernardino Tranchesi, Waldemar Decache, Luiz Feijó, Rubens Maciel, Francisco Laranja, Edgard Magalhães Gomes e Celestino Burroul, entre outros. Dante Pazzanese foi eleito primeiro presidente, numa justa homenagem ao seu espírito pioneiro e agregador.

A primeira reunião científica da recém-criada Sociedade de Cardiologia foi instalada na Santa Casa de Misericórdia de Campinas, em 12 de fevereiro de 1944. Daí por diante, as reuniões foram realizadas sem interrupção, passando posteriormente a se chamar Congresso da Sociedade Brasileira de Cardiologia. Oito trabalhos foram apresentados na primeira reunião, predominando os temas eletrocardiografia, hipertensão arterial, infecção reumatismal, complexo de Eisenmenger e estudos radiológicos do coração. Estima-se em menos de cem os participantes. A SBC foi a quinta sociedade criada no continente americano, precedida apenas pela American Heart Association (1924), Sociedade Mexicana de Cardiologia (1935), Sociedade Argentina de Cardiologia (1937) e Sociedade Cubana de Cardiologia (1937). Depois, bem mais tarde, foram criados os departamentos nas universidades englobando áreas afins, como o Departamento de Cardiopneumologia da Universidade de São Paulo, que foi criado em 1956-57 pela junção das equipes dos Professores Décourt e Zerbini[2].

Neste ano, comemorou-se o aniversário de 70 anos da sociedade. A história da SBC confunde-se com a trajetória da própria cardiologia brasileira. Dante Pazzanese, Jairo Ramos, Reinaldo Chiaverini, Luiz V. Décourt e Euryclides de Jesus Zerbini, em São Paulo; Magalhães Gomes e Luiz Feijó, no Rio de Janeiro; Luiz Tavares, no Recife; Adriano Pondé, na Bahia; Rubens Maciel e Eduardo Z. Faraco, no Rio Grande do Sul; Arnaldo Eliam e Moysés Schuster, em Belo Horizonte; e Gastão Pereira da Cunha, em Curitiba, foram alguns pioneiros na implantação da cardiologia brasileira como especialidade. Eles criaram serviços próprios, promoveram cursos na graduação e pós-graduação, criaram residências, fundaram institutos e estimularam pesquisas. A especialidade cresceu rapidamente no Brasil, assim como no resto do mundo. As doenças cardíacas assumiram enormes proporções e simultaneamente extraordinários avanços científicos ocorreram. As doenças não transmissíveis, especialmente aterosclerose, hipertensão arterial e diabetes, sobrepujaram as doenças infecciosas como principal causa de mortes e morbidades aqui e no resto do mundo, acarretando enormes perdas humanas e gastos astronômicos. Por outro lado, os progressos científicos e os avanços técnicos criaram poderosos instrumentos diagnósticos, como os métodos de imagem, e novas formas de tratamento.

Ao longo das décadas, a SBC cresceu de modo exponencial, não apenas acompanhando, mas também indicando e iluminando os caminhos da especialidade. Hoje é a quarta sociedade do gênero no mundo em relação ao número de sócios. A qualidade científica e a organização de nossos congressos melhoraram nitidamente. Considerável número de conferencistas da América do Sul, Estados Unidos e Europa frequentam nossos congressos, de modo que a reunião se tornou virtualmente internacional. Líderes mundiais do passado e do presente, como Paul Dudley White, Charles K. Friedberg, HJC Swan, William Ganz, Rene Favaloro, Eugene Braunwald, Peter Libby e Valentin Fuster, apenas para mencionar poucos, compartilharam conosco seus conhecimentos e contribuições científicas. O congresso é a principal atividade científica anual da SBC, cobrindo prática médica, ensino, pesquisa e atualizações em todos os campos.

A SBC lançou e conduz programas de alta relevância, como:

- Registros de entidades clínicas e procedimentos como Registro da Prática Clínica em Síndrome Coronária Aguda (ACCEPT), Registro do Paciente de Alto Risco Cardiovascular na Prática Clínica (REACT), Registro Brasileiro de Insuficiência Cardíaca (BREATHE), Registro Brasileiro de Fibrilação Atrial Crônica (RECALL) e Registro Brasileiro de Hipertensão Arterial Sistêmica.
- Concessão de título de especialistas a novos cardiologistas seguindo critérios que preservam a qualidade da assistência médica.

- Educação continuada, que leva a cardiologistas de todos os cantos do país os avanços médicos por meio de eventos científicos variados.
- Diretrizes com orientações sobre mais de 40 temas da prática cardiológica, incluindo miocardites e pericardites, hipertensão, consumo de gorduras, entre outras.
- Programas educativos para a população leiga sobre vida saudável, obesidade, hipertensão, exercícios físicos, dieta e tabagismo; hoje, a SBC tem seu próprio programa de televisão educativo, semanal, retransmitido para todos os estados do país.
- Relacionamento com governos federal, estaduais e municipais, visando à implementação de políticas de interesse em saúde.
- Defesa profissional em vários níveis para assegurar boas condições de exercício profissional.
- Internacionalização: a SBC mantém intensos intercâmbios com a Sociedade Europeia de Cardiologia, a American Heart Association e o American College of Cardiology, sendo o Brasil sede de um capítulo do American College of Cardiology.
- Concessão de bolsas de pesquisa a estudantes em vários níveis, nacionais e internacionais.
- Publicação mensal, em português e inglês, dos Arquivos Brasileiros de Cardiologia, que é o órgão oficial de divulgação científica.

Nas últimas décadas, houve grande crescimento do número de sócios da entidade, de seu patrimônio e do aprimoramento de sua estrutura administrativa. É digno de nota que a trajetória ascendente da SBC nunca foi interrompida. Todas as diretorias deram contribuições específicas para o crescimento da entidade, e as linhas mestras de seus objetivos continuaram de forma ininterrupta, independentemente dos dirigentes eventuais. Num momento em que o país vive grave crise de condutas éticas no trato das coisas públicas, a SBC é um exemplo de seriedade e competência.

No entanto, a missão ainda não está totalmente cumprida. As desigualdades na qualidade da assistência médica no país diminuíram, mas estão longe de serem vencidas. Precisamos lutar pela excelência da prática médica em todos os recantos. Os doentes merecem o melhor de nós, e não podemos transigir com incompetência, improbidade e ganância. Precisamos estender os cuidados modernos a todos os cidadãos, e não apenas aos privilegiados. Precisamos, com urgência, batalhar por melhor ensino médico em todas as faculdades, afinal, o primeiro requisito para boa assistência médica é o médico competente. Necessitamos de dados nacionais confiáveis para estabelecer políticas públicas, pois não é possível fazer propostas de saúde nacionais sem conhecer profundamente a nossa realidade. Precisamos de estudos nacionais para derivar conclusões científicas baseadas na nossa população e nossas condições de vida, e deixar de depender de receitas externas. Nossa população de quase 200 milhões de habitante, os mais de 190 centros cardiológicos bem equipados e a massa crítica de pesquisadores clínicos oferecem condições únicas para que se façam amplos estudos aqui.

A SBC tem competência e, na realidade, obrigação de içar essas bandeiras. Pela sua trajetória, a SBC conquistou a confiança de todos os cardiologistas brasileiros e o respeito de toda classe médica. Arrisco dizer que os fundadores, mesmo nos seus sonhos mais otimistas, não imaginaram a dimensão que sua iniciativa pioneira tomaria no futuro. Urge, agora, encarar os novos desafios com determinação e fé na própria competência, para que a história da SBC seja sempre pautada pela dignidade, altruísmo e espírito pioneiro.

35. DISCURSO NA FUNDAÇÃO CONRADO WESSEL — PRÊMIO DE MEDICINA, 2014

Agradecimento à Fundação Conrado Wessel, em São Paulo, em 15 de junho de 2015, pela concessão do Prêmio de Medicina – 2014.

Senhoras e senhores,

Esta é uma grande honraria, que recebo emocionado, com imensa satisfação e respeito. Agradeço à Fundação Conrado Wessel, à comissão julgadora pela escolha e à dra. Renata Fialdini pela comovente apresentação.

Agradeço ao Incor e à USP, instituições nas quais encontrei ambiente propício ao meu trabalho. Agradeço à minha família: minha esposa Rosália e meus filhos e noras, que sempre me cercaram de carinho. Agradeço aos meus amigos e familiares; sua amizade constante preservou-me do isolamento e da solidão.

Agradeço aos meus mentores pela minha formação e pelos exemplos edificantes. Divido este prêmio com meus inúmeros colaboradores, dos quais destaco Antonio Carlos Chagas e Francisco Rafael Laurindo, com quem compartilho sonhos há mais de 30 anos.

Dedico este prêmio à memória do professor Luiz Décourt e aos professores Fúlvio Pileggi, Sergio Almeida de Oliveira e Eduardo Moacir Krieger, que, em suas respectivas áreas, simbolizam integridade, excelência acadêmicas e humanismo no exercício profissional.

Finalmente, uma mensagem aos estudantes e jovens médicos: não se esqueçam dos doentes. Eles são os que sofrem e dependem de nós. Não tratem apenas doenças; conquistem, consolem e iluminem corações.

Não aceitem serviço mal feito.

Estudem e trabalhem. Nossa profissão é maravilhosa e merece todo esforço e dedicação.

Mantenham um coração sereno, sem inveja, sem arrogância e sem rancor. É melhor ser incentivador do que individualista, prepotente ou opressor. Ao contrário do que alguns pensam, nossas ações, quando compartilhadas, não se estreitam, mas se multiplicam. Nem sempre é possível vencer, mas é sempre possível pelejar. A honra não consiste apenas em vencer, mas, sim, em lutar por uma boa causa. Medicina é uma boa causa!

Obrigado!

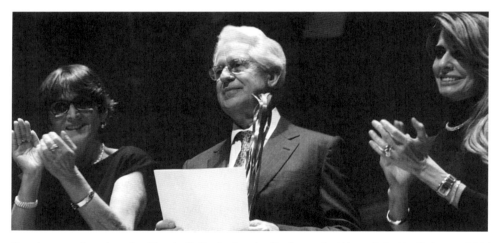

O autor recebendo o troféu do Prêmio Fundação Conrado Wessel de Medicina — 2014, ao lado da dra. Helena Nader, presidente da Sociedade Brasileira para o Progresso da Ciência (à esq.), e da dra. Renata Fialdini, presidente da Comissão Julgadora da Fundação Conrado Wessel (à dir.), em 15 de junho de 2015.

36. MEDICINA TRANSLACIONAL — UMA NOVA FRONTEIRA*

O conceito da medicina translacional abrange três aspectos: a) aceleração de transmissão de conhecimentos de pesquisa básica à aplicação clínica; b) aprofundamento de observações clínicas em busca de melhor entendimento fisiopatológico pela interação com ciência básica; c) aplicação de conhecimentos básicos e conceitos oriundos de pesquisas clínicas à população geral. Assim, no geral, a medicina translacional procura acelerar a transmissão de conhecimento gerado em pesquisa, transformando tais conhecimentos em instrumentos práticos de investigação diagnóstica e/ou tratamentos.

Para tanto, são necessárias estruturas técnicas/administrativas que incluem pesquisadores, instituições, orçamento e cultura de integração entre as diferentes equipes de trabalho. Pela complexidade desse conjunto, apenas instituições de excelência podem se engajar com sucesso em tais programas. O Brasil já conta com algumas instituições de prestação de serviços médicos e pesquisa que atendem esses requisitos.

Crucial ao desenvolvimento de programas translacionais é que as universidades atendam dentro do princípio de meritocracia. Nesse ponto, universidades brasileiras precisam de transformação profunda.

---

* Texto publicado originalmente no livro *As novas faces da medicina*. Barueri: Manole, 2014. cap.13, p.311.

Por fim, a medicina translacional, ao visar ao progresso científico e à melhoria da saúde populacional, também contribui para diminuir as desigualdades sociais; dentre as quais, a saúde da população está em destaque.

É comum que uma descoberta científica fundamental fique restrita aos círculos acadêmicos por longo tempo. A aplicação prática desse conhecimento pode depender de novas técnicas, de fatores associados às circunstâncias clínicas ou até da simples divulgação adequada. Um exemplo é o que ocorreu com o infarto agudo do miocárdio (IAM). Nos anos de 1950, o tratamento do infarto se resumia a repouso no leito e medidas paliativas. No fim dessa mesma década, estudos preliminares sugeriram, sem consistência, que hialuronidase e corticoides podiam reduzir sinais eletrocardiográficos de lesão isquêmica por infarto agudo em cães e em poucos casos humanos[1,2]. Em 1971, Maroko et al.[3] mostraram elevações do segmento ST após oclusão coronária de 15 minutos na região isquêmica, enquanto nas áreas não isquêmicas tal fenômeno não ocorria. Com tal modelo sugeriram que o tamanho do infarto poderia ser modificado por intervenções terapêuticas. Por essa época, Reimer et al.[4] haviam publicado o trabalho *Wavefront phenomenon*, em que descreviam a progressão da necrose no músculo papilar do cão após oclusão da artéria circunflexa. Eles demonstraram que a necrose progride de modo linear nas primeiras 3 horas após a oclusão e que, depois disso, a relação tempo/necrose assumia um caráter de *plateau*, indicando que o processo necrótico havia se completado. Por essa época também se desenvolveu o conceito de *"miocárdio atordoado"*[5], situação na qual, após uma oclusão coronária aguda de curta duração, o retorno da contração miocárdica ao normal pode demorar até 24 horas, mesmo após o restabelecimento do fluxo sanguíneo. Também se mostrou que a reperfusão miocárdica restaurava a função mecânica em situações de isquemia crônica; a este fenômeno deu-se o nome de *"miocárdio hibernado"*[6]. Tal miocárdio foi observado tanto em modelos experimentais quanto na clínica. Assim, em pacientes com miocardiopatia isquêmica, notou-se, após implantação de artéria mamária ou pontes de safena, evidente melhoria da função ventricular esquerda, baseada em ventriculografia. Dessas observações originou-se o conceito de viabilidade miocárdica para situações em que o músculo cardíaco não contrátil não estava realmente morto, podendo reassumir a capacidade contrátil uma vez restaurado o fluxo sanguíneo coronário. Assim, músculo com viabilidade miocárdica poderia ser diferenciado de fibrose, na qual a imobilidade miocárdica de fato corresponde à necrose/fibrose.

No entanto, a aplicação clínica desses conceitos ainda demoraria algum tempo. Em 1972, no Hospital das Clínicas da Universidade de São Paulo, Galiano et al.[7] notaram, em dois pacientes com choque cardiogênico devido a infarto agudo, que a oclusão coronária era causada por trombose aguda. Os pacientes foram submetidos à recanalização mecânica da artéria trombosada com o próprio cateter usado para o cateterismo. Um deles foi operado pelo dr. Sérgio Almeida de Oliveira e recebeu ponte de safena para a coronária direita; o outro foi tratado só com medicamentos. Ambos evoluíram muito bem.

Na Rússia, Chazov[8], em 1976, também mostrou que era possível abrir uma coronária ocluída agudamente por trombo. Em 1977, Gruentzig[9] demonstrou que angioplastia coronária permitia abrir artérias ocluídas cronicamente. Em 1980, um trabalho fundamental foi publicado por Dewood[10]. Ele mostrou, em 322 pacientes com infarto agudo do miocárdio, que um trombo era responsável pela oclusão coronária. Isso mudou o conceito fisiopatológico do infarto, já que até então não se tinha documentação concreta de que o trombo agudo era o responsável pela obstrução da artéria. Em consequência, abriu-se a perspectiva de que a trombólise pudesse ser empregada para tratar infarto agudo. Em 1981, Ganz[11] e Rentrop[12] relataram o emprego de trombólise intracoronária com estreptoquinase no infarto agudo do miocárdio humano. Mais tarde, em 1984, Ganz[13] relatou o emprego de estreptoquinase intravenosa sistêmica em 81 pacientes com infarto agudo, com 96% de reperfusão da artéria culpada segundo critérios clínicos. Mas foi Geoffrey Hartzler[14] quem apresentou os primeiros 16 casos de infarto agudo do miocárdio tratados com angioplastia na reunião anual do American College of Cardiology, em 29 de abril de 1982. Daí em diante, o método consagrou-se e tornou-se rotina até hoje. Dentre os métodos de proteção miocárdica no infarto humano, a reperfusão com angioplastia, trombólise ou cirurgia ganhou aceitação mundial, sendo hoje o pilar central no tratamento do IAM humano. Entretanto, transcorreram mais de dez anos até que os primeiros trabalhos sistemáticos sobre perfusão no homem fossem publicados.

Outro exemplo de retardo na aplicação do conhecimento básico é relacionado à aterosclerose. Embora a doença aterosclerótica tenha sido documentada em múmias de 4.000 anos a.C.[15], as causas e fisiopatologia da enfermidade permaneceram ignoradas por séculos. Em 1908, o grupo russo

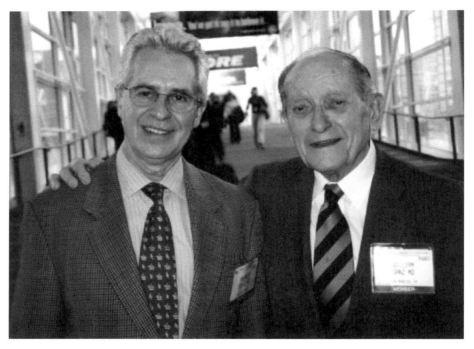

Dr. William Ganz (à dir.) e o autor na reunião do American College of Cardiology, Chicago, 2003. Ganz foi um extraordinário cientista, nascido na Tchecoslováquia e que emigrou para os EUA por razões políticas. Junto com HJC Swan, Ganz desenvolveu o cateter para uso à beira do leito, com o qual se determina débito cardíaco e pressões pulmonares, conhecido como o cateter de Swan-Ganz, hoje usado em todo o mundo. Ganz foi também pioneiro nos estudos de trombólise no infarto agudo do miocárdio, primeiro com estreptoquinase intracoronária e depois sistêmica.

liderado por Anichkov alimentou coelhos com mistura de ovos e leite e observou a ocorrência de aterosclerose[16]. Eles atribuíram esse evento inicialmente à proteína do leite. Dois anos depois, Stuckey et al.[16] observaram que era a gema do ovo, mas não a clara, que promovia aterosclerose. Em 1913, Anichkov e Chalatov[16], ao comparar dados de anatomia patológica, notaram que os cristais nas lesões ateroscleróticas das artérias humanas eram iguais aos cristais das artérias dos coelhos e que eram formados por colesterol. Eles então passaram a alimentar os coelhos com suplemento de colesterol puro, e os animais desenvolveram aterosclerose. Daí concluíram que o colesterol da gema do ovo é que causava aterosclerose. Essa foi uma das primeiras evidências a sugerir o papel das dislipidemias na gênese da aterosclerose. No entanto, o trabalho que realmente caracterizou o papel do colesterol na aterosclerose humana só foi publicado em 1961: o estudo de Framingham por Kannel et al.[17] observou, em um grande número de indivíduos, que hipercolesterolemia se associava a uma maior incidência de mortes por doenças cardiovasculares e também que a concomitância de hipertensão arterial acentuava essa relação. A descoberta das várias etapas químicas para a formação do colesterol mereceu o Prêmio Nobel de Medicina, outorgado a Konrad Bloch e Feodor Lynen em 1964[18]. Em 1975, Brown e Goldstein[19] descreveram o receptor de LDL nas células e, assim, desvendaram o mecanismo pelo qual partículas de LDL são internalizadas, levando à formação de células espumosas e, subsequentemente, à formação de placas. Tal descoberta transcendental também culminou com a concessão do Prêmio Nobel de Medicina a Brown e Goldstein dez anos depois. É importante notar, porém, que se passaram 48 anos entre a observação experimental e a comprovação clínica. Posteriormente, Endo et al.[20], no Japão, descobriram um inibidor potente da HMG-CoA (hidroximetil-glutaril-coenzima A) reductase no fígado, o que propiciou o desenvolvimento das estatinas; os primeiros estudos multicêntricos com as estatinas, provando sua efetividade no homem, só começaram a aparecer na década de 1980. Todas essas conquistas causaram uma enorme revolução no tratamento das doenças cardiovasculares com redução da morbidade e mortalidade cardíaca global e a diminuição de hospitalizações[21].

O terceiro exemplo são as trocas de valva aórticas por cateter. Entre a ideia inicial, os primeiros experimentos e as primeiras aplicações clínicas passaram-se 26 anos, conforme relato de Alain Cribier. O que era inicialmente indicado somente para indivíduos de alto risco cirúrgico hoje está sendo usado com sucesso para pacientes de risco intermediário[21,22] e continua em evolução. Talvez com aperfeiçoamento técnico, no futuro venha a ser o método preferencial para o tratamento de lesões aórticas.

A lição

Tanto o estudo de Ebaid[2] quanto o de Galiano[7] ilustram a importância do sistema de pesquisa na criação científica. Embora essas observações fossem pioneiras, elas não alcançaram repercussão e não tiveram divulgação adequada porque investigação sistemática com número adequado de casos, obedecendo requisitos científicos básicos, nunca foi feita. Não basta fazer uma observação clínica interessante: é preciso transformá-la num fato científico e demonstrar que o fenômeno se repete consistentemente em pacientes. Por fim, se não se publicam os resultados em veículos científicos de ampla divulgação, a comunidade internacional não fica sabendo. Foi o que aconteceu com os primeiros estudos sobre colesterol e aterosclerose, publicados em russo. Também foi o que ocorreu com a reperfusão mecânica no infarto agudo feita no Brasil e publicada em português. A lição é clara: para se criar um fato científico que mude a prática clínica, não basta uma observação isolada. É preciso convencer o mundo. E isso só se consegue observando os critérios clássicos da pesquisa científica. No caso das descobertas básicas, é preciso mostrar sua relevância clínica. No caso de observações clínicas, carece comprovar que o fenômeno se repete, ou seja, que não é um acontecimento isolado, fortuito.

O papel da medicina translacional

Nesse contexto, surgiu, inicialmente nos EUA, a ideia de medicina translacional, que pode ser conceituada como a que transfere conhecimentos das ciências básicas para a clínica, identificando estruturas e funções fisiológicas, visando ao entendimento de mecanismos e ao desenvolvimento de instrumentos diagnósticos ou terapêuticos de uso clínico. Na verdade, existem duas outras vertentes: partindo de observações clínicas, nascem pesquisas experimentais visando especialmente a entendimentos mecanísticos; e também há a transferência da pesquisa clínica para a aplicação na comunidade. Como ilustrado na Figura 1, a medicina translacional sustenta-se em quatro pilares: o pesquisador, a instituição, o orçamento e a cultura de integração.

Quanto aos pesquisadores, já contamos, no Brasil, com uma massa crítica considerável em praticamente todas as áreas da medicina. A pós-graduação é grande fonte de formação de pesquisadores. Atualmente, graduam-se aproximadamente 20.000 doutores/ano no Brasil, sendo 10 a 15% médicos. Publicam-se aproximadamente 60.000 trabalhos ao ano, o que representa 2,7% da produção mundial aproximadamente. Universidades e institutos de pesquisa são os locais onde se formam e trabalham os pesquisadores. Naturalmente, para que o pesquisador possa produzir, ele necessita de um plano de carreira que lhe proporcione um salário adequado e garantia de ascensão acadêmica. Tal ascensão deve ser alicerçada em meritocracia; caso contrário,

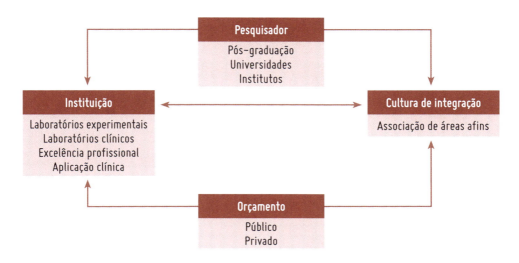

FIGURA 1 Pilares da medicina translacional.

Fonte: adaptada de Da Luz PL. As novas faces da medicina. Barueri: Manole, 2014. p.311.

o pesquisador poderá se sentir injustiçado, desanimado e, por fim, desistir da função. Outro aspecto essencial é que tenha liberdade de criação para que sua imaginação possa se expressar livremente. O pesquisador só produz efetivamente quando guiado pelos seus interesses científicos, e não seguindo ordens.

Depois vem a instituição. Para desenvolver um programa de medicina translacional, uma instituição deve cumprir certos requisitos. Primeiro de tudo, deve ter excelência naquilo que faz, ou seja, padrões altos de qualidade de forma geral. Até mesmo procedimentos rotineiros, como cateterismos, cirurgias, cuidados pré e pós-operatórios, enfermagem, fisioterapia e consultas médicas, devem obedecer altos padrões de qualidade. Do contrário, dados clínicos que seriam usados em pesquisas translacionais não terão valor. Em segundo lugar, necessita de laboratórios de investigação experimentais e clínicos equipados com instrumentos e tecnologias atualizadas. Sem entrar em pormenores, basta dizer que uma instituição atual precisa de técnicas modernas de laboratórios para análises químicas e de imagens, além de capacitação para procedimentos diagnósticos e terapêuticos, sejam eles invasivos ou não invasivos. No que se refere à capacitação técnica, é preciso lembrar os grandes desenvolvimentos recentes sobre métodos de investigação intracelulares; assim, marcadores específicos são utilizados para estudar funções de proteínas, enzimas, íons e sinalizadores intracelulares. Entendimentos sobre genética e epigenética vêm se acumulando rapidamente e melhorando nossa compreensão sobre causas e mecanismos das doenças. Estudos sobre a ciência ômica (especialmente metabolômica) com a utilização de sofisticados métodos estatísticos e técnicas como espectroscopia de ressonância magnética e espectroscopia de massa estão rapidamente impulsionando o conhecimento de mecanismos das doenças e identificando biomarcadores. MicroRNAs, que são porções minúsculas do genoma não codificadoras de proteínas, são motivo de grandes investigações. O desenvolvimento recente de anticorpos monoclonais, como o evolocumabe e canakinumabe tiveram sua utilidade clínica documentada.[24,25] Isso também significa ter pessoal técnico capaz de realizar os procedimentos, sejam eles clínicos ou experimentais, e que não são necessariamente os pesquisadores.

Hoje o Brasil conta com vários centros de excelência no país que preenchem essas condições, tais como: Instituto do Coração de São Paulo, Instituto Oswaldo Cruz, Instituto Butantã, Instituto do Câncer do Estado de São Paulo (Icesp), Instituto A.C. Camargo, Hospital de Clínicas de Porto Alegre, Instituto Nacional do Câncer do Rio de Janeiro, entre outros. Aliás, o Incor-SP já foi criado como instituição translacional. Desde o início contou com três unidades básicas: as divisões de clínica, cirurgia e experimental. Todas possuem estruturas administrativas semelhantes, espaços físicos, pessoal médico e técnico e infraestruturas laboratoriais. A ideia sempre foi que essas divisões trabalhassem em estreito convívio, o que, de fato, vem ocorrendo, ainda que não de maneira perfeita. Mas as várias equipes clínicas e cirúrgicas sempre tiveram acesso às áreas básicas e, atualmente, todas têm seus próprios programas de investigação, tanto experimentais quanto clínicos. A concepção político/administrativa que trata áreas básicas e clínicas com igual respeito por suas prioridades deve-se ao fato de que o Incor é a maior instituição produtora de pesquisa na área cardiológica da América Latina. Acrescente-se a isso a política de renovação do quadro de pesquisadores da instituição, o que vem sendo feito regularmente através de inúmeros convênios com universidades americanas e europeias. Outro fator importante é o plano de carreira para pesquisadores em tempo integral e dedicação exclusiva que o Incor mantém, graças à atuação da Fundação Zerbini, que dá apoio financeiro a tais pesquisadores. Nesse particular, os hospitais universitários exercem papel de destaque como hospitais de ensino, já que são os mais qualificados para executar tais programas. Como exemplo, o estudo REHOT sobre hipertensão resistente foi realizado em 24 hospitais universitários e coordenado pelo Incor[26].

Reconhecendo a importância das instituições acadêmicas na disseminação populacional do conhecimento, países como EUA, Inglaterra, Cingapura, Canadá e Holanda criaram as AHCs (*academic health centers*) para melhorar a saúde local. Como expressou Dzau[27]: *"To create infrastructure in which innovations are moved quickly along the discovery-care continuum, AHSSs should create horizontal, functionally integrated organisations that transcend academic departmental structures and promote interdisciplinary collaboration and efficient use of common resources"*.

A ideia geral é que esses sistemas flexíveis façam uma ponte nos gargalos da transferência do conhecimento tecnológico e promovam a propagação de diversos tipos de conhecimentos no *continuum* descoberta/cuidados médicos. Isso significa que tais sistemas são superpostos ao modelo órgão/sistema orientado (cardiologia, hematologia, bioquímica) e, na realidade, incorporam várias áreas de conhecimento, como psiquiatria, cirurgia, genética e epigenética, epidemiologia, medicina clínica e fisiopatologia. Um exemplo dessa organização é o The Duke Translational Medicine Institute, que tem quatro organizações[27]: a) Translational Research – instituto focado na translação de descobertas iniciais em aplicações clínicas; b) Clinical Research Unit – que se encarrega de estudo de prova de conceito biológico com técnicas avançadas de genômica e imagens; c) Clinical Research Institute – que executa muitas pesquisas clínicas e registros, políticas de saúde e programas educacionais em métodos de pesquisa; d) Center for Community Research – que desenvolve melhores práticas para pesquisa comunitária e testes de novos modelos de assistência. Além disso, o Duke Translational Medicine Institute oferece, a cada unidade, apoio em informática, tecnologia da informação, bioestatística, ética, enfermagem e pessoal para os tipos específicos de pesquisa.

Outro exemplo notável é o do Imperial College London, que criou a primeira companhia de transferência tecnológica, de propriedade da própria universidade, que foi colocada na bolsa de valores do Reino Unido. No ano de 2007, a Imperial Innovations criou 11 companhias e publicou 354 novas invenções[27]. A Universidade de Toronto e a Duke também criaram espaços para companhias com a finalidade de promover inovação pela união de mundos diferentes de ciência e tecnologia com indústria e capital. No Brasil, a Universidade de São Paulo e a Universidade Federal do Estado de São Paulo adotaram programas de assistência comunitária executados e/ou supervisionados por médicos de universidade. Esses programas iniciais mostraram resultados animadores na melhoria do atendimento e na redução de custos.

A implementação de organizações como as mencionadas requer vários mecanismos de apoio. Investimento na tecnologia da informação é crucial, pois é esse tipo de tecnologia que facilita o processamento de grande número de dados, podendo aumentar a eficiência do sistema e reduzir custos. Mudança na filosofia das universidades também é essencial. Hoje, além das doenças, universidades devem estudar fatores políticos, ambientais e sociais que contribuem para desigualdades da saúde global. De fato, em 2012 já havia 60 universidades americanas que tinham centros interdisciplinares dedicados à saúde global. O ponto essencial é que a saúde global é um fator importantíssimo para o equilíbrio das relações entre os países e para a manutenção da paz mundial. Para tanto, é necessário um processo amplo que incentive descobertas relevantes e sua disponibilidade à população de modo que a saúde global possa ser melhorada.

Todavia, é preciso reconhecer que muitas instituições brasileiras ainda estão em curva de aprendizado no que diz respeito a pesquisas clínicas experimentais. Apenas nos últimos dez anos essas instituições têm se engajado em programas avançados de pesquisa. Uma coisa é a execução de procedimentos médicos com proficiência, outra é a execução de protocolos de investigação. Assim, temos, no país, uma situação de certa imaturidade no que diz respeito à capacitação para pesquisas clínicas. Entretanto, repito, existem as instituições de excelência.

O terceiro pilar é o que chamo de cultura de integração. Até agora o que tem predominado entre nós é o trabalho mais ou menos estanque das áreas básicas e clínicas. Cada um procurando dar o seu melhor, mas na sua área. Entretanto, para programas de medicina translacional exige-se uma integração real, constante. Investigadores básicos e clínicos devem trabalhar muito próximos, numa convivência praticamente diária. Requer-se que as investigações tenham o aporte dos dois setores, de modo que perguntas comuns sejam seguidas de estratégias conjuntas para sua solução. Isso é especialmente relevante quando assuntos de causas e mecanismos estão em jogo. Em geral, as áreas clínicas não possuem as técnicas para estudos intracelulares, mas as áreas básicas as têm. Por outro lado, a relevância de conceitos fisiopatológicos íntimos depende de comprovação clínica.

No Brasil, para se conseguir essa integração, é necessária uma verdadeira mudança cultural. *Áreas médicas afins devem trabalhar em associação.*

Se tomarmos como paradigma a genética, veremos que ela é comum a quase todas as especialidades; as técnicas de identificação de genes são as mesmas, ainda que as perguntas sejam da cirurgia, clínica ou oncologia. Portanto, a interação entre áreas afins é uma necessidade. *É possível que tal integração envolva modificações nas estruturas acadêmicas, como os departamentos de nossas faculdades.* Essa necessidade de integração foi uma das razões da criação dos institutos de medicina translacional nos EUA e Europa.

Finalmente, há a *questão orçamento*. A medicina translacional por natureza, por incluir ciência básica e abarcar testes de hipóteses que nem sempre serão comprovadas, não é um empreendimento destinado a dar lucro nem a se autossustentar. Dessa forma, o financiamento de tais programas deve ser tarefa do governo, por meio de agências de financiamento. Trata-se de questão estratégica para o desenvolvimento do país. Aliás, é isso que se está fazendo na Europa e nos EUA. Nos EUA, especificamente, o National Institute of Health (NIH) criou verbas especiais para tais programas da ordem de bilhões de dólares para o Centro Nacional para Avanço das Ciências Translacionais (NCASTS).

Há uma razão prática para o financiamento: a agilização da transformação do conhecimento em instrumentos de saúde pública diminuirá custos. Por outro lado, o financiamento deve se concentrar nos centros de excelência para que os recursos não se pulverizem. Esse é um aspecto crítico da questão. Infelizmente, no momento, o Brasil vive a pior crise de sua história na área de pesquisa. Orçamentos do Ministério de Ciência e Tecnologia foram drasticamente reduzidos, laboratórios ficaram inoperantes por deficiência de manutenção e jovens pesquisadores estão deixando o país. Tudo por conta de uma visão distorcida sobre como os países progridem. A visão populista governamental dos últimos anos anulou a meritocracia acadêmica, sangrou os programas de pesquisa e comprometeu por anos o progresso científico que tinha se iniciado. É preciso uma visão mais moderna, por parte do poder público, sobre a importância da ciência para o progresso, como explicitado por Chaimovich e Cruz[28] em recente artigo.

Como bem expresso pelo Professor Elcio Abdalla[29], "(...) na universidade pública prospera a ideia de que as universidades são uma imagem da democracia e de que todos, de estudantes a professores titulares e funcionários, devem ter o mesmo peso nas grandes decisões. Nenhum erro é mais profundo e deletério que esse tipo de 'populismo universitário'".

Desafio atuais

Algumas áreas de conhecimento médico são de evidente interesse em medicina translacional:

- *Em genética:* busca por marcadores genéticos de risco, terapia gênica e farmacogenética. Apesar de grandes expectativas e incontáveis estudos, a incorporação da genética *lato sensu* à clínica ainda está no seu alvorecer.
- *Em medicina regenerativa:* células-tronco ou pluripotenciais e reprogramação celular na regeneração tecidual são aspectos importantes. Conceitualmente, a regeneração de tecidos lesados faz todo sentido. Ainda estamos engatinhando nessa área; é necessário um entendimento mais profundo dos mecanismos fisiopatológicos.
- *Em farmacogenética:* como o objetivo maior é a terapêutica personalizada, procura-se identificar respondedores específicos aos vários medicamentos com base em características gênicas e populacionais.
- *No envelhecimento:* uma área de grande interesse é a função cognitiva, que sofre degeneração com o passar do tempo e cujos mecanismos não são conhecidos. Talvez essa seja a área de conhecimento mais deficiente em toda Medicina.
- *Em oncologia:* cânceres são a segunda causa de morte entre as doenças crônicas não transmissíveis. Susceptibilidade ao desenvolvimento da doença, evolução e respostas terapêuticas certamente merecem pesquisas mais aprofundadas, tanto básicas quanto clínicas. Anticorpos monoclonais representam atualmente uma grande evolução.

- *Em aterosclerose:* mecanismos moleculares que influenciam a fisiopatologia deverão ser mais profundamente explorados. Tratamentos com anticorpos monoclonais antilipídeos e anti-inflamatórios começam a ser testados, mas sua utilidade clínica ainda requer o teste do tempo. Apesar de recentes avanços, persiste o problema do risco residual, mesmo quando fatores de risco são tratados com relativa eficiência.
- *Planejamentos de estudos clínicos:* poderão ser aperfeiçoados pelo conhecimento mais preciso de pessoas em risco, o que teoricamente poderia ser feito por testes genéticos de susceptibilidade.

Em conclusão, a medicina translacional é uma nova fronteira a ser conquistada para o avanço da ciência e para a rápida melhoria nos cuidados médicos oferecidos à população. O que se busca é precisamente acelerar a transmissão de conhecimentos básicos até sua aplicação clínica e também possibilitar que problemas clínicos tenham maior esclarecimento etiológico e fisiopatológico. Isso só é possível pela integração íntima e constante de investigadores da área básica e pesquisadores clínicos. É fundamental também uma mudança de cultura dentro das universidades para que se faça a integração e se assegure a multidisciplinariedade.

No Brasil, centros de excelência médica têm condições e obrigação de se engajar em programa translacionais.

37. SUGESTÕES AOS NOVOS MÉDICOS

A medicina é, hoje, uma profissão fragmentada. Áreas específicas de conhecimento levaram ao desenvolvimento de especialidades e subespecialidades; isso é necessário devido ao grande progresso em todas as áreas médicas. Porém, não se pode perder de vista o conjunto, ou seja, o homem doente. Existem basicamente três pilares básicos nos quais se sustenta a prática médica.

- *Conhecimento geral sobre medicina*, que permita ao menos a identificação de situações de risco imediato ou circunstâncias que indicam comprometimento geral da saúde, independentemente da especialidade do médico. Por exemplo, emagrecimento, febre persistente, alterações significantes de comportamento, hematúria, melena, aparecimento de massas corporais, dores persistentes, paralisias, edemas, dispneia, entre outros, são coisas que todo médico deve ser capaz de identificar, cuja exploração minuciosa conduzirá ao diagnóstico correto. Ignorá-las significa correr riscos de cometer erros graves.
- *Conhecimento profundo da especialidade*. Isso inclui sintomas, evolução natural, fisiopatologia, métodos diagnósticos e opções terapêuticas. A extensão desses conhecimentos varia bastante, dependendo da especialidade. Nesse particular, é fundamental atualizar-se constantemente, seguindo a evolução das pesquisas experimentais e clínicas. Felizmente, dispomos da internet, esse poderoso instrumento que permite o acompanhamento da evolução do conhecimento praticamente *on-line*.

- *Compreensão de que a medicina clínica é baseada no homem.* É no ser humano que ocorrem fenômenos bioquímicos, físicos, moleculares e neuropsíquicos, causando perturbações da homeostase e constituindo o que chamamos doenças.

Neste capítulo, sugiro aos jovens médicos, de modo sucinto e direto, algumas atitudes no processo de diagnóstico e condução geral dos casos.

Procure conhecer a pessoa. Consulta não é experiência de laboratório.
Mesmo no curto tempo da consulta é possível conhecer um pouco do ser humano: o que ele faz, de onde vem, quais são seus interesses. Isso mostra que o médico se importa com a pessoa e não apenas com o caso clínico.

Primeiro, encontre um ponto de interesse comum: esportes, artes, viagens, etc.
As pessoas têm formação cultural, experiências e interesses variados. Alguns entendem de arte e outros, de esportes. Esse é um ótimo caminho para iniciar um bom relacionamento. Cultura geral é o instrumento a ser usado.

Estimule a pessoa a falar.
Não apenas a expressão das queixas, mas a fala espontânea ajuda a entender o contexto médico. As pessoas sempre gostam de falar sobre suas próprias experiências e isso dá pistas sobre quem elas são. Se estamos lidando com pessoas, saber mais sobre elas é obviamente significativo.

Evite linguagem técnica.
O leigo evidentemente não está habituado com termos técnicos, como cintilografia, ressonância magnética, tomografia e outros. Assim, para facilitar a compreensão, termos técnicos devem ser evitados ou esclarecidos imediatamente. É muito comum o leigo interpretar as coisas que o médico diz de modo errôneo simplesmente porque não entende o que foi dito.

Não exiba superioridade intelectual. Arrogância é uma doença ruim.

O treinamento especializado em áreas técnicas notoriamente difíceis frequentemente induz o médico à arrogância, a uma sensação de superioridade. Embora haja mérito no conhecimento especializado, isso não justifica uma postura arrogante perante o leigo. Aliás, esse conhecimento técnico é igual ao de outras profissões, como engenharia ou física. Se o médico tivesse que discutir essas matérias em termos técnicos, também seria considerado leigo. Portanto, certa modéstia é recomendada.

Respeite os sentimentos do doente.

Se ele não estivesse sofrendo, não iria a você. Tipicamente, quem vai a uma consulta precisa de ajuda. Portanto, a primeira coisa que se espera é compreensão; o paciente quer "um ombro amigo" mesmo quando não admite abertamente.

Não menospreze as queixas. Para o doente, tudo parece importante.

Queixas que podem ser banais para o médico, não o são para o paciente, que não sabe diferenciar o importante do insignificante. O paciente pode tanto não dar importância a queixas graves como emprestar grande significado a sintomas que não têm relevância patológica. É sempre preferível considerar cuidadosamente todas as queixas para não cair na armadilha de subestimar informações básicas.

Não trate o paciente com descaso.

Ele pode não saber medicina, mas não é incapaz. Todos podem compreender os problemas de saúde na essência, mesmo sem saber pormenores e sem formação técnica. Assim, o desconhecimento de uma área técnica não significa que a pessoa é mentalmente incapaz.

Bom humor. É impressionante o efeito positivo do bom humor.

Os chineses já diziam que "um homem sem um sorriso não deve abrir uma loja". Se funciona nos negócios, quanto mais na medicina!

Linguagem corporal/aparência. Cortesia.

Segundo os psicólogos, mais de 80% da comunicação humana é não verbal. Assim, o modo de sentar, o olhar, o tom da voz, a atenção ao ouvir e o modo de trajar são elementos que podem indicar simpatia, interesse, cuidado, compreensão e disponibilidade quando propriamente usados. Ou tudo ao contrário: podem demonstrar neutralidade, indiferença e até mesmo aversão. Por exemplo, computadores utilizados fora de hora podem comprometer a atenção ao paciente; o mesmo vale para o telefone. Além do mais, qualquer forma de distração prejudica a concentração e o raciocínio. Para errar pouco é preciso concentração. Não se trata apenas da imagem que se passa ao paciente; a concentração e o foco no problema são armas poderosas para a eficiência do profissional. O livro *Como os médicos pensam*, de Jerome Groopman[1], traz ótimas discussões sobre o tema.

Boa vontade. Disponibilidade. Ser de confiança.

O doente precisa sentir que pode contar com a ajuda de que precisa. Ele precisa confiar, ter segurança no seu médico. Essa confiança não se adquire imediatamente. Aliás, psicólogos nos ensinam que pacientes não dizem tudo nas primeiras consultas, mas, sim, apenas aquilo que conseguem verbalizar. Só depois de adquirir confiança na pessoa do médico é que darão informações mais completas. Na verdade, nunca dirão tudo de si; afinal, todos temos nosso lado oculto. Porém, havendo confiança, aquilo que seja relevante ao cuidado médico vai aparecer. É só o que interessa.

Guardar segredo.

Certos problemas que o paciente mantém em segredo explicam vários sintomas. Quando isso é revelado, o entendimento melhora. Não é necessário saber de pormenores dos conflitos; já ajuda muito saber apenas que existem. Não é necessário nem adequado bisbilhotar sobre problemas íntimos. O paciente pode discernir sobre o que contar ou não.

    O bom médico ouve muitas coisas íntimas de seus pacientes. É como um confessionário. E o médico precisa sempre ser digno dessa confiança.

Não minta; o doente percebe se você é ou não sincero.

Às vezes, pensando proteger o paciente, o médico diz coisas que ele mesmo sabe que não correspondem à verdade. É uma prática errônea. Claro que, ocasionalmente, a verdade nua e crua pode ser chocante e até não ajudar o paciente – é o caso de prognósticos sombrios. Entretanto, sempre há maneiras diplomáticas de se abordar o tema sem mentir. É uma questão de bom senso e cuidado com as palavras.

Mostre otimismo. O médico deve ajudar, então transmita esperança.

Apesar de haver um grande espectro de gravidade nas doenças, qualquer enfermidade restringe a capacidade da pessoa ou, até mesmo, a incapacita parcial ou totalmente. Ora, o ideal humano é sempre ter uma vida plena. O paciente conta com o médico para obter isso, e o médico deve apoiá-lo, estimulá-lo e, de fato, contribuir com ações concretas para melhorar sua qualidade de vida.

Ouça com atenção e não pré-julgue. Primeiro obtenha dados.

Uma das chaves do diagnóstico é ouvir o paciente. Outra é obter todos os dados possíveis (como exame físico e exames complementares) até que se reúnam elementos suficientes para se obter o diagnóstico ou fundamentar uma conduta terapêutica. Conan Doyle[2], em seu magnífico livro *Um estudo em vermelho*, põe na boca do lendário Sherlock Holmes uma advertência sobre o erro das conclusões mal fundamentadas. E Sir Conan Doyle era médico! Um erro comum é fazer julgamentos apressados, sem conhecer todos os dados.

Explique claramente o que deve ser feito e por quê.

Há uma tendência natural nas pessoas, com exceção dos hipocondríacos, de não fazer exames ou quaisquer procedimentos. Exames tomam tempo, doem, são perigosos. Mas os exames são feitos com um propósito: diagnosticar, escolher terapêuticas, prevenir doenças. Por isso, é necessário explicar claramente o que se pretende com determinado procedimento. Ninguém gosta de ser tratado como uma peça de xadrez que o jogador move sem dar explicações. Explicações são necessárias: elas significam respeito pelo outro e criam adesão.

Lembre-se: você pode errar, portanto não seja dogmático.

Você é apenas um conselheiro; quem sofre as consequências de tudo é o doente. Portanto, ele tem o direito de decidir. O médico não deve impor seu ponto de vista. Apesar de suas recomendações basearem-se em dados da literatura, experiências pessoais ou pesquisas próprias, o grau de certeza não é absoluto, como em qualquer outra atividade humana. Claro que, em certas situações, os estudos clínicos ou a própria experiência justificam a convicção com que o médico recomenda determinados procedimentos. Entretanto, é necessário, fundamental mesmo, respeitar o direito individual de decisão do paciente, que pode ter razões filosóficas, religiosas ou simplesmente intuição para escolher esta ou aquela conduta. Cabe ao médico explicar-lhe todas as implicações das opções à luz dos conhecimentos atuais, mas não lhe cabe forçar as decisões.

Cuidado com o que diz. A palavra do médico tem muito peso.

A palavra do médico é poderosa. E quanto mais conceituado é o médico, ou quanto mais intimamente relacionado ao paciente ele for, mais influência ele tem. Por isso, há de se ter grande cuidado com aquilo que se diz. Novamente, a comunicação com o paciente é essencial.

Conclusão

Talvez em nenhuma fase anterior da medicina a comunicação entre médico e paciente tenha tido tanta importância para o êxito da nossa missão. O conhecimento médico avançou, e assim também deve avançar nossa capacidade de comunicação.

38. UMA VISÃO DO FUTURO

Já se disse que "o futuro dos futurólogos nunca foi muito brilhante porque suas previsões, por mais ousadas que fossem, sempre ficaram aquém da realidade". Embora cônscio dessa verdade, gostaria de dividir com o leitor certas visões – restritas, evidentemente – do que imagino que possa ser a medicina do futuro. Trata-se apenas de especulações, sem maiores compromissos. Antes que se diga que isso é um exercício fútil, consideremos que é preferível especular sobre o futuro, mesmo correndo o risco de errar, do que ser ingenuamente surpreendido pelos acontecimentos. Na medicina, assim como na guerra e nos negócios, a capacidade de antever o que está para acontecer faz parte da liderança e, portanto, é um ingrediente da vitória.

Em primeiro lugar, os riscos de pessoas desenvolverem certas doenças poderão ser avaliados a partir de técnicas de biologia molecular e genética. O conhecimento do genoma humano e, subsequentemente, a identificação de genes associados com determinadas doenças permitirão a identificação de indivíduos suscetíveis a elas. Novas evidências indicam o surgimento de uma revolução no campo da genética. Classicamente, a atenção dos investigadores voltou-se para os genes, isto é, para as porções do DNA que, através do RNA, codificam a produção de proteínas, que são as responsáveis pela transmissão dos traços genéticos, condicionando os diversos fenótipos. No entanto, os genes representam apenas 2% do genoma; os outros 98% foram até recentemente descartados como "lixo".

Novas pesquisas sugerem que elementos não codificadores podem influenciar grandemente a transmissão de traços genéticos. A epigenética, discutida anteriormente, é uma extensão de conhecimentos sobre mecanismos regulatórios das funções gênicas e tem grande importância no entendimento das relações entre genes e meio ambiente. Essa linha de raciocínio ainda está em seus primórdios, mas provavelmente representará uma transformação importante na maneira como encaramos a genética na fisiopatologia humana. No entanto, mesmo o conhecimento do genoma, por si só, não indicará quais pessoas de fato desenvolverão as doenças. Pode ocorrer, por exemplo, que uma doença só se manifeste na presença de fatores ambientais que ativem os genes em questão. Além disso, o tempo necessário para o aparecimento de uma doença poderá ser longo. Por outro lado, tal conhecimento das características individuais poderá criar problemas éticos de grande complexidade. Companhias de seguro, por exemplo, poderiam excluir certas pessoas de seus planos de proteção baseadas no fato de que elas apresentam propensão a determinadas doenças; empregos também poderiam ser negados com base nessas informações. Talvez nem mesmo seja desejável possuir tal conhecimento. Se uma enfermidade levar 30 anos para aparecer, e talvez nem o faça, que vantagem haverá em saber daquela possibilidade? Por outro lado, o conhecimento antecipado de um campo genético propenso ao desenvolvimento de uma doença poderá permitir a adoção de medidas preventivas importantes.

A aplicação ampla de métodos não invasivos para detecção precoce de doenças deverá ser uma característica da prática médica futura. Isso de fato já está começando, mas em escala muito pequena. Seu uso terá grande impacto em saúde individual e pública. A prevenção de manifestações clínicas de processos neoplásicos e de doenças do sistema cardiovascular, por exemplo, deverá ser estudada cuidadosamente e implementada. Os riscos e os benefícios de políticas e/ou medidas preventivas a longo prazo deverão ser estabelecidos. Métodos como ressonância magnética, tomografias computadorizadas e radioisótopos, assim como outros ainda não inventados, terão grande aplicação nesse particular. Métodos não invasivos de análise da função cardíaca, por exemplo, substituirão métodos convencionais de diagnóstico. Os estudos hemodinâmicos realizados exclusivamente para fins diagnósticos, como até agora praticados, muito provavelmente sofrerão profundas modificações; por exemplo, teremos instrumentos não invasivos que permitirão visualizar todo o sistema circulatório, inclusive em seus ramos menores, e no corpo inteiro. A perfusão seletiva de órgãos, ou seja, fluxos sanguíneos regionais, deverá ser analisável externamente.

Moléculas inteligentes são estruturas químicas que poderão ser utilizadas para fins muito específicos, como localizar células anormais ou lesões e carregar medicamentos para que sejam aplicados nos locais desejados. Esta última propriedade permitiria eliminar efeitos colaterais sistêmicos. No caso específico do sistema cardiovascular, tais moléculas poderiam ser usadas para identificar células inflamatórias nas placas ateroscleróticas, o que permitiria identificar pacientes em risco de acidentes vasculares agudos. Como a doença mais comum e importante é a aterosclerose, podemos ter moléculas inteligentes que impeçam o acúmulo de substâncias que causam as placas ou, então, que removam os componentes de placas já formadas. Teoricamente seria possível manter os vasos sempre em bom estado.

A intimidade do cérebro será desvendada. O Presidente Barack Obama lançou o Brain Project, nos EUA, com formidável orçamento e destinado a explorar em pormenores as funções cerebrais[1]. O cérebro humano é o menos conhecido de nossos órgãos. No passado, isso era uma constatação para a qual não se vislumbrava uma solução; parecia não haver meios para desvendar os mistérios desse órgão. O cérebro é inacessível de certo modo, pois é protegido pelos ossos do crânio, e tão sensível que a própria exploração poderia causar-lhe danos irreparáveis. Hoje, com as novas técnicas de imagem, como ressonância magnética, radioisótopos, espectroscopia e biologia molecular, acredito que entraremos em nova era, na qual o cérebro será mais bem estudado. Será possível conhecer melhor suas estruturas celulares e subcelulares. Correlações entre estruturas e função poderão elucidar o funcionamento do cérebro com maior precisão. Sinapses e funções global e regional serão mais bem conhecidas. Doenças deverão ser mais bem entendidas nos seus aspectos fisiopatológicos. Talvez a pergunta mais genérica e mais fundamental possa, enfim, ser respondida: quais são as bases moleculares e bioquímicas dos distúrbios psíquicos? Essas bases poderiam ser modificadas, corrigidas? Hoje, para o tratamento de distúrbios psíquicos, são utilizados medicamentos que afetam seriamente muitas funções cerebrais, causando efeitos colaterais intoleráveis. O eletrochoque, por exemplo, voltou a ser usado para o tratamento de depressões profundas, e seus efeitos a longo prazo são imponderáveis. O conhecimento das bases moleculares das funções cerebrais e dos distúrbios psíquicos, associado a uma nova farmacologia e novas técnicas cirúrgicas com robótica, deverá possibilitar formas inovadoras de tratamento.

Além disso, características individuais, habilidades específicas e traços de personalidade talvez possam ser apreendidos por tais estudos. As implicações seriam de grande monta, por exemplo, na educação. Futuramente, técnicas atuais de psicologia poderão ser associadas a estudos de fisiologia cerebral para caracterizar com precisão as habilidades da pessoa e contribuir na orientação de sua instrução. Isso resultaria em melhor rendimento intelectual, sem interferir na constituição íntima da pessoa, respeitando integralmente sua individualidade. A psicologia deverá trazer importantes contribuições. Abre-se, também, o grande campo da manipulação genética – controverso, é verdade, mas não tão distante. Como mencionado anteriormente, manipulações de genes de memória demonstraram que é possível criar camundongos "mais inteligentes". A que distância estamos dos experimentos em humanos?

A área de farmacologia terá um grande avanço mesmo a médio prazo. A farmacogenética é o exemplo mais claro. Ao se identificarem sistemas enzimáticos específicos que metabolizam drogas e o genes que os regulam, abriu-se a possibilidade de compreender as respostas individuais aos medicamentos. Por outro lado, o conhecimento mais preciso da fisiopatologia das doenças já está permitindo a identificação dos vários mecanismos que participam dessas enfermidades e até a quantificação de suas influências. Com esses dois grupos de informações, a terapêutica poderá ser individualizada de verdade. Pelas mesmas razões, novos medicamentos surgirão graças aos avanços em bioquímica. Ou seja, a farmacologia dará um salto formidável.

Cirurgias com robótica serão rotina e intervenções delicadas poderão ser feitas com notável precisão. Isso também já está em curso. No coração, as primeiras tentativas são promissoras. Anastomoses coronárias e correções valvares já foram realizadas com sucesso. É difícil imaginar o impacto que essas técnicas aperfeiçoadas poderão ter em cirurgias delicadas, como as cerebrais e as endócrinas. Em vez de cirurgias mutiladoras, poderão ser realizadas ressecções só das partes afetadas que foram precocemente identificadas por técnicas não invasivas. Esse será o futuro.

Bioquímica deverá ser a base de grandes avanços. A função das células e seus componentes, dos genes e de todo o corpo humano depende de processos bioquímicos. Portanto, avanços em bioquímica serão a base estrutural do futuro, tanto em diagnóstico como em terapêutica.

A ciência ômica, isto é, genômica, transcriptômica, proteômica, metabolômica deverá propiciar a elucidação de mecanismos celulares e subcelulares, permitindo conhecimento mais profundo de como o organismo realmente funciona, tanto na saúde quanto na doença. Daí decorre, por exemplo, o conceito de biologia de sistemas, que busca integrar ações de vários elementos moleculares e celulares que, ao final, culminam em processos como estresse oxidativo, disfunção endotelial, hipertensão ou diabetes.

Técnicas de informática, internet, telefones celulares e *chips* de grande capacidade deverão impactar grandemente o sistema de ciência e tecnologia, assim como o sistema de saúde. Dessa forma, redes e consórcios internacionais já são parte da rotina médico/científica. Transmissão de imagens a distância em tempo real facilitam o compartilhamento de conhecimentos entre pessoas e instituições.

A disponibilidade de grandes volumes e variedade de dados proporcionada pelo *Big Data*, aliada à evolução das unidades de processamento gráfico, conhecidas como GPUs, possibilitou um avanço considerável nas pesquisas em redes neurais artificiais, principal ferramenta utilizada atualmente no aprendizado de máquina.

Inspiradas no córtex visual dos mamíferos, as redes neurais artificiais mais recentes, conhecidas como redes neurais de aprendizagem profunda (*deep learning*)[1], podem, a partir de um conjunto de dados de treinamento, reconhecer classes de objetos em sinais e imagens, possibilitando inúmeras aplicações, tais como auxílio à navegação de veículos autônomos, reconhecimento de voz e detecção automática de estruturas em imagens biomédicas.

Os resultados mais recentes nessa área do conhecimento demonstram que as redes neurais de aprendizagem profunda, quando treinadas com conjuntos massivos de dados, podem apresentar uma precisão superior à dos humanos em tarefas que envolvam a identificação de padrões e características em sinais e imagens. Tais resultados colocam as redes neurais de aprendizagem profunda como um dos dez maiores avanços tecnológicos dos últimos cinco anos.

Ao mesmo tempo, o desenvolvimento de sofisticados processos estatísticos contribuirá cada vez mais para o processo científico, como em metabolômica.

Alimentos de longa duração deverão ser possíveis e terão grande aplicação não só em medicina, mas também em várias atividades humanas. Assim como existem medicamentos de liberação lenta e ação prolongada, alimentos semelhantes poderão ser criados. Teriam importância durante cirurgias, minimizando os inconvenientes da alimentação pós-operatória. Em longas viagens de avião, pouparia espaço e permitiriam aumentar a capacidade de transporte. As bases bioquímicas para tal desenvolvimento essencialmente já existem.

Os avanços do conhecimento terão profundo impacto no exercício profissional. Médicos cientistas exercerão papel importante em traduzir, difundir e analisar criticamente o conhecimento científico e os avanços tecnológicos, tornando-os acessíveis aos profissionais da prática clínica. O clínico sempre terá um papel importante em julgar a aplicabilidade de novos avanços, comparando-os com a evolução natural das doenças e tratamentos anteriores. A prática médica exigirá conhecimentos de informática, biologia molecular e genética. Assim, se um estudante de medicina nos perguntasse hoje que especialidade deveria fazer, o que responderíamos? Ou seja, quais são as especialidades do futuro? Cirurgias mutiladoras deverão ser raras, já que os diagnósticos serão mais precoces, permitindo intervenções mais restritas antes da deterioração das funções dos órgãos afetados. Deverão predominar as especialidades cirúrgicas restauradoras – ou, então, todas se tornarão restauradoras, como cirurgia plástica, ortopedia e urologia. Na clínica, dermatologia, endocrinologia, fisioterapia, diagnósticos por imagem, neurologia, geriatria e cardiologia deverão ter especial destaque. Medicina preventiva deverá ser fundamental.

Os novos desenvolvimentos terão grande impacto no ensino médico. Novos paradigmas serão criados pelas ciências e a transmissão do conhecimento médico terá de seguir esse progresso. As escolas médicas e os programas de pós-graduação terão que se adaptar aos novos paradigmas.

É tudo ficção? Nem tanto. Quando me formei, não tínhamos radioisótopos, ultrassom, tomografia computadorizada, computadores, internet, transplantes cardíacos ou renais, ressonância magnética. Tínhamos raio X convencional e eletrocardiograma. Desde então o que aconteceu não foi imaginado por nenhum de meus professores; se tivesse sido, eles certamente teriam orientado de modo diferente seus alunos de então. E tudo isso aconteceu no espaço de tempo em que pratico medicina. As mudanças ocorrem rapidamente, de modo exponencial. E quanto mais conhecimento, mais rapidamente as mudanças ocorrem. Assim, podemos esperar mais mudanças em ainda menor tempo. É preciso estar preparado, atento.

REFERÊNCIAS BIBLIOGRÁFICAS

Capítulo 1
1. Friedman M, Friedland GW. As dez maiores descobertas da Medicina. São Paulo: Companhia das Letras, 2000.

Capítulo 2
1. Dimitrius JE, Mazzarella M. Decifrar pessoas. São Paulo: Alegro, 2000.
2. Cialdini RB. A ciência da persuasão. Scientific American 2001; 284:62-7.

Capítulo 5
1. Siegel BS. Amor, medicina e milagres. São Paulo: Best Seller, 1989.
2. Simonton C, Matthews-Simonton S. Com a vida de novo. São Paulo: Summus, 1987.
3. Moyers B. A cura e a mente. São Paulo: Rocco, 1995.

Capítulo 8
1. Abreu A. Crônica do meu primeiro infarto. Rio de Janeiro: Relume-Dumará, 1996.
2. Goleman D. Inteligência emocional. Rio de Janeiro: Objetiva, 1995.
3. Lowen A. Medo da vida. São Paulo: Summus, 1986.
4. May R. O homem à procura de si mesmo. Rio de Janeiro: Vozes, 1971.
5. Rogers CR. Tornar-se pessoa. São Paulo: Martins Fontes, 1987.

Capítulo 9

1. CASS PRINCIPAL INVESTIGATORS AND THEIR ASSOCIATES. Coronary Artery Surgery Study (CASS): a randomized trial of coronary artery bypass surgery. Quality of life in patients assigned to treatment groups. Circulation 1983; 68(5):951-60.

Capítulo 10

1. SCHEIN OD, KATZ J, BASS EB, TIELSCH JM, LUBOMSKI LH, FELDMAN MA, ET AL. The value of routine preoperative medical testing before cataract surgery. N Engl J Med 2000; 342(3):168-75.

Capítulo 13

1. HOLM M. A linguagem corporal não mente: a arte de interpretar e dominar a linguagem não verbal. Createspace Independent Publishing Platform, 2017.

Capítulo 14

1. FORETTE F. A revolução da longevidade. Rio de Janeiro: Globo, 1998.
2. HAYFLICK L. Como e por que envelhecemos. Rio de Janeiro: Campus, 1997.
3. KHALSA DS. Longevidade do cérebro. Rio de Janeiro: Objetiva, 1997.

Capítulo 16

1. LORGERIL M, SALEN P, MARTIN JL, MONJAUD I, DELAYE J, MAMELLE N. Mediterranean diet, traditional risk factors, and the rate of cardiovascular complications after myocardial infarction. Circulation 1999; 99:779-85.
2. ESTRUCH R, ROS E, SALAS-SALVADÓ J, COVAS MI, CORELLA D, ARÓS F, ET AL. Primary prevention of cardiovascular disease with a mediterranean diet. N Engl J Med 2013; 368:179-90.
3. DA LUZ PL, SERRANO JÚNIOR CV, CHACRA AP, MONTEIRO HP, YOSHIDA VM, FURTADO M, ET AL. The effect of red wine on experimental atherosclerosis: lipid-independent protection. Exp Mol Pathol 1999; 65(3):150-9.

Capítulo 17

1. RALPH WALDO EMERSON. (1803-1882). s.l., s.n., s.d.
2. SINGH S. O último teorema de Fermat. Rio de Janeiro: Record, 1999.
3. DOYLE AC. Um estudo em vermelho. São Paulo: FTD, 1991.

4. INGENIEROS J. El hombre mediocre. 18.ed. Mexico City: Porrúa, 2008.
5. OSLER W. Aequanimitas with other addresses to medical students, nurses and practitioners of Medicine. New York: McGraw-Hill Book Company, 1932.
6. HEMINGWAY E. O velho e o mar. Rio de Janeiro: Bertrand Brasil, 2000.
7. HUBBARD E, DINIZ R. Uma carta para Garcia. [S.l.]: Centro Atlântico, Portugal, 2011. 40p.
8. HART MH. As 100 maiores personalidades da história. Rio de Janeiro: Difel, 2001.
9. COVERY SR. The 7 habits of highly effective people. New York: Fireside, 1990.

Capítulo 18

1. BETTELHEIM B. Uma vida para seu filho. Rio de Janeiro: Campus, 1988.

Capítulo 20

1. DESCARTES R. Discourse on the method of rightly conducting the reason and seeking for truth in the sciences. In: Hutchins RM. Great books of the western world. Chicago: Encyclopedia Britannica, 1952.
2. PHILLIPS DP, CARSTENSEN LL. Clustering of teenage suicides after television news stories about suicide. N Engl J Med 1986; 315(11):685-9.
3. GOULD MS, SHAFFER D. The impact of suicide in television movies – evidence of imitation. N Engl J Med 1986; 315:690-4.
4. CASTRO CM. Ciência e universidade. Rio de Janeiro: Jorge Zahar, 1985. p.75.
5. COUSINS N. How patients appraise physicians. N Engl J Med 1985; 313:1422-4.
6. SCHWARTZ L. Para salvar a universidade. São Paulo: Editora da Universidade de São Paulo, 1984. p.97.
7. KRIKLER DM. The Foxglove, "The Old Woman from Shropshire" and William Withering. J Am Coll Cardiol 1985; 5(5):3A-9A.
8. WITHERING W. An account of Foxglove and some of its medical uses: with practical remarks on dropsy, and other diseases. London: C.G.J. and J. Robinson, 1785.
9. KORNBERG A. Research, the lifeline of medicine. N Engl J Med 1976; 294:1212-6.
10. PAULING L, ITANO H, SINGER SJ, WELLS IC. Sickle cell anemia: a molecular disease. Science 1949; 110(2865):543-8.
11. MOTULSKY AG. The "new genetics" in blood and cardiovascular research: applications to prevention and treatment. Circulation 1984; 70(5 Pt 2):III26-30.

12. Motulsky AG. The 1985 Nobel Prize in physiology or medicine. Science 1986; 231(4734):126-9.

13. Goldstein JL, Brown MJ. Lipoproteins receptors: genetic defense against atherosclerosis. Clin Res 1982; 30:417-26.

14. Relman AS. CAT scanners – conferring the greatest benefit on mankind. N Engl J Med 1979; 301:1062-3.

15. Da Luz PL, Pileggi F. Estudos multicêntricos para tratamento cirúrgico de doença coronária: o que significam para o médico prático. Arq Bras Cardiol 1987; 48:267-70.

16. Glantz SA. Biostatistics: how to detect, correct and prevent errors in the medical literature. Circulation 1980; 61:1-7.

17. Groopman JE. Como pensam os médicos. Rio de Janeiro: Agir, 2008.

Capítulo 21

1. Pedersen TR, Kjekshus J, Berg K, Haghfelt T, Faergeman O, Faergeman G, et al. Randomised trial of cholesterol lowering in 4444 patients with coronary heart disease: the Scandinavian Simvastatin Survival Study (4S). Lancet 1994; 344:1383-89.

2. Vallejo-Vaz AJ, Robertson M, Catapano AL, Watts GF, Kastelein JJ, Packard CJ, et al. Low-density lipoprotein cholesterol lowering for the primary prevention of cardiovascular disease among men with primary elevations of low-density lipoprotein cholesterol levels of 190 mg/dl or above: analyses from the WOSCOPS (West of Scotland Coronary Prevention Study) 5-year randomized trial and 20-year observational follow-up. Circulation 2017; 136(20):1878-91.

3. Maggioni AP, Franzosi MG, Fresco C, Turazza F, Tognoni G. GISSI trials in acute myocardial infarction. Rationale, design, and results. Chest 1990; 97:146S-150S.

4. Holmes Dr jr, Garratt KN, Topol EJ. Coronary angioplasty versus excisional atherectomy trial: CAVEAT. Int J Cardiol 1992; 35:143-6.

5. McMurray JJV, Packer M, Desai AS, Gong J, Lefkowitz MP, Rizkala AR, et al. Angiotensin--neprilysin inhibition versus enalapril in heart failure. NEJM 2014; 371:993-1004.

6. Ridker PM, MacFadyen JG, Everett BM, Libby P, Thuren T, Glynn RJ; CANTOS Trial Group. Relationship of C-reactive protein reduction to cardiovascular event reduction following treatment with canakinumab: a secondary analysis from the CANTOS randomised controlled trial. Lancet 2018; 391:319-28.

7. Giugliano RP, Pedersen TR, Park JG, De Ferrari GM, Gaciong ZA, Ceska R, et al. Clinical efficacy and safety of achieving very low LDL-cholesterol concentrations with the PCSK9 inhibitor evolocumab: a prespecified secondary analysis of the FOURIER trial. Lancet 2017; 390:1962-71.

Capítulo 23

1. Relman AS. The Johns Hopkins Centennial. N Engl J Med 1989; 320:1411.
2. Fye WB. William Osler's departure from North America. The price of success. N Engl J Med 1989; 320:1425.
3. Wheeler B. Shatuck lecture – healing and heroism. N Engl J Med 1990; 322:1540.
4. Reid EG. The great physician: a short life of Sir William Osler. London: Oxford University Press, 1931.
5. Cushing HW. The life of Sir William Osler. Oxford: Clarendon Press, 1925.
6. Osler W. A way of life. New York: Haper & Row, 1937.
7. Osler W. Aequanimitas – with other addresses to medical students, nurses and practitioners of medicine. Philadelphia: P. Blackstone, 1904.
8. Johnson ML. In: Wyngaarden JB, Smith LH. Textbook of medicine. Philadelphia: WB Saunders Company, 1985. p.2262-4.
9. Durack DT. In: Wyngaarden JB, Smith LH. Textbook of medicine. Philadelphia: WB Saunders Company, 1985. p.1536.
10. Longcope WT. Sir William Osler and bacterial endo-carditis. Bulletin of the Johns Hopkins 1949; 85-1.
11. Motulsky AG. The 1985 Nobel Prize in Physiology or Medicine. Science 1986; 231(4734):126-9.
12. Spencer FC. The vital role in medicine of commitment to the patient. Bulletin of the American College of Surgeons 1990; 75:6.

Capítulo 24

1. Friedman M, Friedland GW. As dez maiores descobertas da Medicina. São Paulo: Companhia das Letras, 2000.
2. Watson JD, Crick FHC. Molecular structure nucleic acid. Nature 1953; 171(4356):737-8.

3. National Human Genome Research Institute (NIH). All about the Human Genome Project (HGP). Disponível em: <https://www.genome.gov/10001772/all-about-the-human-genome-project-hgp/>. Acessado em: 17 fev. 2019.

4. Deloukas P, Kanoni S, Willenborg C, Farrall M, Assimes TL, Thompson JR, et al. Large-scale association analysis identifies new risk loci for coronary artery disease. The CARDIOGRAMplusC4D consortium. Nat Genet 2013; 45(1):25-33.

5. Roberts R, Gollob M. Molecular cardiology and genetics in the 21st century – a primer. Curr Probl Cardiol 2006; 31(10):637-701.

6. Allis CD, Jenuwein T. The molecular hallmarks of epigenetic control. Nat Rev Genet 2016; 17(8):487-500.

7. van der Harst P, De Windt LJ, Chambers JC. Translational perspective on epigenetics in cardiovascular disease. J Am Coll Cardiol 2017; 70(5):590-606.

8. Tian T, Wang J, Zhou X. A review: microRNA detection methods. Org Biomol Chem 2015; 13(8):2226-38.

9. Mohr AM, Mott JL. Overview of microRNA biology. Semin Liver Dis 2015; 35(1): 3-11.

10. Sabatine MS, Giugliano RP, Keech AC, Honarpour N, Wiviott SD, Murphy SA, et al. Evolocumab and clinical outcomes in patients with cardiovascular disease. N Engl J Med 2017; 376(18):1713-22.

11. Dewey FE, Gusarova V, O'Dushlaine C, Gottesman O, Trejos J, Junt C, et al. Inactivating variants in ANGPTL4 and risk of coronary artery disease. N Engl J Med 2016; 374:1123-33.

12. Simpson AJ, Reinach FC, Arruda P, Abreu FA, Acencio M, Alvarenga R, et al. The genome sequence of the plant pathogen Xylella fastidiosa. The Xylella fastidiosa Consortium of the Organization for Nucleotide Sequencing and Analysis. Nature 2000; 406:151-9.

13. Tang YP, Shimizu E, Dube GR, Rampon C, Kerchner GA, Zhuo M, et al. Genetic enhancement of learning and memory in mice. Nature 1999; 401(6748):63-9.

14. Nam Y-J, Munshi NV. The promise of cardiac regeneration by in situ lineage conversion. Circulation 2017; 135(10):914-6.

15. Weinstein JN. Pharmacogenomics – teaching old drugs new tricks. N Engl J Med 2000; 343(19):1408-9.

16. Evans WE, Relling MV. Pharmacogenomics: translating functional genomics into rational therapeutics. Science 1999; 286(5439):487-91.

Capítulo 25

1. Escolas Médicas do Brasil. Disponível em <https://www.escolasmedicas.com.br/escolas-medicas-brasil-e-internacionais.php>. Acessado em: 17 fev. 2019.
2. Simpson AJ, Reinach FC, Arruda P, Abreu FA, Acencio M, Alvarenga R, et al. The genome sequence of the plant pathogen Xylella fastidiosa. The Xylella fastidiosa Consortium of the Organization for Nucleotide Sequencing and Analysis. Nature 2000; 406(6792):151-9.
3. Clinical Pharmacogenetics Implementation Consortium (CPIC®). Disponível em: <https://cpicpgx.org/>. Acessado em: 13 fev. 2019.
4. Schiavon CA, Bersch-Ferreira AC, Santucci EV, Oliveira JD, Torreglosa CR, Bueno PT, et al. Effects of bariatric surgery in obese patients with hypertension: The GATEWAY randomized trial (Gastric Bypass to Treat Obese Patients With Steady Hypertension). Circulation 2018; 137(11):1132-42.
5. Resistance hypertension optimal treatment (REHOT). Disponível em: <http://www.clinicaltrials.gov>. NCTO 1643434. Acessado em: 13 fev. 2019.

Capítulo 28

1. Lincoln A. The Gettysburg Address. Discurso. 19 nov. 1863.

Capítulo 31

1. Carroll L. Alice – aventuras de Alice no país das maravilhas & Através do espelho e o que ela encontrou por lá. Rio de Janeiro: Jorge Zahar, 2002. p.188.
2. Seligman MEP. Felicidade autêntica. Rio de Janeiro: Objetiva, 2002. p.155.

Capítulo 33

1. Seligman MEP. Felicidade autêntica. Rio de Janeiro: Objetiva, 2004. p.155.

Capítulo 34

1. Maciel R. Sociedade Brasileira de Cardiologia – cinquenta anos de História, 1993.
2. Mota A, Marinho MGSMC. Departamentos da Faculdade de Medicina da Universidade de São Paulo. v.2. São Paulo: Casa de Soluções e Editora, 2012.

Capítulo 36

1. DE OLIVEIRA JM, CARBALLO R, ZIMMERMAN HA. Intravenous injection of hyaluronidase in acute myocardial infarction: preliminary report of clinical and experimental observations. Am Heart J 1959; 57(5):712-22.

2. EBAID M, CARAMELLI Z, NETO SM, DOS SANTOS MI, TRANCHESI J, BARBATO E, ET AL. The effects of large intravenous doses of hydrocortisone or hyaluronidase on the electrocardiographic pattern of acute myocardial infarction. A comparative clinical and experimental study. Arch Inst Cardiol Mex 1965; 35:1-10.

3. MAROKO PR, KJEKHUS JK, SOBEL BE, WATANABE T, COVELL JW, ROSS J JR, ET AL. Factors influencing infarct size following experimental coronary artery occlusions. Circulation 1971; 43(1):67-82.

4. REIMER KA, LOWE JE, RASMUSSEN MM, JENNINGS RB. The wavefront phenomenon of ischemic cell death. 1. Myocardial infarct size vs duration of coronary occlusion in dogs. Circulation 1977; 56(5):786-94.

5. BRAUNWALD E, KLONER RA. The stunned myocardium: prolonged, postischemic ventricular dysfunction. Circulation 1982; 66(6):1146-9.

6. RAHIMTOOLA SH. Concept and evaluation of hibernating myocardium. Annu Rev Med 1999; 50:75-86.

7. GALIANO N, MACRUZ R, ARIE S, FRACK CC, PILEGGI F, DÉCOURT LV. Infarto agudo do miocárdio e choque – tratamento por recanalização arterial através do cateterismo cardíaco. Arq Bras Cardiol 1972; 25(2):197-204.

8. CHAZOV EI, MATVEEVA AV, SARGIN KE, SADOVSKAIA GV, RUDA MI. Intracoronary administration of fibrinolysin in acute myocardial infarction. Ter Arkh 1976; 48(4):8-19.

9. GRUNTZIG A. Transluminal dilatation of coronary-artery stenosis. Lancet 1978; 1(8058):263.

10. DEWOOD MA, SPORES J, NOTSKE R, MOUSER LT, BURROUGHS R, GOLDEN MS, ET AL. Prevalence of total coronary occlusion during the early hours of transmural myocardial infarction. N Engl J Med 1980; 303(16):897-902.

11. GANZ W, BUCHBINDER N, MARCUS H, MONDKAR A, MADDAHI J, CHARUZI Y, ET AL. Intracoronary thrombolysis in envolving myocardial infarction. Am Heart J 1981; 101(1):4-13.

12. RENTROP P, BLANKE H, KARSCH KR, KAISER H, KOSTERING H, LEITZ K. Selective intracoronary thrombolysis in acute myocardial infarction and usntable angina pectoris. Circulation 1981; 63(2):307-17.

13. Ganz W, Geft I, Shah PK, Lew AS, Rodriguez L, Weiss T, et al. Intravenous streptokinase in evolving acute myocardial infarction. Am J Cardiol 1984; 53(9):1209-16.

14. Hartzler GO, Rutherford BD, McConahay DR. Percutaneous coronary angioplasty with and without prior streptokinase infusion for treatment of acute myocardial infarction. Am J Cardiol 1982; 49(4):1033.

15. Thompson RC, Allam AH, Lombardi GP, Wann LS, Sutherland ML, Sutherland JD, et al. Atherosclerosis across 4000 years of human history: the horus study of four ancient populations. Lancet 2013;381(9873):1211-22.

16. Friedman M, Friedland GW. As dez maiores descobertas da Medicina. São Paulo: Companhia das Letras, 2000.

17. Kannel WB, Dawber TR, Kagan A, Revotskie N, Stokes J 3rd. Factors of risk in the development of coronary heart disease – six-year follow-up experience. The Framinghan Study. Ann Intern Med 1961; 55:33-50.

18. The Nobel Prize in Physiology or Medicine 1964. Disponível em: <http://www.nobelprize.org/nobel_prizes/medicine/laureates/1964/>. Acessado em: 09 fev. 2019.

19. Brown MS, Golstein JL. How LDL receptors influence cholesterol and atherosclerosis. Sci Am 1984; 251(5):58-66.

20. Endo A, Tsujita Y, Kuroda M, Tanzawa K. Inhibition of cholesterol synthesis in vitro and in vivo by ML-236A and ML-236B, competitive inhibitors of 3-hydroxy-3-methylglutaryl-coenzyme A reductase. Eur J Biochem 1977; 77(1):31-6.

21. Ford I, Murray H, McCowan C, Packard CJ. Long-term safety and efficacy of lowering LDL Cholesterol with statin therapy: 20-year follow-up of west of scotland coronary prevention study. Circulation 2016; 133(11):1073-80.

22. Leon MB, Smith CR, Mack M, Miller DC, Moses JW, Svensson LG, et al. Transcatheter aortic-valve implantation for aortic stenosis in patients who cannot undergo surgery. N Engl J Med 2010; 363(17):1597-607.

23. Arora S, Ramm CJ, Misenheimer JA, Vavalle JP. TAVR in intermediate-risk patients: a review of the PARTNER 2 Trial and its future implications. J Heart Valve Dis 2016; 25(6):653-6.

24. Sabatine MS, Giugliano RP, Keech AC, Honarpour N, Wiviott SD, Murphy SA, et al. Evolocumab and clinical outcomes in patients with cardiovascular disease. N Engl J Med 2017; 376(18):1713-22.

25. Ridker PM, Everett BM, Thuren T, MacFadyen JG, Chang WH, Ballantyne C, et al. Antiinflammatory therapy with canakinumab for atherosclerosis disease. N Engl J Med 2017; 377(12):1119-31.

26. Resistant hypertension optimal treatment (REHOT). Disponível em: <www.clinicaltrials.gov>. NCTO 1643434. Acessado em: 13 fev. 2019.

27. Dzau VJ, Ackerly DC, Sutton-Wallace P, Merson MH, Williams RS, Krishnan KR, et al. The role of academic health Science systems in the transformation of medicine. Lancet 2010; 375(9718):949-53.

28. Chaimovich H, Cruz CHB. Universidades brasileiras de classe mundial. Disponível em: <https://opiniao.estadao.com.br/noticias/geral,universidades-brasileiras-de-classe-mundial,70002066804>. Acessado em: 09 fev. 2019.

29. Abdalla E. Por que não atingimos a "classe mundial"? Disponível em: <https://opiniao.estadao.com.br/noticias/geral,por-que-nao-atingimos-a-classe-mundial,70002092637>. Acessado em: 09 fev. 2019.

Capítulo 37

1. Groopman J. Como os médicos pensam. São Paulo: Agir, 2008.
2. Doyle AC. Um estudo em vermelho. São Paulo: FTD, 1991.

Capítulo 38

1. Regalado A. Obama's brain project backs neurotechnology. Disponível em: <https://www.technologyreview.com/s/531291/obamas-brain-project-backs-neurotechnology/>. Acessado em: 09 fev. 2019.
2. Pinker S. Como a mente funciona. São Paulo: Companhia da Letras, 1998.
3. Ratey SS. O cérebro – um guia para o usuário. Rio de Janeiro: Objetiva, 2001.
4. Khalsa DS. Longevidade do cérebro. Rio de Janeiro: Objetiva, 1997.
5. Hayflic KL. Como e por que envelhecemos. Rio de Janeiro: Caruprus, 1997.
6. Gibbs WW. Unseen genome: gems among the junk. Sci Am 2003; 289(5):26-33.
7. Roberts R. A perspective: the new millennium dawns on a new paradigma for cardiology – molecular genetics. J Am Coll Cardiol 2000; 36(3):661-7.
8. Mohr AM, Mott JL. Overview of microRNA biology. Semin Liver Dis 2015; 35(1): 3-11.

9. Hof RD. Deep learning. With massive amounts of computational power, machines can now recognize objects and translate speech in real time. Artificial intelligence is finally getting smart. Disponível em:.<https://www.technologyreview.com/s/513696/deep-learning/>. Acessado em: 09 fev. 2019.

COMENTÁRIOS

O professor Protásio coloca no livro a experiência de um clínico, raro nos dias atuais. Pesquisador que utiliza a mais avançada tecnologia, apresenta-se como um humanista capaz de mostrar aos médicos, especialmente os mais jovens, o tipo de relação médico-paciente que precisamos reconquistar a qualquer custo. E tudo de forma agradável e com humor que torna a leitura um verdadeiro prazer.

Prof. Adib Domingos Jatene

Protásio termina seu livro tentando antecipar os possíveis progressos que vão ocorrer nos próximos anos, quando estaremos mais bem preparados para combater a doença e melhorar a saúde. Entretanto, o médico moderno não poderá desconhecer certas peculiaridades da arte de curar, tão bem exemplificados neste texto.

A relação médico-paciente deve sempre refletir a consciência do primeiro frente à confiança depositada pelo segundo.

Com grande habilidade, o autor conseguiu transmitir ensinamentos valiosos para a obtenção desse equilíbrio essencial ao bom exercício profissional.

Protásio, que já havia demonstrado grande competência para as publicações científicas, revela agora seus dotes literários.

Espero que um novo memorialista, do naipe de Pedro Nava, esteja despontando nas letras brasileiras.

Prof. Sérgio Almeida de Oliveira

Nem só de Ciência se Faz a Cura analisa com excepcional clareza fundamentais aspectos referentes à prática médica. É resultante de longa e abrangente experiência nacional e internacional sobre o problema de como lidar com criaturas humanas que necessitam de auxílio e de aconselhamento médico. Chama com muita propriedade a atenção para os problemas éticos e humanos envolvidos na assistência médica. Obra igual não existe no nosso meio e vem em época muito oportuna, quando este país passa por um período durante o qual, em certos setores, ocorre evidente petulante falta de ética que prejudica gravemente o seu desenvolvimento. Tenho a certeza de que será extremamente útil e uma inspiração a todos que se dedicam às ciências da saúde e à população em geral.

Parabéns.

Prof. Luiz Carlos Uchoa Junqueira